Chronische Schmerzen – ein gutes Leben jetzt erst recht

Chronische Schmerzen – ein gutes Leben jetzt erst recht

Renate Döbrich, Franziska Wanger

Programmbereich Medizin

Renate Döbrich
Franziska Wanger

Chronische Schmerzen – ein gutes Leben jetzt erst recht

Anleitungen und Hilfen, um selbstbestimmt neue Wege zu gehen

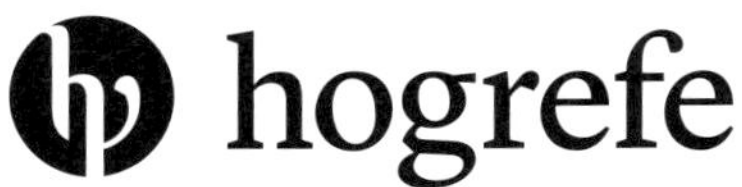

Renate Döbrich
Fachreferentin für Gesundheitstraining
Schmerzbewältigung, Yogalehrerin
Asamstraße 70
83026 Rosenheim
www.aktivzurgesundheit.de
E-Mail: renate.doebrich@gmx.de

Franziska Wanger
Unternehmerin, Trainerin
Kufsteiner Strasse 57
83064 Raubling
www.wanger-land.de
E-Mail: franzi@wanger-land.de

Bibliografische Information der Deutschen Nationalbibliothek
Die Deutsche Nationalbibliothek verzeichnet diese Publikation in der Deutschen Nationalbibliografie; detaillierte bibliografische Daten sind im Internet über http://www.dnb.de abrufbar.

Anregungen und Zuschriften bitte an:
Hogrefe AG
Lektorat Medizin
Länggass-Strasse 76
3012 Bern
Schweiz
Tel. +41 31 300 45 00
info@hogrefe.ch
www.hogrefe.ch

Lektorat: Susanne Ristea
Redaktionelle Bearbeitung: Elisabeth Dominik, Allendorf
Herstellung: René Tschirren
Umschlagabbildung: Getty Images/Domepitipat
Umschlaggestaltung: Claude Borer, Riehen
Satz: punktgenau GmbH, Bühl
Druck und buchbinderische Verarbeitung: Florijančič tisk, Maribor
Printed in Slovenia

1. Auflage 2023

(E-Book-ISBN_PDF 978-3-456-96297-9)
(E-Book-ISBN_EPUB 978-3-456-76297-5)
ISBN 978-3-456-86297-2
https://doi.org/10.1024/86297-0000

Inhaltsverzeichnis

Einleitung

Vielleicht gehören auch Sie zu den etwa 16 Millionen Menschen in Deutschland (ca. jede*r Vierte), die unter chronischen Schmerzen leiden?

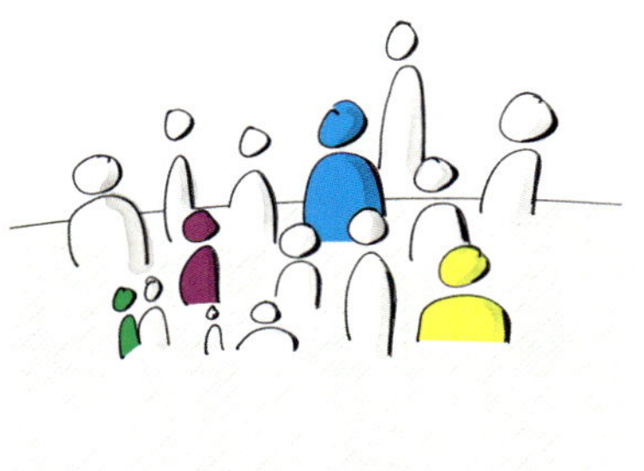

Viele Betroffene erleben eine schier unendliche Odyssee auf der Suche nach Schmerzfreiheit. Sie pilgern von Arzt zu Ärztin, von Untersuchung zu Untersuchung und von Therapeut*in zu Therapeut*in. Übrig bleibt häufig das enttäuschende Gefühl, nicht richtig wahrgenommen zu werden. Die Betroffenen fühlen sich mit dem Schmerz alleingelassen. Für sie haben wir dieses Buch geschrieben. Wir verbinden unsere persönlichen Erfahrungen und unser Fachwissen in diesem Ratgeber – für einen neuen Umgang mit chronischen Schmerzen.

Genauso beschreibt auch Franziska Wanger, Autorin und chronische Schmerzpatientin, ihren Weg. Unsicher, an manchen Tagen regelrecht verzweifelt, kämpfte sie mit sich, bis sie sich zu einer Schmerztherapie durchringen konnte. Sie hatte nur ein Ziel: ohne Schmerz zurück in ihr altes Leben. Franziska wagte eine spannende Reise. Eine ihrer Wegbegleiterinnen aus dem therapeutischen Team war Renate Döbrich, Expertin für Schmerzbewältigung und Fachreferentin für Gesundheitstraining. Sie leitete die Patientengruppe. Nach fünf Wochen mit allen durchlebten Tiefen und Höhen erreichte Franziska ihr Therapieziel. Sie ließ sich von gelegentlich auftretenden Schmerzen nicht mehr so leicht aus der Bahn werfen. Sie hatte gelernt, was sie in diesen Situationen für sich tun konnte. Neue Erkenntnisse halfen ihr, ihre bisherigen „ungünstigen" Denk- und Verhaltensweisen zu verändern. Sie spürte wieder Glücksgefühle, war neugierig auf das Leben und hatte Lust „zum Bäume ausreißen". Während der Therapie schrieb sie konsequent Tagebuch.

Nach der Therapie begannen Renate Döbrich und Franziska Wanger, einen gemeinsamen Ratgeber zu schreiben. So entstand eine Art „Wanderführer". Sie verstehen sich als Wegbegleiterinnen. In sieben überschaubaren Etappen zeigen sie Ihnen einen Weg zu neuer Lebensqualität und -freude. Man könnte auch sagen: zum Glück!

Sie als Leser*in bestimmen selbst das Tempo und die Pausen. Achten Sie während der Wanderung auf Ihre Bedürfnisse, überblättern Sie auch mal eine Etappe. Gehen Sie dort weiter, wo Sie sich gerade angesprochen fühlen. Renate Döbrich beschreibt im ersten Teil des Buches, im sogenannten „Basislager", in verständlichen Worten den Unterschied zwischen akutem und chronischem Schmerz. Dazu gehören auch all die weitreichenden Veränderungen – körperlich, psychisch und im Sozialen. Darauf aufbauend zeigt sie viele Möglichkeiten zur langfristigen Selbsthilfe, Selbsthilfetechniken beim Aufflackern der Schmerzen, Entspannungsmöglichkeiten für Körper, Seele und Geist. Sie gibt Anregungen für einen neuen, lösungsorientierten Umgang mit Schmerz- und Stresssituationen. Denn: Chronischer Schmerz ist chronischer Stress und verändert den ganzen Menschen.

Sind Sie neugierig geworden? Lassen Sie sich dazu motivieren, das Leben wieder aktiv in die Hand zu nehmen und bunter zu gestalten. Machen Sie sich auf diesen neuen, abwechslungsreichen, aber auch beglückenden Weg, selbst wenn es manchmal etwas anstrengend scheint. Entdecken Sie, dass der chronische Schmerz in den Hintergrund treten kann, wenn Sie Ihr Leben wieder aktiv und mit Freude gestalten.

1 Franzis Vorgeschichte

Wir beginnen die Reise mit Auszügen aus dem Tagebuch von Franziska Wanger.

3. September 2019

Woher kommen die Schmerzen?

Manchmal scheint das Leben mit meinen Schmerzen sehr komplex. Wie herrlich unkompliziert ist es doch an schmerzfreien oder -armen Tagen. Wenn ich keine Schmerzen habe, mir nicht den Kopf zerbreche, woher der Schmerz kommt und wann er wieder geht.

Gedanken(k)reise

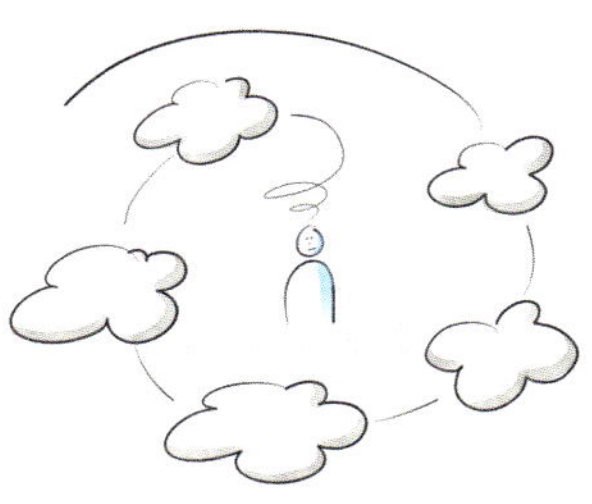

Und dann beginnen sich meine Gedanken förmlich im berühmten Kreis zu drehen. Wieder und wieder rolle ich den gleichen Gedanken auf und begreife nicht, dass die Lösung längst in mir liegt: im Abschalten können. Doch ich fühle mich wie ein Fernseher mit einer defekten Fernbedienung. Einschalten war noch möglich, aber umschalten und abschalten funktionieren nicht mehr. Es macht mich traurig.

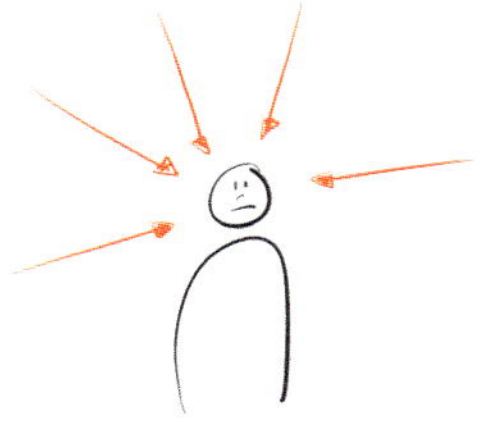

Schuldgefühle

Lange habe ich versucht herauszufinden, woran es liegt, dass ich ständig Schmerzen habe. Habe ich selbst Schuld daran? Kann ich mich umtrainieren? Hilft es, an etwas Anderes zu denken oder umzudenken? Soll ich sie annehmen oder ignorieren, sie einfach da sein lassen und lernen, damit umzugehen? Ich habe das Gefühl, „alles schon" versucht zu haben. Wenn ich darüber nachdenke, warum das eigentlich alles nicht hilft, komme ich zu dem Schluss: es liegt an mir, nicht alles lange genug „durchgezogen" zu haben.

Verzweiflung

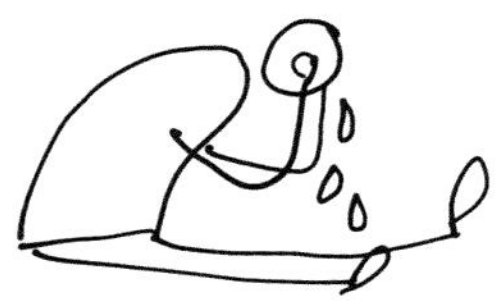

Und dann bin ich verzweifelt. Womit soll ich erneut anfangen? Wobei soll ich bleiben? Ich habe oft verschiedene Anwendungen gleichzeitig ausprobiert und manchmal auch vorübergehende Besserungen verspürt. Aber in Summe empfand ich alles als zu anstrengend. Zeitlich war auch vieles nicht umsetzbar, wenn man berufstätig ist, Mutter und Ehefrau! Ich weiß, ich jammere auf hohem Niveau. Aber es muss einfach raus...

Suche nach dem Anfang

Also, wo fange ich an? Entspannung? Bewegung? Gespräche? Wenn ja, wie? Oder mit wem? Mit mir selbst? Mit meinem Mann? Will und darf ich ihn damit belasten? An wen wende ich mich? Dann wieder mein Glaubenssatz: „Ich muss das doch auch ohne fremde Hilfe schaffen!" Aber wie schnell? Und wie erfolgreich?

Wie finde ich wieder die Balance zwischen Arbeit, Familie und mir selbst?

Renate Döbrich:

Franziska erinnert sich an ihre früheren Erfahrungen, an ihre ganze Krankengeschichte. Alle Lebensbereiche, die damals betroffen waren, sind es auch jetzt. Alle Gedanken kreisen um den Schmerz. Angst und Verzweiflung machen sich breit. Sie verstärken den Schmerz. Bei genauem Lesen fällt auf: Eine konkrete Beschreibung der Schmerzen und der betroffenen Stelle(n) fehlt.

15. September 2019

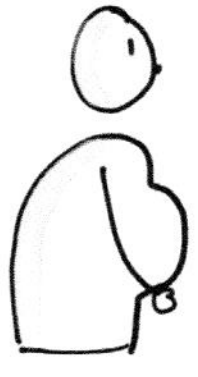

Erneutes Schmerzaufkommen

Nach Jahren der Freude über meine vielen schmerzfreien Phasen wurde ich zum dritten Mal schwanger. Während die Schwangerschaft einigermaßen schmerzarm verlief, tauchten nach der Geburt unserer dritten Tochter wieder sämtliche Schmerzbaustellen auf. Abermals tauchte ich in die gleiche Situation ein, die ich bereits vor acht und vor sechs Jahren erlebt hatte. Die gleichen Prüfungen stellten sich mir erneut in den Weg und boten mir die Chance, zu lernen.

Viele Lösungsversuche

Füße, Fersen, Waden, Achillessehnen, Kreuzbein, Steißbein, rechte Hüfte, rechte Leiste, Fingergelenke, Zehengelenke. All das bereitete mir Schmerzen. Zwischenzeitlich hatte ich diverse Lösungsversuche gestartet, darunter Medikamente, lokale Einspritzungen im Schmerzbereich, Akupunktur, elektrische Nervenstimulation, Krankengymnastik, Sport, Massagen, Chiropraktik, Osteopathie, Dorntherapie und so weiter. Alles davon half mir vorübergehend, schenkte mir Momente zum Aufatmen. Doch kurz darauf, nach ein bis zwei Tagen, stellten sich die Schmerzen wieder ein. Meine erneute Odyssee von Arzt zu Arzt, von Orthopäden zu Chirurgen, von Frauenarzt zu Heilpraktiker, vom Röntgen zum MRT – nichts und niemand brachte mir dauerhafte Lösungen.

Diagnosen

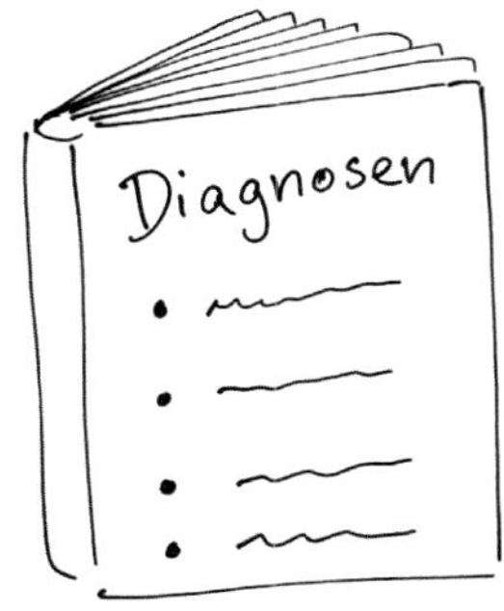

Es gab diverse Verdachtsäußerungen, was genau meine Schmerzen ausgelöst haben könnte. Doch selbst wenn diese vermeintlichen Übeltäter von Experten benannt wurden, so gab es in meinem Fall keine Lösungen. Hüftdysplasie stand plötzlich als Verdacht im Raum – „Da kann man erstmal nichts machen", so die Meinung des Arztes. Rheumatest – negativ. Achillodynie vermutete jemand – „Da müssen Sie sich eben schonen und abwarten. Das dauert", war die Aussage. EBV (Epstein-Barr-Virus) nach Pfeifferschem Drüsenfieber – „Das ist eine langwierige Sache. Dagegen gibt es kein Medikament", entmutigende Worte eines anderen Arztes. Borreliose – „Könnte sein. Das müssen wir immer wieder mal bei Ihnen testen. Gegenmittel gibt es nicht."

Lebenseinschränkung durch Schmerzen

Meine Schmerzen wurden chronisch, besonders heftig waren sie morgens und abends. Mein erster und mein letzter Gedanke am Tag war: Schmerz. Alles drehte sich nur noch um die Schmerzen. Ich konnte nichts mehr genießen, kein Essen, keine Zweisamkeit mit meinem Mann, keine Spielzeit mit meinen Kindern, keine Unternehmungen mit Freunden. Schlimmer wurden meine Schmerzen beim Gehen, beim Sitzen, beim Laufen, bei Stress und Ärger sowie beim Bedienen und Heben ganz normaler Alltagsgegenstände, z.B.

Staubsauger, Einkäufe usw. Vieles verschlechterte sich: Einschlafen, Schlaf, soziale Aktivitäten, Lebenslust. Meine Stimmung wurde immer gedrückter, die Schmerzen machten mich wütend. Fühlte mich niedergeschlagen, hilflos und ausgeliefert.

Anspannung – Ungeduld – Konzentrationsschwäche

Je mehr sich meine Schmerzsituation zuspitzte, desto angespannter und verkrampfter wurde ich. Ungeduld machte sich in mir breit. Ich empfand alles als anstrengend, nervig und unzufriedenstellend. Tätigkeiten, bei denen ich mich konzentrieren sollte, bereiteten mir immer mehr Mühe. Selbst sogar die Bettdecke tat mir nachts weh, wenn sie auf meinen Füßen lag.

Versagens- und Verlustängste

Der gesamte Zustand machte mir so schwer zu schaffen, dass ich mehr und mehr Versagens- und Verlustängste bekam. Die Angst, nie mehr wieder das tun zu können, was mir Spaß macht, wuchs und wuchs. Ein Teufelskreis. Sah mich nicht mehr in der Lage, mir selbst helfen zu können. Auch war ich nicht mehr in der Lage, aus meinem Familien- und Freundeskreis Hilfe einzufordern. Die Ärzte hatten mich ohnehin bereits abgeschrieben.

Entscheidung für die Schmerztagesklinik

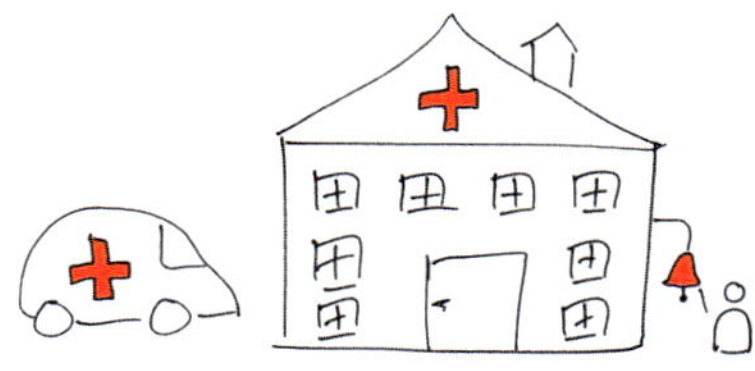

Also meldete ich mich erneut in der Schmerztagesklinik – wie schon vor einigen Jahren. War stolz auf mich, dass ich selbst noch auf die Idee gekommen bin. Was mich selbst zu dieser Zeit wunderte: Ich war nicht in der Lage, auf das, was ich fünf Jahre zuvor bereits gelernt hatte, zurückzugreifen. Aus heutiger Sicht kann ich mir das lediglich dadurch erklären, dass ich wieder zu lange gewartet hatte, die Schmerzen aktiv anzunehmen. Dadurch schlitterte ich offenbar in eine Taubheit hinein, die jeglichen nachhaltigen Impuls zur Lösung des Problems unmöglich machte.

6. November 2019, Assessment-Tag

Jetzt ist es so weit: Bin tatsächlich wieder auf dem Weg zur Schmerztagesklinik. Sitze nun in der Patientenaufnahme, warte und warte. Überlege gerade, was alles gut ist: Gut ist, dass ich es heute geschafft habe, hierher zu kommen – obwohl der Zug Verspätung hatte, und dadurch den Bus verpasst habe und infolgedessen eine halbe Stunde zu Fuß zur Klinik gehen musste, trotz starker Fuß- und Hüftschmerzen. Kurz vor der Klinik war mir vor Schmerzen zum Heulen zumute. Beherrschte mich jedoch.

Am Ende des Assessment-Tages notiert: An diesem „Kennenlern-Tag" hatte ich über sieben Stunden hinweg Gespräche mit verschiedenen Personen: mit einer Ärztin, einer Psychologin: und einer Gesundheitspädagogin. Außerdem bekam ich eine Behandlung nach Traditioneller Chinesischer Medizin und von einer Physiotherapeutin.

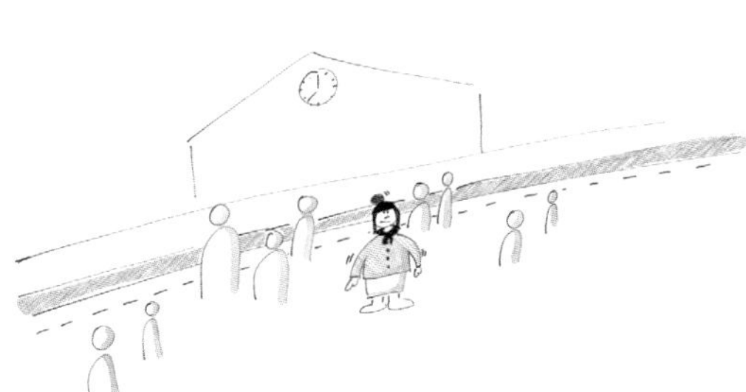

Im Begrüßungsraum der Schmerztagesklinik las ich auf einem Schild:

> „Frage den Kranken erst, ob er bereit ist, alles aufzugeben, was ihn krank macht. Erst dann darfst Du ihm helfen." Sokrates

Dieser Tag erinnerte mich an das, was ich hier bereits vor fünf Jahren gelernt hatte: Warmes, abgekochtes Wasser trinken – das wärmt nach chinesischer Medizin die Mitte und löst dumpfe Schmerzen. Genauso wie warme, lang gekochte Suppen. Mir Zeit für mich nehmen. Bewusste Selbstfürsorge ausleben, Fußbäder nehmen. Durch die Gespräche mit den Therapeuten angestoßen, stellte ich mir Fragen, z. B.:

- „Gönne ich mir ausreichend Zeit?"
- „Was kann ich loslassen bzw. abgeben?"
- „Was macht mich krank?"
- „Bin ich bereit, das, was mich krank macht, loszulassen oder zu verändern?"

Viele Fragen, auf die es keine spontanen Antworten gibt. Bis zu diesem Zeitpunkt hatte ich gehofft, dass es sich bei meinen Beschwerden um eine vorübergehende Störung handelt. Musste mir eingestehen, dass ich unter einer chronischen Schmerzerkrankung leide, oder – wie es in der Fachsprache heißt – unter einem chronischen Schmerzsyndrom. Gleichzeitig wuchs meine Hoffnung, dass es einen Weg gibt, der mich aus der Situation herausbringen

wird. Aber wusste auch, dass dieser Kraft kosten wird. Und dass mir Achtsamkeit dabei helfen kann.
Achtsamkeit, so erläuterte es mir die Gesundheitspädagogin, im Sinne von:

- gegenwärtig – im Hier und Jetzt leben
- gesammelt – mich fokussieren (statt verstreuen)
- gleichmütig – gelassen bleiben (mich nicht so leicht aus der Ruhe bringen lassen)

Puh, ganz schön viel Input. Den musste ich erst einmal verarbeiten. Mein Unmut hatte viele Dimensionen: Sollte ich nie wieder gesund werden? Hatte ich mein Leben bereits gelebt? Würde ich nie wieder schmerzfrei leben können? Würde ich für immer die bleiben, die ich heute war – hilflos und krank? NEIN, auf keinen Fall! Meine Wut über diese Vorstellungen löste in mir einen Turboantrieb aus. Fest entschlossen, aus mir auf keinen Fall einen ausgewiesenen Krankheitsfall zu machen, stemmte ich mich dagegen. Gegen die Schmerzen, gegen die Möglichkeit, mein Leben nie wieder in vollen Zügen genießen zu können. Ich wollte nicht krank sein, ich wollte gesund sein. Mein Wille, wieder ins Leben zurückzukehren, war plötzlich ungebremst. Ich hüpfte förmlich heraus aus meiner Lethargie, die stets besagt hatte, dass „man da sowieso nichts machen kann". Immer wieder hatte es in den Monaten zuvor geheißen „Damit müssen Sie leben lernen!" NEIN, das wollte ich nicht. Wollte einfach nicht akzeptieren, dass ich für den Rest meines jungen Lebens mit Schmerzen leben sollte.

Nach dem Assessment-Tag stand mein Entschluss fest, wieder leben zu wollen. Ich erstellte eine Liste mit all den Dingen, die mich in meinen Augen krank machten, die mich nervten. Zusätzlich notierte ich, ob ich bereit war, diese Krankmacher loszulassen. Darunter waren Punkte wie die Putzpflicht, der Aufräumstress, Kleidung aus meinem vollen Kleiderschrank, Besitztümer, meine Selbstzweifel, der Leistungsdruck, meine eigenen Erwartungen, die potenziellen Erwartungen anderer, Müdigkeit, Hilflosigkeit etc.

Unmittelbar nachdem ich diese Liste geschrieben hatte, fragte ich mich: „Was ist zu tun, wenn ich nicht mehr krank bin?"

Feiern, Tanzen, Singen, Jubeln, Räder schlagen, zum Sport gehen, Liebe verteilen, glücklich sein, die Kinder umarmen, die ganze Welt umarmen, mit meiner Familie Ausflüge machen, auf den Berg gehen, mit Freude putzen, joggen, lachen, schlafen, eben einfach leben.

Renate Döbrich:
Die Schilderung von Franziska zeigt, dass chronische Schmerzen nicht nur ein rein körperliches Symptom sind und begleitende Beeinträchtigungen mit sich bringen, zum Beispiel Bewegungseinschränkungen. Auch die Seele und das soziale Umfeld sind mit betroffen. Dieser Untersuchungstag hilft dem Therapeutenteam den Patienten/die Patientin als Ganzes wahrzunehmen und zu verstehen. Neben der medizinischen und physiotherapeutischen Untersuchung ist deshalb auch das psychologische Gespräch zur Diagnostik seelischer und sozialer Aspekte notwendig. Für eine tagesstationäre Therapie ist dieser Assessment-Tag Voraussetzung. Vorteile für die Patient*innen: Neben den verschiedenen Untersuchungen und Gesprächen lernen sie an diesem Tag sowohl die Einrichtung als auch ihre zukünftigen Therapeut*innen schon vorab kennen. Vorteile für die Therapeut*innen: durch das Zusammentragen der verschiedenen Informationen zu dem Patienten/der Patientin entsteht ein Gesamtbild. Daraus kann das Team ein individuelles, multimodales und interdisziplinäres Therapiekonzept entwickeln. Das hilft beiden Seiten auch bei der Entscheidung für oder gegen diese Therapie. Es braucht nämlich die **aktive** Mitarbeit der betroffenen Person zur Verbesserung der Gesundheit. Wenn die Therapie erfolgreich sein soll, ist es notwendig, sich auf **alle** Therapieelemente einzulassen. Das heißt auch, sich ganz einzubringen, unabhängig davon, ob dieser oder jener Therapiebaustein der Favorit ist oder einem widerstrebt. Alles baut aufeinander auf.

Aber, auch wenn Sie erst einmal unabhängig von einer therapeutischen Einrichtung einen neuen Umgang mit Ihren chronischen Schmerzen ausprobieren wollen, ist es sinnvoll, sich mit Ihrer Krankheits- und Lebensgeschichte auseinanderzusetzen. Dazu gehören zum Beispiel auch Fragen wie:

- „Wie bin ich bisher mit meinen Schmerzen umgegangen?“
- „Was konnte ich bisher selbst zur Schmerzlinderung beitragen?“
- „Habe ich die Schmerzen oft ignoriert oder bagatellisiert?“
- „Erlebe ich die Schmerzen jedes Mal als Katastrophe?“

Machen Sie sich dann bewusst, wie die Schmerzen inzwischen Ihren Alltag, Ihr Leben, Ihre Grundstimmung und Ihr Verhalten beeinflussen und verändern.

Wenn Sie Lust haben, begleiten Sie erst einmal Franzi bei ihren ersten Schritten zu ihrem eigenen Schmerzmanagement.

8. Januar 2020, zwei Tage vor Beginn der Schmerztagesklinik

Schmerz als Spiegel unserer Gesellschaft

Schmerz ist für mich ein Spiegel unserer Gesellschaft. Leistungsdruck übt Druck aus. Druck auf Körper und Geist. Druck auf meine Muskulatur durch Anspannung. Wie kann ich diesem „Höher, schneller, weiter"-Gehabe unserer Gesellschaft entkommen? Wie kann ich mich – meinen Körper, meinen Geist, meine Seele – vor den hohen Anforderungen unserer Zeit schützen?

Angst, den Schmerz zu verabschieden

Habe Angst davor, meinen Schmerz zu verabschieden. Was mache ich, wenn er wirklich geht? Wer bin ich dann? Entsteht eine Lücke? Werde ich traurig sein, wenn er weg ist? Fehlt er mir, als Ausrede für Tätigkeiten, die mir unangenehm sind? Habe ich den Mut, schmerzfrei zu sein? Jetzt, da sich die Möglichkeit anbahnt, ihn loszuwerden, macht es mich nervös und traurig, ihn vielleicht loszulassen.

Meine Abschiedsrede an den Schmerz

Ich sage dem Schmerz: „Ich brauch' Dich nicht mehr! Danke, dass Du da warst. Jetzt geh' bitte, denn ich komme ohne Dich zurecht."

- Ich darf weinen, auch ohne Schmerzen.
- Ich erlaube mir, traurig zu sein, auch ohne Schmerzen.
- Ich lasse die Schmerzen und Probleme anderer bei ihnen selbst.
- Ich erlaube mir, nein zu sagen – auch, wenn ich keine Schmerzen mehr habe.
- Ich erlaube mir, glücklich und gesund zu sein.
- Ich bin stolz auf mich.
- Ich bin dankbar dafür, dass es mich gibt.
- Ich bin dankbar für mein Leben.

9. Januar 2020, ein Tag vor Beginn der Schmerztagesklinik

Tränenausbruch bei der Physiotherapeutin

Am Tag vor dem Beginn der Schmerztherapie stand noch eine Behandlung bei meiner bisherigen Physiotherapeutin an – sie ist zugleich eine Freundin von mir. In ihrem Behandlungsraum, fühlte ich mich ziemlich gut und freute mich, dass ich am darauffolgenden Tag mit der Therapie in ein neues Leben starten würde – bis sie mich fragte: „Wie geht es dir denn heute?" Auf ihre Frage hin überrollte mich ein unerwarteter Tränen-Tsunami. Es schüttelte mich förmlich. Sie ließ mich erstmal alle meine angesammelten Tränen weinen. Offenbar hatte ich sie in letzter Zeit unterdrückt. Nachdem ich mich wieder etwas beruhigt hatte, interessierte sie sich, was mich denn so beschäftigt. Meine Begründung war: „Ich habe Angst davor, den Schmerz loszulassen. Ich habe Angst vor der Veränderung. Habe Angst davor, und dann eine Leere in mir empfinden könnte und nicht weiß, was ich dann machen soll, wenn der Schmerz weg ist. Und außerdem kann ich dann nicht mehr zu dir in die Behandlung kommen. Dann sehen wir uns nicht mehr so oft."

Meine Freundin fand in dem Moment genau die richtigen Worte, um mich auf einen zuversichtlichen Weg zu führen: „Schau, Franzi, du hast dann die Chance, die Energie umzuverteilen, so wie es in der Traditionellen Chinesischen Medizin gelehrt wird. Dort, wo zu viel Energie ist, gibt es einen Überschuss. Dieser Energieüberschuss kann Stauungen verursachen und somit Unwohlsein oder Schmerzen auslösen. Die Stauungen können gelöst werden und die Energie kann auch wieder in Bereiche fließen, die unterversorgt sind. Es kommt alles wieder in Fluss. Dort, wo Leere ist, kann wieder Energie hinfließen. Du kannst diese Lücken in dir wieder füllen mit dem, was du brauchst und was dir guttut."

Ihre Worte beruhigten mich sehr. Sie machten mich zuversichtlich und optimistisch. Bis sie meine Brustwirbelsäule in einem bestimmten Bereich behandelte. Ein erneuter Tränenausbruch überkam mich. Unter Tränen fragte ich mit zittriger Stimme: „Ist das der Emotionen-Rauslass-Punkt?" Sie bestätigte meine Vermutung: „Ja genau. In der Brustwirbelsäule verzweigt sich der Sympathikus, der auch auf Gefühle reagiert. Wenn sie unterdrückt und zurückgehalten werden, kann sich das auch in Verspannungen der Brustwirbelsäule zeigen. Wenn man also die Brustwirbelsäule zum Beispiel physiotherapeutisch mobilisiert, löst man damit eventuell auch die Emotionen aus. Schmerzen in diesem Bereich können sich zudem im ganzen Körper auswirken: in Schulter-, Herz-, Atem- und Verdauungsbeschwerden, Müdigkeit, übermäßigem Schwitzen und Hautproblemen."

10. Januar 2020, Schmerztagesklinik, Tag 1, 8:30 Uhr, Start

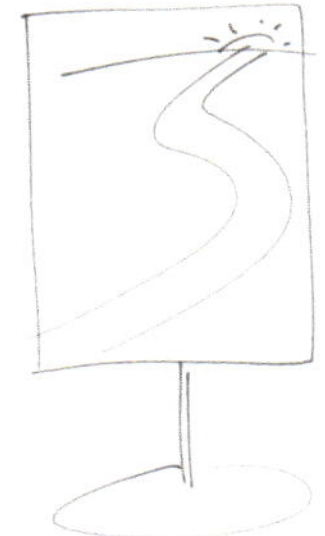

Im Gruppenraum stand ein Flipchart mit einem gezeichneten Weg darauf. Ich ahnte schon, dass der Weg die Metapher für das war, was wir als Schmerzpatienten vor uns hatten: eine sich schlängelnde Strecke mit Höhen und Tiefen. Wir – die anderen sieben Schmerzgeplagten und ich – saßen schweigend im Stuhlkreis und warteten. Uns war allen nicht nach Smalltalk oder Scherzen zumute – wir alle hatten Schmerzen.

Die Gesundheitstrainerin erzählte uns nach der Begrüßung die Geschichte von Beppo, dem Straßenkehrer, einer Figur aus dem Buch „Momo". Beppo erklärte in dieser Passage seiner Freundin Momo, dass er jeden Tag immer nur Besenstrich für Besenstrich tat. Schritt für Schritt machte er sich ans Werk, ohne dabei auf die ganze, lange Straße zu blicken, die noch vor ihm lag. „Wenn man die ganze Straße anschaut, denkt man: Oh je, ich hab' noch so viel vor mir. Wenn man aber Besenstrich für Besenstrich vorgeht, merkt man gar nicht, wieviel man noch vor sich hat. Und plötzlich ist man fertig." Die Gesundheitstrainerin übersetzte die Geschichte für unsere Situation. „Schauen Sie nicht auf das Ende der Therapiezeit, sondern auf das Heute, auf das Hier und Jetzt." Und sie hatte noch ein weiteres Sinnbild für uns, um uns zu ermutigen: „Heute können Sie noch nicht die Früchte ernten. Zuerst werden Sie den Boden vorbereiten. In den darauffolgenden Tagen können Sie dann die Samen setzen und das Pflänzchen gießen. Erst nach dem Reifen können Sie die Früchte ernten." Im weiteren Verlauf lud sie uns ein, gut für uns zu sorgen. „Achten Sie auf sich und spüren Sie, was Sie brauchen. Sitzen, Liegen, Stehen, einen Liegestuhl, eine Gymnastikmatte ... holen Sie sich aus den Schränken die Hilfsmittel, die Sie brauchen. Wir haben – fast – alles für Sie da. Selbstfürsorge ist für jeden wichtig. Manche von uns Zuhörenden waren noch etwas irritiert: In den Liegestuhl legen? Sich auf eine Gymnastikmatte auf den Boden setzen oder legen? Wir ließen es erstmal sacken.

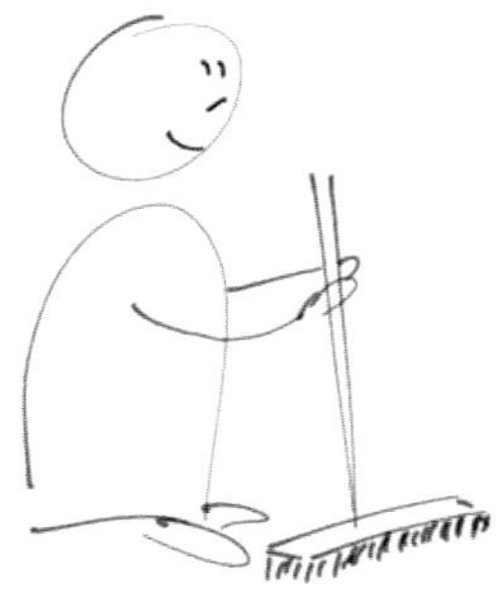

Vorstellungsrunde

Im Therapieraum lernten wir uns in einer Vorstellungsrunde kennen. In Zweiergrüppchen teilten wir uns jeweils die Namen, die Herkunft und den Beruf mit. In der kompletten Runde berichteten wir über unsere Gesprächspartner. Durch diese Erzählungen kamen wir auch auf unsere Schmerzen zu sprechen. Viele von uns halten die Schmerzen „einfach" aus und „funktionieren" nur noch. Arbeiten mit Schmerzen – macht das einen Sinn? Ich tu es ja auch. Die Gesundheitstrainerin holte uns auf den Weg zurück: „Sie werden hier in unserer gemeinsamen Zeit verschiedene Dinge anpacken. Sie werden Ihre Muskulatur stärken, Ihre Gelenkigkeit erhöhen und auch Ihre Konzentrationsfähigkeit und geistige Elastizität/Beweglichkeit wieder verbessern. Während der Schmerztherapie-Wochen werden wir Ihnen viele Möglichkeiten der Schmerzbewältigung aufzeigen. Sie werden Neues hören, ausprobieren und lernen können. Für manche Teilnehmer*innen fühlt es sich vermutlich an, als würden sie in einem komplett neuen Job beginnen. Anfangs überall nur „Bahnhof". Vermutlich werden Sie abends erschöpft sein und nur noch ihre Ruhe haben wollen. Bitten Sie deshalb ihre Angehörigen um Hilfe und Verständnis. Teilen Sie ihre Bedürfnisse mit."

Immer noch 10. Januar 2020

Heute kam mir der Gedanke, weniger Schmerzen oder sogar Schmerzfreiheit könnte möglich sein, wenn wir uns ausgewogen ernähren, moderat und regelmäßig bewegen, auf uns achten, Selbstfürsorge betreiben, die schönen Momente wahrnehmen, uns keinen Stress machen, uns weniger vornehmen, wohltuende Anwendungen – selbst oder durch andere ausgeführt – zulassen, im Hier und Jetzt leben, die Energie in Fluss bringen, ins Gespräch kommen, und unseren Vorlieben nachkommen ... puh, ist das viel!

Jede Idee und Handlungsmöglichkeit für sich klingt machbar. Doch wie machbar ist es, all das in den Alltag zu integrieren? Es gibt Aufgaben, die ich nicht gänzlich freiwillig mache – oder zumindest Aufgaben, die ich weniger mag als andere Tätigkeiten. Es gibt auch noch das Unvorhergesehene und das Spontane. Allein das Zusammentreffen von zwei Menschen kann manchmal schon herausfordernd sein. Verschiedene Meinungen und Ansichten laden förmlich dazu ein, dass Reibung entstehen kann. Auch, wenn Reibung per se nichts Schlechtes ist. Nur wenn es zu viel wird, dann kann es „brandgefährlich" werden. Warum ist mein Alltag so voll? So vielschichtig, so verwoben? Liegt es wirklich nur an diesem verzwickten Alltagsgewirre, dass meine Schmerzen einen fruchtbaren Boden vorfinden? Gieße ich die Schmerzpflanze durch mein Verhalten, meine Erwartungen und meine Unachtsamkeit tatsächlich jeden Tag selbst? Oder sind es die anderen, die an der Gießkanne sitzen? Oder ist es eine Mischung aus beidem? Liegt es womöglich nur in meiner Hand, Grenzen zu setzen? Mir selbst, den anderen und damit auch dem Schmerz? Und wenn ja, wo fange ich an?

Renate Döbrich:

Franziska steckt im Dilemma: Einerseits erkennt sie, dass sie selbst einiges zur Schmerzlinderung beitragen kann, andererseits stellt sie sich vor, alles gleichzeitig tun und verändern zu müssen. Dann wären die Tage mit lauter Maßnahmen gegen den Schmerz ausgefüllt. Wo bleibt da noch Zeit für den Familien- und Berufsalltag? Alles dreht sich um den Schmerz. Er soll einfach verschwinden. Ganz nach dem Motto: „Denk nicht an den rosaroten Elefanten" kreisen die Gedanken ausschließlich um den Schmerz. (Bei Etappe 1 „Achtsames Wahrnehmen" gehen wir darauf genauer ein.) Haben Sie's auch erkannt? Franziska will den Schmerz loswerden und hält ihn in Gedanken regelrecht fest.

Was ich aus dem heutigen Tag mitnehme
Wie war das noch mit Beppo, dem Straßenkehrer? Besenstrich für Besenstrich. Einfach machen und im Hier und Jetzt sein, statt mich darüber zu ärgern, wieviel noch vor mir liegt. Also gut, ich wage das Experiment. Mal sehen, ob mir das „Schritt für Schritt" gelingt.
Abwechslung zwischen Sitzen, Bewegen, Gehen, Ruhen, Konzentration und Entspannung tut mir in jedem Fall gut.

13. Januar 2020, Schmerztagesklinik, Tag 2

TODAY is a PERFECT DAY for a PERFECT DAY

Heute ist offenbar der Tag der Sprüche, die ich an verschiedenen Wänden entdecke. Auch dieser ist mir aufgefallen:

Halte ein,
wenn es Zeit ist, einzuhalten.
Handle,
wenn es Zeit ist, zu handeln.

Theorie-Einheit mit der Gesundheitstrainerin, Thema „Körperwahrnehmung"
Wir machen eine Achtsamkeits-Fuß-Übung: Während wir auf unseren Stühlen sitzen, lassen wir die Füße im Raupengang vorwärts- und rückwärts gehen. Erst beide gleichzeitig vorwärts, dann gleichzeitig rückwärts. Danach im Wechsel der eine vor, während sich der andere zurückschiebt.

Lustig, ich muss so viel lachen, weil das unglaublich schwierig ist. Ich spüre meine Zehen- und Fußmuskeln. Wann habe ich die zum letzten Mal wahrgenommen? Habe ich sie mir jemals schon so bewusst gemacht? Meine armen Füße! Offensichtlich habe ich sie vollkommen übersehen. Ganz ehrlich, wann kümmert man sich schon mal um seine Füße? Am Ende schließt die Gesundheitstrainerin mit einer Körperwahrnehmungsübung ab. Sie beginnt diese mit einem Spruch von Karl Valentin:

„Heute besuch' ich mich mal. Mal schauen, ob ich zuhause bin."

Diesen Spruch will ich mir merken.
Sag' ich doch, heute ist der Tag der Sprüche.
Nach einer Verschnaufpause erklärt sie uns die Bedeutung dieser Übung: „Stellen Sie sich Ihr Gehirn wie einen Computer vor. Sie haben viele Dateien geöffnet. Wie viele davon können Sie gleichzeitig bearbeiten? Eine!"

In unserem Gehirn ist für jeden Teil unseres Körpers eine „Datei" angelegt. Wir können lernen, uns für eine Datei zu entscheiden und setzten damit eigene Prioritäten. Auf den Schmerz bezogen heißt das: statt uns automatisch der schmerzbesetzten Körperstelle zuzuwenden, können wir auch bewusst die schmerzfreien Körperregionen erspüren. Die Hausaufgabe: eine beliebige, schmerzfreie Körperregion auswählen, zum Beispiel einen Arm. Diesen bewusst anspannen, die Spannung spüren und dann im Ausatmen wieder loslassen. Wie verändern sich die Empfindungen? Wie fühlt sich Entspannung im Gegensatz zur Anspannung an? Wärmer? Leichter? Schwerer? Kribbelnd?

Renate Döbrich:
Es ist Zeit, der Schmerz-Datei die Priorität zu entziehen und eine neue Körper-Datei zu öffnen. Ein anderes Bild zeigt die Mitglieder-Zeitschrift NOVA der deutschen Schmerzliga in einem Artikel von 2/2012 [1]. Dort wurde der chronische Schmerz bildhaft mit einem zähnefletschenden Hund dargestellt. Der zieht mit aller Kraft einen hilflosen Mann hinter sich her. Auf dem Bild daneben, sieht man einen gutgelaunten Herrn in Begleitung eines freundlichen, schwanz-wedelnden Hundes. Dazu ein Zitat von Gideon Franck, Psychotherapeut:

„Oft scheint unser Erleben, wie zum Beispiel der Schmerz, die Richtung vorzugeben und wir haben den Eindruck, meist hilflos hinterher zu stolpern. Doch wenn wir lernen, zu unserem Schmerz auf achtsame, annehmende Weise in Beziehung zu treten, wird es uns möglich sein, die Richtung zu bestimmen."

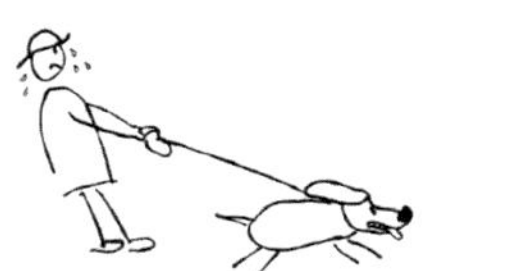

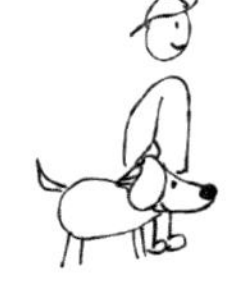

Ach ja, es ist immer noch der Tag der Sprüche. Mein ganz individueller Leitspruch heute:

> *Zuerst das eine in Ruhe fertig machen,*
> *danach erst das Nächste anfangen.*
> *Besenstrich für Besenstrich!*

Renate Döbrich:
Wer Franziskas Tagebuch bis hierher gelesen hat, konnte es längst erkennen: all ihre Gedanken kreisen um den Schmerz. Immer wieder entdeckt sie neue Facetten. Sie pendelt zwischen ihren früheren Erfahrungen und ihren Befürchtungen für die Zukunft hin und her. Das „Jetzt" spielt kaum eine Rolle. Eigene Ideen zu schmerzlindernden Anwendungen oder für Aktivitäten, die sie mal vom Schmerz weglenken können, fehlen weitgehend. Kann sein, dass sie das, was sie tut, als „unwichtig" findet und deshalb nicht aufgeschrieben hat. Kann aber auch sein, dass sie bei diesem Dauergrübeln nicht auf die Idee kommt, sich dem körperlichen Schmerz tatsächlich zuzuwenden. Das hieße „in der Gegenwart zu sein" und eine Lösung für diesen Augenblick zu suchen. Vielleicht liegt es auch daran, dass sie ihre **chronischen** Schmerzen als ein **akutes** Signal versteht. Umso wichtiger ist es, dass Patient*innen den Unterschied zwischen akuten und chronischen Schmerzen verstehen lernen, obwohl beides vom Gefühl her gleich schmerzhaft ist.
Ich nenne diese Informationsstunden ***„Basislager"***, und so heißt auch das nächste Kapitel. Hier erfahren Sie alles Notwendige für die bevorstehende Wanderung. Sie erhalten eine detaillierte Beschreibung der einzelnen Etappen. Mit einem „Erste-Hilfe-Set" ausgestattet und mit Wegbegleitern zur Seite kann es dann losgehen.

2
Basislager

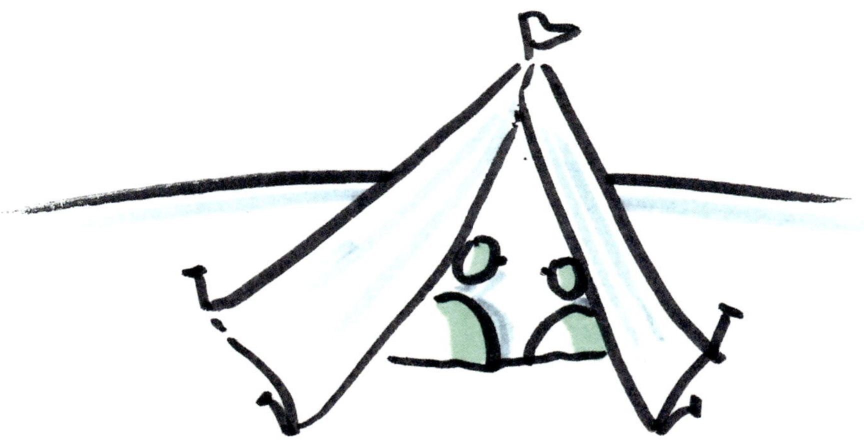

Akute und chronische Schmerzen

Wie unterscheiden sich akute und chronische Schmerzen? Ich lade Sie zu einem kleinen Exkurs ein.

Akuter Schmerz – ein Warnsignal

Wir alle kennen plötzlich auftretende, sogenannte akute Schmerzen. Die Ursachen dafür können vielfältig sein: Verletzungen bei kleinen und größeren Unfällen im Beruf, Haushalt oder in der Freizeit, Schmerzen bei Entzündungen, Wetterwechsel, hormonelle Schwankungen, Verspannungen, Stress – um nur einige Beispiele zu nennen.

Akute Schmerzen sind ein Warnsignal, vergleichbar mit einer roten Warnleuchte. Sie weisen auf eine Störung und mögliche Gewebeschädigung hin. Die Fähigkeit zur Schmerzempfindung gehört zu den Überlebensprogrammen des Körpers (Abbildung 2-1).

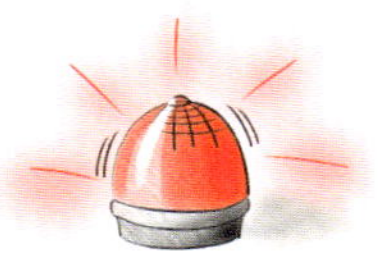

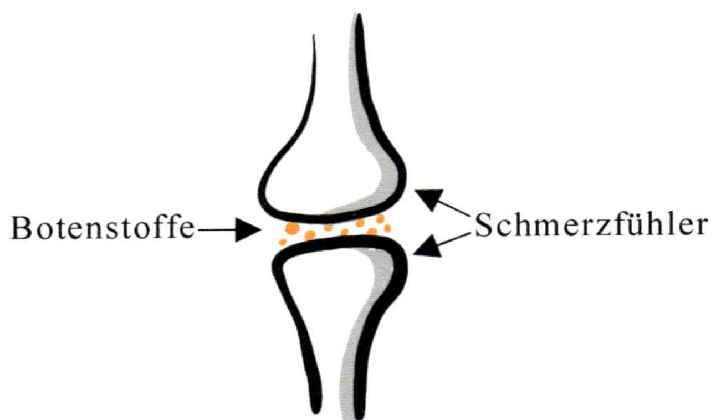

Abbildung 2-1: Der Körper ist durchzogen von einem ausgeklügelten, losen Netzwerk von Nervenzellen, sogenannten Schmerzfühlern (Nozizeptoren). Diese reagieren sensibel auf unterschiedlichste Reize, zum Beispiel auf Druck, Stoß, Hitze, Kälte, Gewebeverletzungen und Entzündungen. Botenstoffe dienen als Überträger und stellen den Kontakt zwischen den Nervenendigungen her. Sie leiten den Reiz als elektrischen Impuls über das Rückenmark zum Gehirn weiter.

Warum wir manchmal Schmerzen nicht wahrnehmen: Gate-Control-Theorie

Manchmal sind wir auf andere, für uns sehr wichtige Dinge oder Situationen so konzentriert, dass wir trotz Verletzung gar kein Schmerzsignal empfangen. Die Gate-Control-Theorie nach Ronald Melzack und Patrick D. Wall besagt, dass es einen Mechanismus gibt, der die Schmerzweiterleitung zum Gehirn in bestimmten Situationen, insbesondere bei einem akuten Schmerzereignis, blockieren kann.

Datenabgleich zwischen Schmerzsignal und gespeicherten Schmerzerfahrungen

Wenn das Signal weitergeleitet wird, erfolgt ein Abgleich mit verschiedenen Daten im Gehirn. Dazu gehören

- frühere Schmerzerfahrungen, zum Beispiel Unfall bzw. Verletzungen, schmerzhafte Erkrankungen („Wie damals, als...?“),

- die eigene Erwartung bzw. Befürchtung („Das war damals furchtbar!“ oder: „Das ist immer schnell wieder vorbeigegangen“),
- die eigene Einstellung zu Schmerzen (Warnhinweis oder „Katastrophe“),
- die Bedeutung von Schmerzen im sozialen Umfeld („Komm, ich helfe Dir“ oder „Selbst schuld, dein Problem, keine Zeit“),
- die aktuellen Gefühle (z. B. traurig, wütend oder glücklich, zufrieden)
- und der eigene Kulturkreis.

Beispiele:
- Im westeuropäischen Raum werden Gefühle in der Regel in der Öffentlichkeit unter Kontrolle gehalten, ganz nach dem Motto: „Wie es da drin aussieht, geht niemand was an“, „Nur kein Weichei sein!“
- In südosteuropäischen Ländern und im vorderasiatischen Raum ist es dagegen akzeptiert und selbstverständlich, die Schmerzempfindungen deutlich zu zeigen und zu artikulieren.

All diese Impulse verarbeitet und bewertet das Gehirn also. Das Ergebnis ist die individuelle Schmerzempfindung. Schmerz ist daher ein subjektives Erleben.

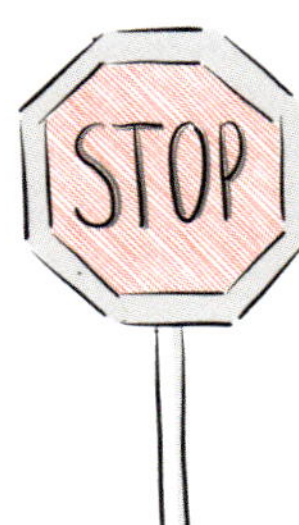

Jedes schmerzhafte Ereignis kann auch Lernprozesse anstoßen, z. B. wie man sich vor neuen Verletzungen besser schützen kann. Auch wenn das Schmerzerleben individuell verschieden ist, das Signal ist eindeutig und bedeutet: „Halt! Stopp! Klär ab oder lass abklären, was den Schmerz auslöst, was dem Körper gerade fehlt oder zu viel ist.“

Dafür braucht es vielleicht einen Augenblick Zeit, um innezuhalten oder auch etwas länger. Im einen oder anderen Fall benötigen Sie einen **„Erste-Hilfe-Koffer“**.

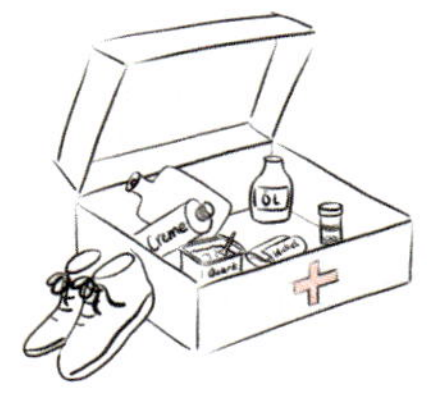

Verletzung? – Erste-Hilfe-Koffer, z. B. Pflaster, Binde, gegebenenfalls zum Arzt/zur Ärztin gehen

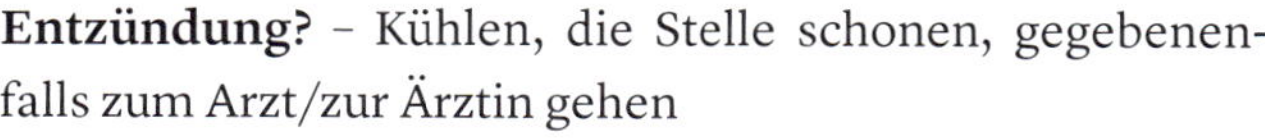

Entzündung? – Kühlen, die Stelle schonen, gegebenenfalls zum Arzt/zur Ärztin gehen

Schmerz ohne erkennbare Ursache? – braucht Abklärung!

In der Regel klingt der Schmerz ab, wenn die auslösende Ursache beseitigt wurde und/oder die Stelle abgeheilt ist. Vermutlich haben Sie es als Kind schon einmal erlebt: die Finger auf der heißen Herdplatte, die blutende Wunde nach einem Fahrradsturz. Manche dieser Ereignisse sind in unserem Gedächtnis gespeichert; nicht nur der damals erlebte Schmerz, sondern die gesamte Situation, die Gefühle, das eigene Verhalten und das der Umgebung, der Eltern, Erzieher usw. Wenn wir uns daran erinnern, haben wir das ganze Bild wieder vor Augen.

Der Umgang mit akuten Schmerzen ist gelernt

Prägend für den Umgang mit akuten Schmerzen sind frühere Erfahrungen, nicht nur in der Kindheit. Viele erinnern sich an verschiedenste schmerzhafte Situationen, als sie klein waren: ein Sturz beim Klettern, eine Verletzung beim Toben, eine Verbrennung, oder, oder, oder. Und wie reagierte das Umfeld?

„Da ist doch nichts! Wer wird denn gleich eine Heulsuse sein?“
„Du bist doch kein Weichei!“

Das sind typische Beispiele für das Ignorieren oder Bagatellisieren. Wenn die erwachsene Person aber z. B. kein Blut sehen kann, gerät sie möglicherweise in Panik und ruft sofort nach einem Notarzt! Die Dramatisierung der Erwachsenen löst im Kind Angst aus. Wir sprechen in diesem Fall von Katastrophisierung. Keine dieser beschriebenen Reaktionen wird der Situation gerecht. Kinder, die in ihrer Not Zuwendung und Trost erfahren, unabhängig davon, wie schwer oder gering die Verletzung ist, sind erleichtert. Sie wenden sich dann oft gleich wieder dem Spiel zu. Es verunsichert sie jedoch, wenn ihre Schmerzen ausgeblendet oder verharmlost werden. Sie spüren doch ihren Schmerz! Mögliche Erkenntnis: „Dann ist es wohl nicht so schlimm?! Aber was geschieht dann mit meiner Wunde? Was ist mit meinem Schmerz?“ Das Kind fühlt sich alleingelassen und hilflos, nicht ernst genommen. Manchmal wird daraus ein gelerntes Verhalten im Umgang mit Schmerzen und Verletzungen bzw. (körperlichen) Störungen. Es kann daraus eine Gewohnheit entstehen, die sich durch das ganze Leben zieht.

Verhaltensmuster, die die Entwicklung chronischer Schmerzen begünstigen

Ignorieren: Das Warnsignal des akut auftretenden Schmerzes wird ignoriert. Man macht einfach weiter, als wäre er nicht vorhanden. Das Verhalten passt nicht zur Situation. Es ist, als würde man das Stoppschild überfahren.

Bagatellisieren: Der Schmerz wird verharmlost. „Alles halb so schlimm! Das geht bald vorbei!“ Die damit verbundene Erwartung ist, dass der Schmerz von selbst verschwinden soll! Weder die Ursache noch die Beschwerden selbst bekommen die notwendige Aufmerksamkeit; schmerzlindernde Maßnahmen und Selbstfürsorge unterbleiben.

Katastrophisieren: Anders ist es beim Katastrophisieren. Kleine schmerzhafte Störungen, z. B. eine Schnittwunde, werden als Katastrophe erlebt. Die Reaktion: „Der Blick richtet sich gebannt auf die Wunde. Die betroffene Person ist wie gelähmt, blickt wie in einen Abgrund, ohne reagieren zu können.“ Diese Lähmung verhindert, dass die betroffene Person die Umgebung genau wahrnehmen und dabei Hilfsmöglichkeiten oder Lösungen erkennen kann.

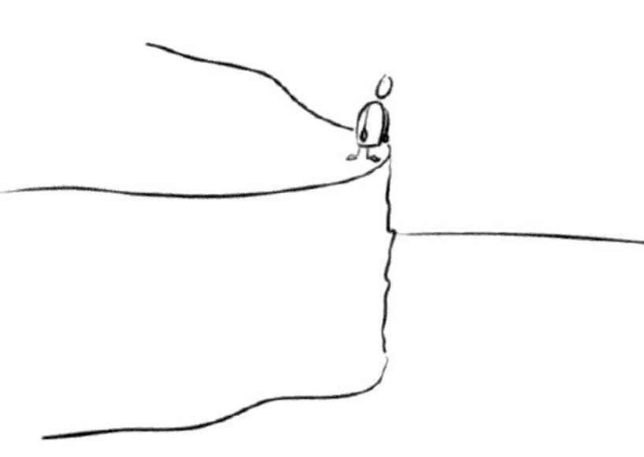

Bei allen Beispielen passen Schmerz und Reaktion nicht zusammen. Entweder wird das Warnsignal überhört oder „es rückt gleich der Katastrophenschutz aus“, obwohl es sich z. B. um eine „kleine Schnittwunde“ handelt. Dieses einmal erlernte Verhalten ist in entsprechenden Situationen immer gleich, ein sich stetig wiederholendes Verhaltensmuster eben. Es begünstigt die Entstehung einer chronischen Schmerzkrankheit.

Schmerz ist nicht gleich Schmerz

Wir unterscheiden verschiedene Schmerzarten. Diese können akut auftreten oder sich zu einem chronischen Schmerz entwickeln.

Nozizeptiver Schmerz

Schmerzfühler oder Nozizeptoren reagieren auf Verletzungen und Reizungen von Haut, (Oberflächenschmerz), Muskeln, Knochen (Tiefenschmerz) oder des viszeralen Gewebes (innere Organe, z. B. bei Gallen- und Nierenkoliken). Dies wird als nozizeptiver Schmerz bezeichnet. Normalerweise klingt der Schmerz wieder ab, wenn die Ursache behandelt bzw. beseitigt ist.

Bei chronischen Reizen können die Nozizeptoren ihre Struktur und Arbeitsweise verändern. Dies wird als **Noziplastizität** bezeichnet.

Neuropathischer Schmerz

Durch eine Schädigung der peripheren Nerven (in Haut, Muskeln und Gelenken) und/oder des zentralen Nervensystems (Rückenmark und Gehirn) können sogenannte neuropathische Schmerzen ausgelöst werden. Auslöser sind oft Verletzungen, Entzündungen oder auch Virusinfektionen (z.B. Gürtelrose). Typisch sind starke, anfallsartig auftretende oder einschießende Schmerzen. Die Patient*innen beschreiben sie häufig als brennend oder stechend. Das Schmerzareal ist zudem oft (sehr) berührungsempfindlich. Zu den typischen Krankheitsbildern, die mit neuropathischen Schmerzen einhergehen, gehören neben der Gürtelrose (Herpes Zoster), auch der Phantomschmerz (Schmerzen in bereits amputierten Gliedmaßen) und das komplexe regionale Schmerzsyndrom (CRPS, Complex Regional Pain Syndrome).

Auch beim Phantomschmerz handelt es sich um ein „neuropathisches Schmerzgeschehen, dem eindeutig eine nervale Schädigung zugrunde liegt. Dabei liegt häufig eine Signalmischung vor. Sie setzt sich zusammen aus Sensibilisierungseffekten und dem Fehlen von Nervensignalen unterhalb der Amputations- bzw. Verletzungsstelle, die normalerweise zu erwarten wären“ [2].

Beim chronischen neuropathischen Schmerz ist in jedem Fall das System aus peripheren und zentralen Nerven und seine Arbeitsweise verändert.

Mixed Pain

Bei manchen rheumatologischen und orthopädischen Erkrankungen, z.B. beim axialen Rückenschmerz, kann es sich um eine Kombination aus nozizeptiven und neuropathischen Schmerzen handeln. Dies wird als Mixed Pain bezeichnet.

Funktioneller Schmerz oder somatoforme Schmerzstörung

Bei der somatoformen Schmerzstörung handelt es sich um chronische Schmerzen mit psychischen und sozialen Faktoren.

Die Betroffenen leiden seit mindestens drei bis sechs Monaten unter intensiven, quälenden Schmerzen. Auch wenn es vielleicht einen ursprünglichen Auslöser gibt, z.B. Unfall, Fehl- und Schonhaltung, Bewegungsmangel oder übermäßige Belastung, lässt sich die Intensität der geschilderten Schmerzen weder durch gestörte funktionale Abläufe oder eine entsprechende Gewebeschädigung noch durch eine körperliche Störung hinreichend erklären. Der Schmerz tritt, für die Betroffenen oft unbewusst, in der Regel in Verbindung mit belastenden emotionalen

Konflikten auf. Er hat meistens einen psychosozialen Hintergrund wie z .B. Stress oder privater und beruflicher Ärger. Der Körper ist quasi das Sprachrohr der Seele.

Kopfschmerzen

Es gibt laut Fachleuten mehr als 200 Arten von Kopfschmerzen. Viele von ihnen treten ohne erkennbare medizinische Ursache auf. Man bezeichnet sie dann als **primäre Kopfschmerzen.** Dazu zählen beispielsweise

- die Migräne,
- der Spannungskopfschmerz und
- der Clusterkopfschmerz.

Sehr viel seltener tritt der **sekundäre Kopfschmerz** auf. Er steht oft in Verbindung mit einer anderen Erkrankung, z. B. als Folge eines Unfalls (Schädel-Hirn-Trauma), von Gefäßstörungen, z. B. Gehirnhautentzündungen, oder im Rahmen eines Tumorleidens. Es kann sich aber auch ein Medikamenten-Übergebrauchs-Kopfschmerz (MÜK) entwickeln. Dieser entsteht durch eine Überdosierung von Medikamenten (z. B. Opiate), Drogen, Koffein oder Alkohol, aber auch durch deren abruptes Reduzieren oder Absetzen.

Die Differenzierung der Kopfschmerzart und deren Behandlung ist Sache des behandelnden Arztes/der behandelnden Ärztin. Ein Kopfschmerztagebuch, das die betroffene Person konsequent führt, liefert wichtige Hinweise auf mögliche Auslöser und/oder Verstärker. Für alle Kopfschmerzen bzw. Schmerzarten gilt: wenn sie länger anhalten, braucht es eine medizinische Abklärung und dann die dementsprechende Therapie.

Chronischer Schmerz – die Warnfunktion fehlt

Bei allen chronischen Schmerzen leiden Betroffene seit mindestens drei bis sechs Monaten unter intensiven, quälenden Schmerzempfindungen. Dauert der Schmerz länger, unter Umständen Monate oder Jahre (persistierende Schmerzen), ohne dass eine körperliche Ursache gefunden und behoben werden kann, verändert sich vieles im gesamten Warnsystem. Das betrifft auch die Struktur und Arbeitsweise des Gehirns. Die Folge ist eine überschießende Reaktion des gesamten Schmerzsystems und eine Schmerzüberempfindlichkeit oder Hyperalgesie (zentrale Sensibilisierung).

Eine Schmerzchronifizierung verläuft prozesshaft. Je nach Art der Schmerzursache und -art geschieht dies entsprechend schnell oder schleichend. Auch die

Konstitution der betroffenen Person sowie seelische/psychische und soziale Faktoren sind mitbestimmend.

Laut verschiedener Studien leiden ca. 80 % der Menschen mit chronischen Schmerzen zusätzlich unter Schlafstörungen, Ängsten und Depressionen. Der gestörte oder fehlende Schlaf verhindert wichtige Regenerationsprozesse, die nachts ablaufen. Eine erhöhte Schmerzempfindlichkeit, Stimmungsschwankungen und Leistungsminderung sind oft die Folge. Daraus resultiert dann wieder eine erhöhte Anspannung usw. – ein Teufelskreis entsteht.

In Kapitel 4 „Selbsthilfe-Anwendungen" finden Sie Anregungen zur Verbesserung des Schlafes.

Schmerzgedächtnis

Mit der Zeit hat das Gehirn den chronischen Schmerz „gelernt", vergleichbar etwa mit oft geübten handwerklichen Fertigkeiten oder dem Lernen von Vokabeln. Durch die häufige Wiederholung des Impulses bleibt er im Gedächtnis wie zum Beispiel häufig benützte Fremdwörter oder der regelmäßige Umgang mit Werkzeugen. Wir sprechen vom „Schmerzgedächtnis". Chronische Schmerzen werden zu einer eigenständigen Erkrankung des schmerzverarbeitenden Systems. Die Warnfunktion des akuten Schmerzes ist beim chronischen Schmerz verloren gegangen.

Hinweise auf eine Schmerzchronifizierung

- Der Schmerz besteht seit drei Monaten und länger.
- Alle bisherigen diagnostischen Maßnahmen können die anhaltenden, starken Beschwerden nicht ausreichend erklären.
- Alle therapeutischen Maßnahmen führten bislang zu keiner anhaltenden Verbesserung oder Schmerzfreiheit.
- Bei der betroffenen Person sind deutliche Veränderungen im Verhalten und in den Gedanken zu beobachten. Alles dreht sich um den Schmerz.
- In der Regel sind keine äußeren Ursachen (mehr) erkennbar, z. B. Gips, Schiene, Verband.
- Das soziale Umfeld zweifelt immer häufiger an der Glaubhaftigkeit der geschilderten Schmerzen. In der Konsequenz heißt das: Die betroffene Person erfährt immer weniger Mitgefühl und Zuwendung.
- Betroffene entwickeln ein immer ausgeprägteres Schon- und Vermeidungsverhalten.

- Betroffene leiden zunehmend unter Selbstzweifeln.

Bei der Chronifizierung spielen die Bewertungs- und Verhaltensgewohnheiten in Verbindung mit dem Schmerzgedächtnis eine wesentliche Rolle.

Faktoren für die Einteilung des Chronifizierungsstadiums

Schon lange hat man erkannt, dass für die individuelle Therapieplanung das Stadium der Erkrankung entscheidend ist. Die internationalen Kriterien beziehen für diese Ein- und Zuordnung körperliche, seelische beziehungsweise psychische und soziale Faktoren ein. Bekannt ist unter anderem die Einteilung des Schmerzes nach Gerbershagen in drei Stadien [3]. Dabei werden folgende Aspekte herangezogen:

- Wie lange besteht der Schmerz? Wie lange halten die Schmerzattacken an? Wie stark ist der Schmerz in der Regel (Schmerzskala 1–10)?
- Welche Körperstelle(n) ist/sind betroffen? Hat sich das Schmerzareal im Verlauf ausgedehnt? Sind inzwischen weitere Körperstellen tangiert?
- Wie häufig und regelmäßig werden Schmerzmedikamente eingenommen? Selbstverordnung? Medizinische Verordnung? Einnahme entsprechend der ärztlichen Empfehlung? Wurde die Medikamentendosis (eigenständig) erhöht? Handelt es sich dabei um einen Medikamentenübergebrauch?
- Wie häufig sind Arztbesuche und therapeutische Verordnungen notwendig? Werden weitere Spezialisten hinzugezogen oder holt die betroffene Person immer häufiger eine Zweitmeinung ein? Waren in der Vergangenheit Krankenhausaufenthalte im Zusammenhang mit den chronischen Schmerzen notwendig und wie oft?
- Gibt es zusätzliche soziale Belastungssituationen (Familie, Beruf, existenzielle Probleme). Wie hilfreich sind die eigenen, eingesetzten Bewältigungsstrategien? Wie hilflos und ausgeliefert fühlt sich die betroffene Person?

Aus dem jeweiligen Krankheitsstadium ergibt sich das vom Arzt/von der Ärztin empfohlene oder festgelegte individuelle Therapiekonzept aus Medikamenten, physiotherapeutischen und physikalischen Anwendungen. Oft ist es auch notwendig und sinnvoll, einen Psychotherapeuten/eine Psychotherapeutin hinzuzuziehen. In jedem Fall ist für einen Therapieerfolg (mehr Lebensqualität trotz chronischer Schmerzen) die konsequente Mitarbeit der betroffenen Person enorm wichtig.

Ihr aktives Zutun ist also unerlässlich. Mit der Zeit werden Sie erkennen, wieviel Sie zur Verbesserung Ihres Befindens beitragen können, wie „selbstwirksam“ Sie sind.

Übrigens, schon 1984 wurde das WHO-Stufenschema zur medikamentösen Behandlung chronischer Schmerzen festgelegt (Stufe I–III). Zu diesem Zeitpunkt waren jedoch noch wenig Kenntnisse zur Schmerzunterscheidung (nozizeptiv, neuropathisch, Mixed Pain, verschiedene Kopfschmerzarten) vorhanden. Inzwischen hat sich diesbezüglich nicht nur durch die Forschung zum Schmerz, sondern auch in der Pharmakologie vieles geändert. Die Medizin kann heute auf eine Vielfalt von Medikamenten zugreifen, die es damals noch nicht gab. Inzwischen wurden auf der Grundlage des aktuellen Wissens neue Behandlungsleitlinien zum Beispiel für chronische Rückenschmerzen, Kopfschmerzen und Nervenschmerzen entwickelt. Je nach dem individuellen Schmerzcharakter, der jeweiligen Persönlichkeitsstruktur und den Untersuchungsbefunden, einschließlich der Psychoanalyse, erfolgt heute eine individualisierte Schmerztherapie gemäß diesen Leitlinien.

Die Entwicklung chronischer Schmerzen am Beispiel Großzehe

Die Veränderung der Schmerzleitung lässt sich am Beispiel einer schmerzhaften Verletzung an der Großzehe beschreiben: Jemand verletzt sich unglücklich am Fuß. Es kommt zu einer Verstauchung oder einem Bruch der großen Zehe.

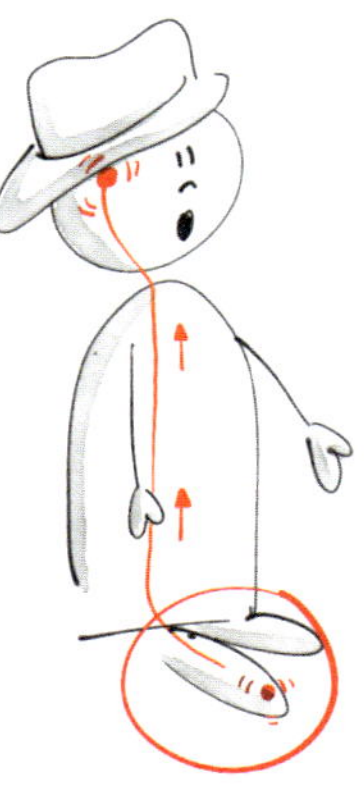

Zum Glück ist unser Körper mit einem ganzen Netzwerk von Schmerzfühlern (Nozizeptoren) überzogen. Das macht deutlich, wie wichtig es ist, dass wir überhaupt Schmerzen wahrnehmen können! Wenn Gefahr für eine Gewebeschädigung droht oder bereits an der Großzehe eingetreten ist, werden vermehrt sogenannte Botenstoffe gebildet und freigesetzt (Abbildung 2-2).

Diese Botenstoffe stellen, ähnlich einem Lichtschalter, den Kontakt zwischen den Nervenendigungen her. Die Leitung von der verletzten Großzehe zum Gehirn wird so freigeschaltet. Hier, in unserer Zentrale im Kopf, hat jede Stelle des Körpers einen Platz, eine sogenannte Repräsentationszone. Man kann es sich wie ein Ordnersystem vorstellen. In ihm beansprucht jeder Teil des Körpers – je nach Wichtigkeit – einen größeren oder kleineren Speicherplatz.

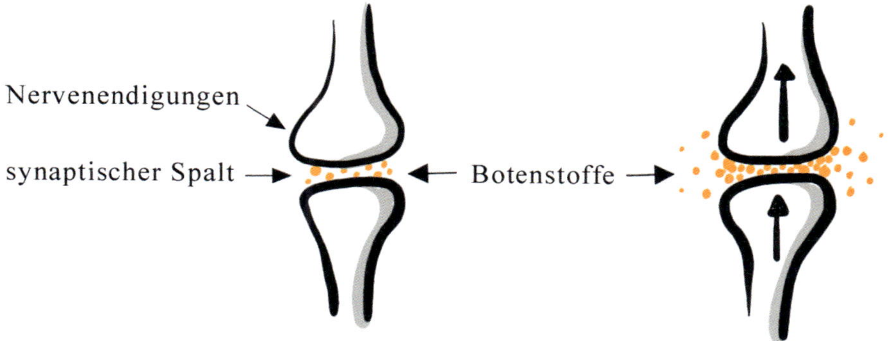

Abbildung 2-2: Mechanismus der Schmerzwahrnehmung.

1. Die Großzehe schmerzt akut

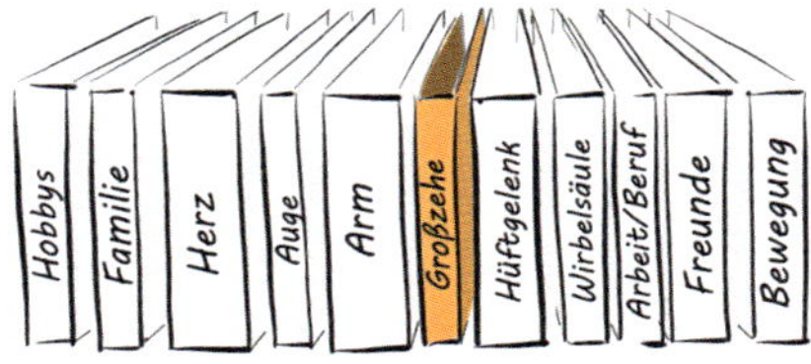

Beim akuten Schmerz in der Großzehe sind entsprechende Maßnahmen notwendig, z.B. die Wundversorgung und Entlastung des Fußes, um den Heilungs- und Reparaturprozess des Körpers zu unterstützen, möglicherweise eine (umfassende) Diagnostik, z.B. Röntgen, um die Ursache zu finden und eine adäquate Behandlung zu beginnen. Wenn der Schmerzreiz aufhört, reduzieren sich auch die Botenstoffe. „Die Warnlampe, das Schmerzsignal geht wieder aus." Aber nicht jeder Schmerz kann durch diagnostische Maßnahmen erklärt werden. Die Untersuchungen, ob MRT, Röntgenbilder oder die Szintigrafie, liefern nicht immer die erwünschte Erklärung für die Beschwerden. Immerhin kann man auf diese Weise strukturelle Schädigungen meist ausschließen.

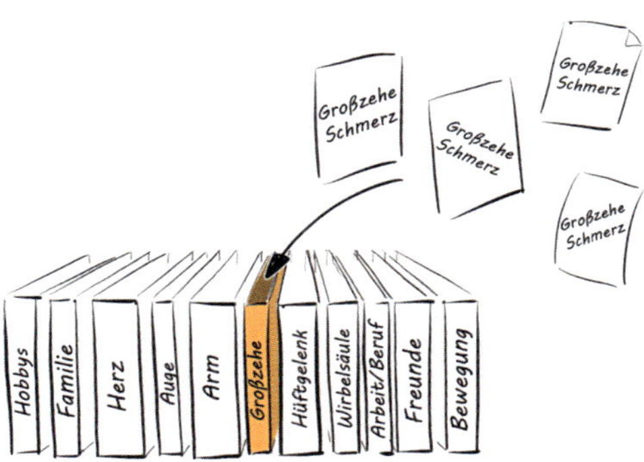

2. Zum Schmerzgedächtnis

Überhören wir lange Zeit (Wochen und Monate lang) die Alarmanlage oder kann der Auslöser – die Ursache – nicht (mehr) gefunden werden, entwickeln sich unter Umständen chronische Schmerzen als eine eigenständige Erkrankung. Durch die pausenlosen Signale oder Meldungen beansprucht zum Beispiel der Ordner „Großzehe“ immer mehr Speicherplatz. Deshalb steht er jetzt in unserem Bewusstsein auch an erster Stelle und ist immer griffbereit. Anders ausgedrückt: Dieses Schmerzsignal ist inzwischen „gelernt“ und mit allen damit verbundenen Empfindungen (z.B. Wut, Fassungslosigkeit, Hilflosigkeit) und Erlebnissen (wie es zur Verletzung gekommen ist, was zuvor und danach war) fest im Gedächtnis verankert. Wir sprechen vom „Schmerzgedächtnis“.

Hintergrund zum Prozess der Chronifizierung

Das gesamte System aus Nervenzellen, Nervenverbindungen, Boten- und Überträgerstoffen und den entsprechenden Gehirnarealen kann durch anhaltende und/oder häufig wiederkehrende elektrische Impulse verändert werden **(Neuroplastizität)**. Auch verändern sich die Struktur und die Arbeitsweise des Gehirns. Es kommt zu einer komplexen Kettenreaktion des schmerzleitenden Systems und zu einer gravierenden Veränderung der Schmerzfühler (Nozizeptoren). Sie reagieren nun überschießend oder hypersensibel auf Schmerzimpulse **(zentrale Sensibilisierung)**. Dies wird **Hyperalgesie** genannt. Während Menschen ohne Schmerzstörung Berührungen, Kälte- oder Wärmeimpulse auch als solche empfinden, erleben chronische Schmerzpatient*innen diese Reize oftmals als intensiven Schmerz.

3. Alles dreht sich um die Großzehe

Die anhaltenden Schmerzen sind zunehmend „nervtötend“. Alle Gedanken drehen sich nur noch um die Großzehe.

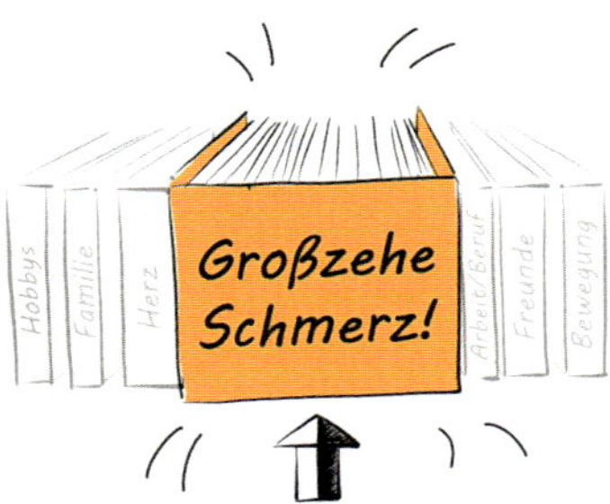

Vielfältige Veränderungen sind im Körper und in allen Lebensbereichen zu beobachten: in der Denkweise, in den Gefühlen, im Verhalten. Sie haben aber auch Auswirkungen auf das soziale Miteinander. Der Schmerz hat den Blick auf das Leben verstellt.

Der Daueralarm zermürbt!

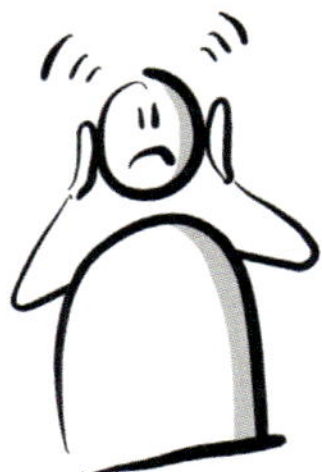

Die Aufmerksamkeit lässt sich nicht mehr lenken. Entsprechend verändert sich auch das Verhalten. Alle Aktivitäten, die eventuell Schmerzen erneut auslösen oder verstärken könnten, unterbleiben. Schonung und Rückzug prägen den Alltag. Partner, Familie, Freunde das gesamte soziale Umfeld ist belastet. Existenzielle Sorgen und Ängste kommen hinzu und verstärken den Schmerz. Die Gedanken kreisen nur noch um das eine Thema. Alle anderen Lebensbereiche sind ausgeblendet.

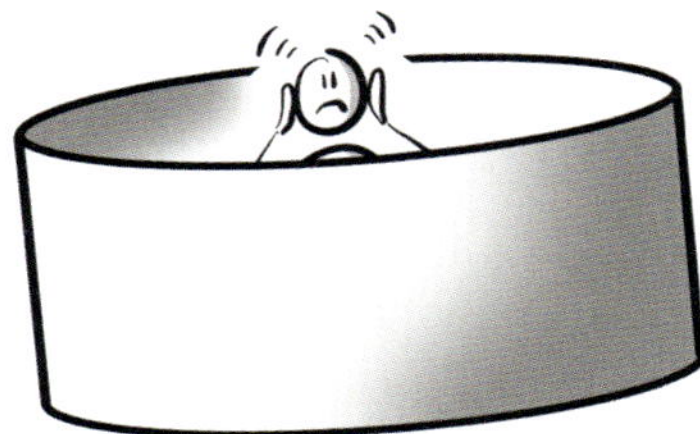

Die gute Nachricht: daran lässt sich arbeiten!

4. Lösungsansatz: Das Schmerzgedächtnis lässt sich überschreiben

Anderen Dingen mehr Aufmerksamkeit schenken!

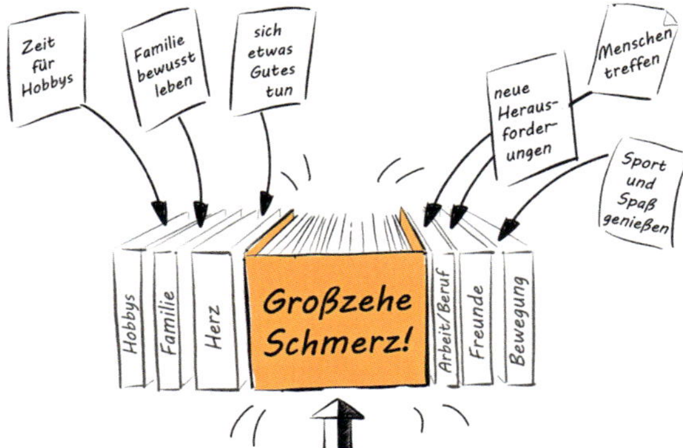

Um das Schmerzgedächtnis zu überschreiben, sind neue, prägende Eindrücke notwendig: Suchen Sie neue (berufliche) Herausforderungen, entdecken Sie Ihre alten Hobbys wieder oder finden Sie neue. Pflegen Sie Ihre alten Freundschaften. Knüpfen Sie vielleicht auch neue Kontakte. In jedem Fall sollte es etwas sein, dem Sie entschlossen Ihre ganze Aufmerksamkeit schenken wollen. Zur Erinnerung: Medikamente und medizinische Maßnahmen sind (manchmal) notwendig, um überhaupt in die Gänge kommen zu können.

5. Der Schmerz bekommt weniger Raum und tritt in den Hintergrund

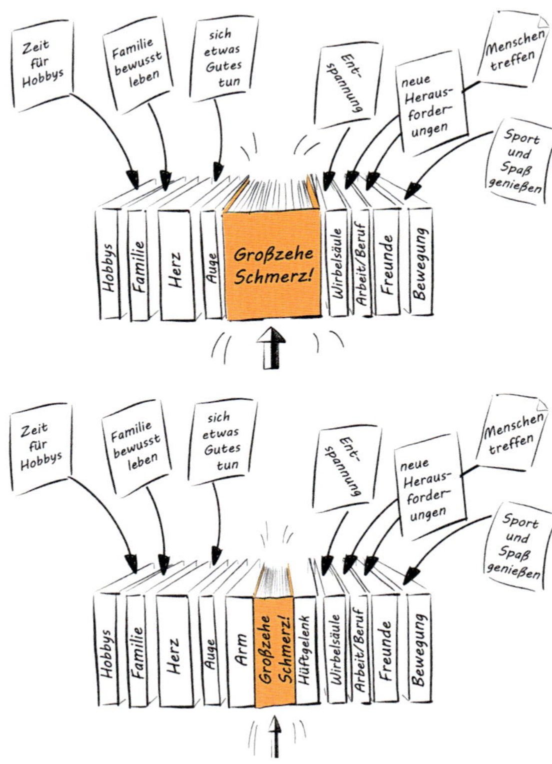

Multimodale Schmerztherapie

Die multimodale Schmerztherapie setzt genau hier, bei den Mechanismen der Chronifizierung des Schmerzes, an. Sie wendet sich dem ganzen Menschen mit seinen verschiedenen Lebensaspekten zu. Die krankheitsbedingten körperlichen, seelischen, gedanklichen und sozialen Veränderungen werden von einem therapeutischen Team (Abbildung 2-3) gleichermaßen ins Blickfeld gerückt. Mit dieser gezielten Unterstützung kann die betroffene Person neue Ansätze für den ganz persönlichen Lösungsweg entdecken und in Begleitung der Behandelnden mit ersten kleinen Schritten beginnen. Wichtige Voraussetzungen für einen Erfolg sind Offenheit, Neugier und die Bereitschaft für Veränderung.

Medizin

Diagnose- und Therapie-Findung

Viele Menschen mit chronischen Schmerzen, vielleicht auch Sie, haben irgendwann eine wahre Odyssee durch die verschiedensten Arztpraxen hinter sich – immer auf der Suche nach der Schmerzbeseitigung, nach Heilung. Doch bei diesem Krankheitsbild müssen sowohl die Betroffenen als auch ihre Behandelnden ihre Erwartungshaltung der Realität dieses Krankheitsbildes anpassen. Der chronische Schmerz unterscheidet sich – wenn auch nicht spürbar – so doch wesentlich von akuten Schmerzen. Deshalb benötigen Ärzt*innen auch ein anderes Verständnis für den speziellen Ansatz **dieser** Schmerztherapie und die Situation der Betroffenen. Entsprechend ausgebildete Ärzt*innen haben die Zusatzbezeichnung „Spezielle Schmerztherapie" erworben. Natürlich sind erst einmal eine um-

3 Psychologie
2 Physiotherapie
4 kreative Therapien
1 Medizin
5 soziale Beratung
10
5

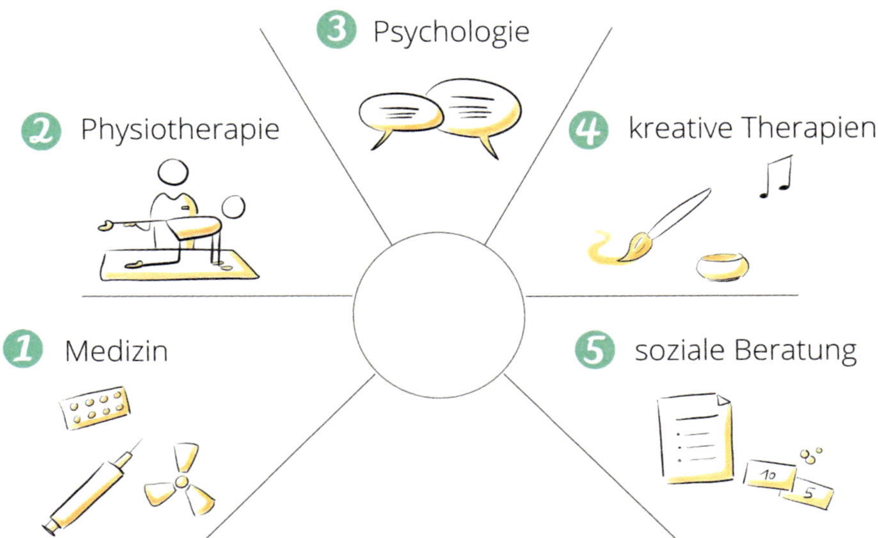

Abbildung 2-3: Wer ist in die multimodale Schmerztherapie involviert?

fassende Anamnese und eventuell gezielte, sinnführende Untersuchungen notwendig, um die Diagnose „Chronischer Schmerz" stellen zu können.

Wesentlich für einen positiven oder wenigstens zufriedenstellenden Therapieverlauf ist jedoch ein offenes, ehrliches, vertrauens- und verständnisvolles **Verhältnis zwischen Arzt/Ärztin und Patient*in**. Wie oben beschrieben geht es oftmals nicht mehr um Heilung, wohl aber um die Bewältigung der mit der Krankheit verbundenen vielfältigen Probleme. Umso wichtiger ist es, die entsprechenden Ressourcen des Patienten/der Patientin im Gespräch herauszufinden. Das Zusammenwirken von zugewandter therapeutischer Unterstützung (Gespräche, Medikamente und medizinisch notwendige Maßnahmen) und der Aktivierung eigener Fähigkeiten können helfen, ein Bewusstsein für eigene Bedürfnisse, die eigene Selbstwirksamkeit und eine neue Lebensqualität zu entwickeln.

Auf den Punkt gebracht fordert die Diagnose „chronische Schmerzkrankheit" zuallererst deren Akzeptanz – und dann ein radikales Umdenken in der (Be-)Handlungsweise. Damit beide Seiten, Betroffene und Behandelnde, konstruktiv und erfolgreich zusammenwirken können, ist die sogenannte **Therapietreue** wesentlich.

Manche Patient*innen können sich leichter für eine aktive Mitarbeit entscheiden, wenn sie gemeinsam mit ihrem Arzt/ihrer Ärztin (und Therapeut*in) ein erreichbares Therapieziel, eventuell auch erst einmal ein Etappenziel formulieren und einen entsprechenden (Be-)Handlungsplan erarbeiten. Dadurch fühlen sie sich motivierter, die besprochenen Therapieschritte konsequent einzuhalten. Dies wird als **Adhärenz oder Einhaltung** bezeichnet.

Andere geben lieber die Verantwortung in die Hände der behandelnden Person und setzen deren Therapieanweisungen konsequent um, zum Beispiel bei der Medikamenteneinnahme, regelmäßig durchgeführten Anwendungen und Übungen. Dies wird als **Compliance oder Befolgung** bezeichnet.

In beiden Fällen wird gemeinsam, je nach Situation, in längeren oder kürzeren Abständen der Therapieprozess reflektiert und eventuell notwendige Therapieanpassungen vereinbart. Dazu ist es notwendig, dass diese Gespräche unabhängig vom aktuellen Befinden der betroffenen Person stattfinden, egal ob diese sich beschwerdearm oder schmerzgeplagt fühlt.

Medikamentöse Schmerztherapie

Ihr Hausarzt/Ihre Hausärztin oder Ihr Facharzt/Ihre Fachärztin verordnen oder empfehlen Ihnen erst einmal, je nach Untersuchungsbefund, die den Leitlinien entsprechenden Medikamente. Manchmal greifen Betroffene aber anfangs zur Selbstmedikation. Vielleicht haben Sie das auch schon ausprobiert. Kann sein, dass das

Mittel geholfen hat. Aber nur die Mediziner*innen (und Pharmakolog*innen) kennen die Wirkung der enthaltenen Substanz(en) auf Ihre Organe und Ihr gesamtes Körpersystem (Leber, Niere, Herz, Kreislauf, Gehirn). Sie wissen um die Wechselwirkung mit anderen Medikamenten, die Sie vielleicht zusätzlich einnehmen. Das Ziel einer Medikamentengabe ist es, einen gestörten körperlichen Prozess wieder ins Gleichgewicht zu bringen. Das Arzneimittel kann aber auch, zum Beispiel in Verbindung mit einem anderen Medikament, unerwünschte Nebenwirkungen hervorrufen oder in die Wirkung von körpereigenen Botenstoffen eingreifen.

Um also unerwünschte Reaktionen zu vermeiden, ist es wichtig, dass Sie Ihren Hausarzt/Ihre Hausärztin oder die mitbehandelnden Ärzt*innen über Ihre Medikamente, pflanzliche Arzneimittel und evtl. Nahrungsergänzungsmittel informieren. Dies gilt vor allem, wenn Sie von weiteren Behandler*innen neue Medikamente verordnet bekommen haben.

Analgetika

Wichtiger Hinweis!

Auch bei frei erhältlichen Arzneimitteln sollten Sie bei häufigem oder längerem Gebrauch wegen der möglichen Neben- und Wechselwirkungen mit anderen Medikamenten (auch aus der Naturheilkunde und Nahrungsergänzungsmittel) Ihren Arzt/Ihre Ärztin informieren.

Je nach Schmerzintensität und -charakter der chronischen Schmerzen finden folgende Medikamente Einsatz:

Paracetamol
- wirkt schmerzlindernd und fiebersenkend
- WHO-Schema Stufe I

Antirheumatika oder nichtsteroidale Entzündungshemmer (NSAR)
- z. B. Acetylsalicylsäure, Ibuprofen, Diclofenac
- wirken schmerzlindernd und entzündungshemmend
- WHO-Schema Stufe I

COX-2-Hemmer
- haben entzündungshemmende und schmerzlindernde Wirkung
- WHO-Schema Stufe I A

Opioide

Sie sind je nach Wirkstoff schwach (WHO-Schema Stufe II) bis stark wirksam (WHO-Schema Stufe III).

Die Opioide verbinden sich mit bestimmten Rezeptoren im Gehirn, im Schmerzzentrum und an den schmerzverarbeitenden Nervenzellen bzw. Zellbestandteilen. Sie verhindern so die Aufnahme der Schmerzreize im Gehirn bzw. die Weiterleitung von Schmerzreizen. Ins Bild übertragen heißt das: Wenn die Zentrale oder eine Leitung blockiert ist, kann sie keine weiteren Signale annehmen (vergleichbar wie bei einem Anrufbeantworter: „Im Augenblick sind alle unsere Leitungen belegt").

Wenn Ihr Arzt/Ihre Ärztin eine entsprechende Medikation für notwendig hält, wird sie mit Ihnen das für Sie geeignete Präparat besprechen. Da es unter den Opioiden gravierende Unterschiede gibt und nicht jeder Wirkstoff bei allen Schmerzarten gleich gut wirksam ist, sollte die besprochene Dosierung konsequent und regelmäßig eingehalten werden. Eine unregelmäßige Einnahme oder selbständige Steigerung der Dosis kann zu gravierenden Nebenwirkungen, z. B. zur Abhängigkeit oder sogar zu einer Schmerzzunahme (opiatinduzierte Hyperalgesie) führen.

Co-Analgetika

Viele Patient*innen sind oftmals sehr überrascht oder sogar entsetzt, wenn sie vom Arzt/von der Ärztin ein Psychopharmakon oder ein Antiepileptikum verordnet bekommen. Dazu ist es wichtig zu wissen, dass dieses Mittel dann als Co-Analgetikum oder ergänzendes Schmerzmittel rezeptiert wird.

Nach den Empfehlungen des WHO-Schemas kann es sinnvoll sein, das verordnete Schmerzmedikament mit einem anderen Wirkstoff zu kombinieren. Wir sprechen dann von einem Co-Analgetikum. Als einzelner Wirkstoff wird es bei anderen Erkrankungen eingesetzt, in Kombination mit dem Schmerzmittel kann es aber die schmerzlindernde Wirkung des eigentlichen Schmerzmittels erhöhen.

Zu den Co-Analgetika gehören:

- **Antidepressiva:** Sie beeinflussen die Schmerzen indirekt, indem sie die Schmerzverarbeitung und das subjektive Empfinden der Schmerzen beeinflussen. Die betroffene Person erlebt den Schmerz aus einer gewissen Distanz und fühlt sich nicht mehr so unmittelbar geplagt. Diese Medikamente werden als Co-Analgetika oft nur in niedriger Dosierung verordnet.

- **Antiepileptika:** Antiepileptika haben sich durch den krampflösenden Wirkmechanismus in der Behandlung von Nervenschmerzen bewährt.
- **Antikonvulsiva:** Auch sie können bei Nervenschmerzen verordnet werden. Die enthaltenen Substanzen hemmen die Erregbarkeit der Nervenzellen und die Impuls- bzw. Erregungsweiterleitung zum zentralen Nervensystem.
- **Cortison:** Cortison kann durch seine abschwellende und entzündungshemmende Wirkung vor allem bei entzündlichen und schmerzhaften Erkrankungen der Wirbelsäule oder der Gelenke eingesetzt werden.

Pflanzliche schmerzlindernde Substanzen

Bei Schmerzen, die in Folge einer Gelenks- oder Gewebeentzündung entstehen, können pflanzliche Arzneimittel (sogenannte Phytotherapeutika) oder die Anwendung von pflanzlichen Bestandteilen sehr hilfreich sein. So werden zum Beispiel standardisierte Extrakte aus der Weidenrinde, der Wurzel der Teufelskralle oder aus Brennnesselblättern bei entzündungsbedingten Gelenkschmerzen je nach Schmerzsymptomatik allein oder ergänzend sinnvoll eingesetzt. Wichtig ist auch hier, dass die behandelnde Person über die Einnahme oder Anwendung von Phytopharmaka informiert ist. Denn trotz korrekter Handhabung kann es bei „natürlichen" Substanzen zu einer unerwünschten Interaktion mit anderen Wirkstoffen oder auch durch eine Unverträglichkeit zu Nebenwirkungen kommen.

Cannabis

Immer mehr Schmerzpatient*innen bitten ihren behandelnden Arzt/ihre Ärztin um die Verordnung von Cannabis. Schließlich handele es sich doch um ein pflanzliches Präparat. Die Verschreibungsfähigkeit von Cannabis ist jedoch nur auf wenige Krankheitsbilder begrenzt. Für den Antrag auf Kostenübernahme bei der Krankenkasse ist eine besondere Begründung des Arztes/der Ärztin Voraussetzung.

In verschiedenen Studien wurde festgestellt, dass Cannabis in der Schmerztherapie nur begrenzt einzusetzen ist, z. B. bei chronischen Nervenschmerzen (neuropathischen Schmerzen), Tumorschmerzen und lang andauernden Muskelkrämpfen (Spastiken) bei multipler Sklerose.

Laut der Deutschen Schmerzgesellschaft raten viele Expert*innen von einer Eigentherapie ab, da die Dosierung zu ungenau ist und es zu einer Vielzahl von gesundheitsgefährdenden Nebenwirkungen kommen kann.

Und noch etwas: Cannabis ist nicht das Wundermittel, auf das viele schmerzgeplagte Menschen warten und hoffen.

Placebo- und Nocebo-Effekt

Mehrere Untersuchungen, darunter eine Studie der Medizinischen Universität Essen (2020) zeigten, dass Patient*innen auch vom Einsatz sogenannter **Placebos** (Medikamente ohne den Inhalt eines Wirkstoffs) profitieren können [4]. Deren bio-psychischer Wirkmechanismus ist wissenschaftlich noch nicht ganz geklärt. Dennoch profitieren einige Patient*innen von deren Einnahme. Sie beschreiben eine Schmerzlinderung, fühlen sich in besserer Stimmung und insgesamt „fitter". Zuerst benötigen Patient*innen von ihrer behandelnden Person ausführliche Informationen über die möglichen positiven Wirkungen trotz fehlendem Wirkstoff. Das Wissen, sich damit nicht schaden zu können, ist erst einmal beruhigend. Gleichzeitig wächst die Hoffnung, ja vielleicht sogar die Erwartung auf die mögliche schmerzlindernde Wirkung. Dadurch können bestimmte Botenstoffe aktiviert werden, die sowohl die Stimmung als auch die Schmerzhemmung positiv beeinflussen.

Im Gegensatz dazu gibt es auch den **Nocebo-Effekt.** Er beschreibt den Prozess in die umgekehrte Richtung. Negative Informationen werden als wahrscheinlich angenommen, z. B. beim Lesen des Beipackzettels mit den differenziert angegebenen möglichen Nebenwirkungen. Die Angst vor einer dieser beschriebenen Nebenwirkungen kann so groß sein, dass allein dadurch tatsächlich solche Reaktionen auftreten können. In der Psychologie spricht man von der Self-fulfilling Prophecy, der sich selbst erfüllenden Prophezeiung. Vielleicht haben Sie das auch schon bei sich selbst beobachtet, sowohl im positiven als auch im negativen Sinn.

Medikamentenmissbrauch bis hin zur Abhängigkeit von zur Schmerztherapie ungeeigneten Substanzen sind alltägliche Problemsituationen, die durch den Arzt/die Ärztin in gleicher Weise psychotherapeutisch wie medikamentös aufgefangen werden müssen.

Physiotherapie

Zum multimodalen Therapeutenteam gehören in jedem Fall auch die Physiotherapeut*innen. Sie untersuchen die Beweglichkeit, koordinative Fähigkeiten und muskuläre Kraft der betroffenen Person und informieren sich über deren aktuelle Ausdauer im Alltag. Auch frühere Verletzungen und (mittlerweile chronische) Erkrankungen des Bewegungsapparates (z. B. Arthrosen in den Gelenken) werden in die Diagnosestellung einbezogen.

Nach Feststellung des aktuellen körperlichen Bewegungs- und Belastungszustandes und den dadurch bedingten Einschränkungen geht es um den nächsten Schritt: mit therapeutischer Unterstützung wieder aktiver, beweglicher und belastbarer werden. Sicher sind oftmals passive Anwendungen, z. B. Massagen verlockend. Sie wirken in der Regel jedoch nicht nachhaltig. Im Kopf bleibt der Fokus auf den Schmerz gerichtet. Ist er nun tatsächlich weg? Wann kommt er wieder? Wie lange bekomme ich noch eine Verordnung für Massagen oder Krankengymnastik? Das erzeugt ein Abhängigkeitsgefühl.

Deshalb geht es in der Therapie chronischer Schmerzen immer wieder um die Frage, was Sie als betroffene Person selbst für sich und Ihre Beweglichkeit, Ihre Kraft, Ihre Koordination und Ihre Ausdauer tun können. Und es geht um kleine, erreichbare Etappenziele, die Ihnen selbst sehr wichtig sind. Mit einem individuell abgestimmten Übungsprogramm und therapeutischer Unterstützung starten Sie. Konsequentes, tägliches Training sind jetzt notwendig, sowohl während der Therapiestunde als auch in Eigeninitiative zuhause. Kleinste Fortschritte motivieren immer wieder aufs Neue dranzubleiben. Das große Ziel lautet: statt „Invalidität" zurück ins Leben!

Psychologie/Psychotherapie

Viele Menschen können zwischen akuten und chronischen Schmerzen nicht unterscheiden. Sie betrachten den chronischen Schmerz in der Regel als rein körperlichen Prozess. Doch Betroffene entwickeln durch die Dauer der Erkrankung, die vielen therapeutischen Misserfolge und die Veränderungen auch in ihrem Lebensalltag oftmals Angstzustände, Zukunftsängste, Depressionen und manchmal auch Suizidgedanken. Es ist wichtig, dass die seelische Dimension der Schmerzerkrankung nicht vernachlässigt wird. Psychotherapeut*innen, manche mit der Zusatzbezeichnung „spezielle Schmerzpsychotherapie", entwickeln mit den Betroffenen neue Bewertungs- und Betrachtungsmöglichkeiten. Daraus ergeben sich – fast selbstverständlich – auch neue Verhaltens- und Handlungsansätze. Mit therapeutischer Unterstützung gelingt es auch immer mehr, problem- und schmerzverstärkende Denkgewohnheiten und Glaubenssätze zu erkennen. Oftmals ist dies ein erster Schritt aus dem Teufelskreis Schmerz – Angst – Anspannung – weitere Schmerzzunahme. Gemeinsam legen Patient*in und Therapeut*in kleine, machbare Ziele für Veränderungen in der Bewertung, im Verhalten und in der Gedankenlenkung fest. Sie zeigen Möglichkeiten der gezielten Gedankenlenkung auf.

Und dann braucht es das konsequente Üben im Alltag. Mit der Zeit kann es gelingen, trotz chronischer Schmerzen den verschiedenen Herausforderungen lösungsorientiert und selbstbewusster zu begegnen.

Zu den von den Krankenkassen geförderten Psychotherapieformen gehören die
- Verhaltenstherapie,
- Kognitive Therapie,
- Tiefenpsychologisch fundierte Therapie,
- Systemische Psychotherapie und das
- Entspannungstraining.

Kreativtherapie

Zu den Kreativtherapien gehören die
- Kunsttherapie,
- Tanz- und Bewegungstherapie,
- Musiktherapie.

Manche Patient*innen kostet es große Überwindung, in einer Gruppe zum Instrument, zum Pinsel zu greifen oder auch sich frei zur Musik zu bewegen. Hierin aber liegt das Potenzial dieses Therapieansatzes: den eigenen Ausdruck finden, jenseits der Worte, allein in den Farben und Formen, der Bewegung, im Rhythmus, in Tönen und Klängen. Es kann eine ganz besondere Entdeckungsreise sein, sich selbst auf neue, ungewohnte Weise zu begegnen oder auszudrücken, sich innerer Bilder, tiefer liegender Gefühle und Stimmungen bewusst zu werden.

Soziale Beratung

Chronische Schmerzen führen oftmals zu Langzeit-Arbeitsunfähigkeit, Arbeitsplatzverlust, Erwerbsunfähigkeit, entsprechenden finanziellen Einbußen usw. Daraus können sich viele existenzielle Fragen ergeben, z. B. zu Rehabilitationsmöglichkeiten, Wiedereingliederungsmaßnahmen, Schwerbehinderung und Schwerbehindertenausweis, Früh- und Teilberentung, steuerlichen Erleichterungen und zu möglichen finanziellen Hilfen.

Bei stationären und teilstationären Aufenthalten ist ein entsprechendes Beratungsgespräch Teil des multimodalen Therapieverständnisses.

Wenn Sie zu den Betroffenen gehören, die ausschließlich ambulant behandelt werden, kann Ihnen auch Ihr Hausarzt/Ihre Hausärztin oder Schmerztherapeut*in die eine oder andere Frage beantworten. Darüber hinaus bieten auch die Krankenkassen über ihr Service-Center und die Kundenberater*innen eine sozialmedizinische Beratung an. Dies betrifft vor allem Fragen zu finanziellen Hilfen, zu Umschulungsmöglichkeiten und notwendigen Hilfsmitteln.

Tagebuch Franzi

In diesem Buch wenden wir uns den beschriebenen Bereichen zu und wollen Ihnen neue Perspektiven eröffnen. Lassen Sie sich von – vielleicht – ganz neuen Aspekten überraschen.

In Franzis Tagebuch finden sich dazu folgende Aufzeichnungen:
Wenn die Schmerzen wieder überhandnehmen, kann ich mich fragen (Abbildung 2-4):

- Ist dieser Schmerz neu oder kenne ich ihn schon?
- Wer/was kann mir jetzt helfen, den Schmerz zu lindern?
- Was kann ich jetzt selbst dafür tun?

Bei meinen chronischen Schmerzen außerdem:

- Womit beschäftige ich mich in diesen Situationen gern? Was kann ich gut?

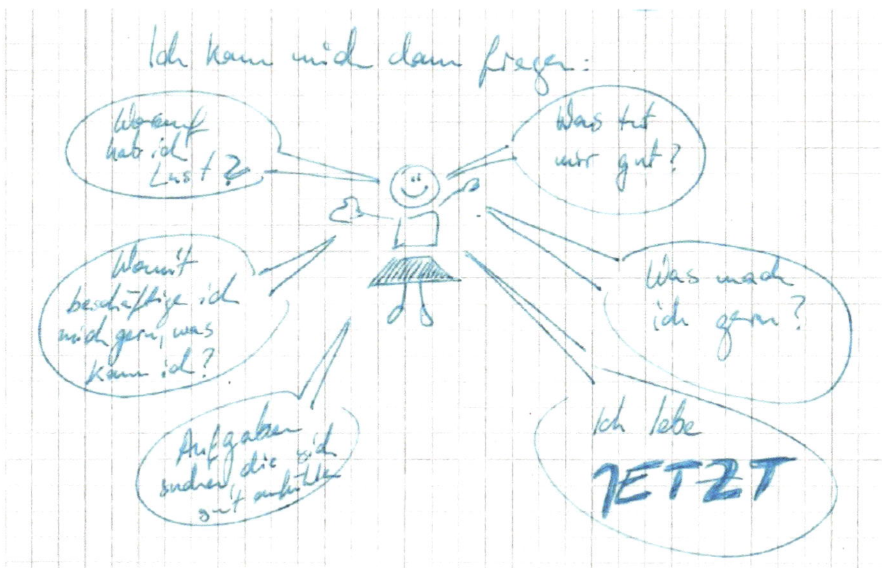

Abbildung 2-4: Aufzeichung im Tagebuch von Franzi. „Ich kann mich fragen …“

- *Welche Aufgabe kann jetzt meine ganze Aufmerksamkeit binden (auf sich lenken)?*
- *Worauf habe ich Lust?*
- *Was mache ich gern?*
- *Sag' ich „Ja!" zu meinem Leben – so, wie es ist – oder hadere ich mit meinem Schicksal?*
- *Bin ich bereit, die Schmerzautobahn zu verlassen, neue Wege zu gehen und auszuprobieren? Der Schmerz ist ein Gefühl von vielen!*

Dort, wo das Gehirn den Schmerz verarbeitet (limbisches System), werden auch alle anderen Gefühle bearbeitet also auch Angst, Wut, Trauer, Sorgen, Freude, Liebe, Lust usw. Das heißt, dass der Schmerz durch ein positives Hintergrundgefühl, z.B. Vor-Freude, gelindert oder bei gleichzeitiger Wut oder Angst verstärkt werden kann. Deshalb lohnt sich die Frage nach den Gefühlen außerhalb der Schmerzen.

Welche Rolle spielt der Stress?

Schmerz ist Stress – Stress macht Schmerz

Was ist Henne, was ist Ei?

Was hat Stress mit Schmerz zu tun und dem chronischen Schmerz im Besonderen?

Schon mal vorab eine wichtige Information: Dass unser Organismus auf „stressige", bedrohliche Situationen spontan reagieren kann, gehört, wie die Schmerzempfindung, zu unseren körpereigenen Überlebensprogrammen. Es ermöglicht in Gefahrensituationen eine sehr schnelle körperliche und konzentrative Anpassung, um die Bedrohung zu bewältigen.

Wache Sinnesorgane sind dafür eine wichtige Voraussetzung. Neben den Augen, den Ohren, der Nase, der Zunge und der Haut für das Tasten gibt es noch vier weitere Sinne: den Temperatursinn, die Schmerzfühler oder Nozizeptoren für die Schmerzempfindung, den Gleichgewichtssinn und die Körperempfindung im Sinne der Tiefensensibilität.

Ausgelöst durch einen Reiz, z.B. einen plötzlich auftretenden Schmerz als Stressauslöser, kommt es zu einer Kettenreaktion auf verschiedenen Ebenen. Der Körper greift auf sein „altbewährtes" Notfallprogramm zurück. Ein regelrechter Cocktail aus Stresshormonen und Botenstoffen sowie die Aktivierung des **Sym-**

pathikus (Teil des vegetativen oder unwillkürlichen Nervensystems) führen zur Leistungssteigerung. Diese Reaktion befähigt zum Kämpfen, Fliehen oder sie führt zur Erstarrung („fight, flight, freeze").

Unter diesem Einfluss wird die Muskulatur angespannt und gut durchblutet. Das Herz schlägt schneller, die Atmung wird oberflächlicher und schnell. Der Blutdruck steigt. Die Blutgerinnung ist beschleunigt. Im Falle einer kleinen blutenden Verletzung beispielsweise hört das Bluten bald auf. Für die notwendige Leistungssteigerung öffnen die Stresshormone – bildlich gesprochen – die Reservetanks. Die Blutfette und der der Blutzucker steigen an und dienen als Energielieferanten (für den Kampf oder die Flucht). Die ganze Konzentration richtet sich auf den Stressauslöser. Alles andere in der Umgebung wird ausgeblendet (Tunnelblick). Wie gestresst sich eine Person fühlt, hängt auch davon ab, wie sie die vorliegende Situation bewertet oder einschätzt (primäre Bewertung), wie sie darüber denkt.

Ein Beispiel: „Mir geht es richtig schlecht. So kann ich nicht weiterarbeiten. Aber diese Sache muss heute unbedingt noch fertig werden. Es ist niemand da, der das jetzt für mich machen kann. Zähne zusammenbeißen!" – Die Situation scheint ausweglos!

Wir sprechen von **negativem Stress,** wenn wir die Situation als bedrohlich einschätzen und das Vertrauen in eigene Lösungs- und Bewältigungsmöglichkeiten fehlt. **Gefühle** der Hilflosigkeit, Überforderung, Angst und stressverschärfende **Gedanken** (z.B. „ich halte das nicht mehr aus!") begleiten und verstärken unter Umständen die Schmerzen noch mehr. Das Verhalten folgt einem vielfach erprobten Automatismus: z.B. davonlaufen, durchhalten, zur „Salzsäule" erstarren. Da stellt sich nun die Frage: Ist wirklich jede Situation, in der wir uns gestresst fühlen, so bedrohlich, wie wir sie beurteilen? Wie kann der Mensch Augenblicke und Momente richtig einschätzen und bewerten? Wie lernt er, den eigenen Fähigkeiten zu vertrauen? Dann kann er in der einen oder anderen Situation statt „negativer Stresssituation" eine „Herausforderung" sehen, der er sich gewachsen sieht und gerne stellt. Es handelt sich dann um **positiven Stress.** Wie gut ist es in solchen Situationen, dass die ganze Person mit Körper, Gefühlen und Gedanken sich auf diese Aufgabe konzentrieren und entsprechend handeln kann. Am Ende, bei einem zufriedenmachenden Ergebnis, geht die Erregung zurück. Was folgt ist die Aufatmung, die Erleichterung: „geschafft". Jetzt kann die andere Seite unseres autonomen Nervensystems aktiv werden: der **Parasympathikus bzw. Vagus** (Teil des Parasympathikus). Er sorgt für Entspannung und Erholung, Verdauung und vertiefte Atmung.

Wahrnehmen, Innehalten, Umdenken, Neu-Bewerten und dann erst Handeln

Die Person im oben beschriebenen Beispiel käme dadurch vielleicht zu folgendem Schluss (Abbildung 2-5): „Ich mach‘ jetzt erst einmal eine Pause und gönn‘ mir ein wenig Entspannung. Anschließend bring‘ ich mit kleinen Übungen etwas Schwung in meinen Körper. Vielleicht lässt der Schmerz dann nach und ich kann mich wieder auf die Arbeit konzentrieren. Wenn nicht, werde ich meine Chefin, meinen Chef informieren. Ich finde eine Lösung."

Die Person vertraut ihren eigenen Fähigkeiten und Möglichkeiten (sekundäre Bewertung). Nach ihrer Einschätzung ist diese Situation „lösbar". Die Aufmerksamkeit, der Fokus, liegt bei den Lösungsmöglichkeiten und weniger auf dem Schmerz. Die übermäßige Spannung lässt nach und damit auch der Schmerz. Erinnern Sie sich an die Stelle vom erlernten Umgang mit Schmerz am Anfang des Kapitels? Dies gilt genauso für unser Stressverhalten. Unsere Bewertungsgewohnheiten sind das Ergebnis aus Erziehung, Beobachtungen und eigenen wiederholten Erfahrungen. Daraus entstehen sogenannte Bewertungsmuster.

Bewertungsmuster

Im Idealfall ist unser Verhalten der jeweiligen Situation angepasst. Auf den akuten Schmerz bezogen bedeutet das: An erster Stelle steht die Frage „Was löst den Schmerz aus?" Davon leiten sich dann entsprechende (schmerzlindernde) Maß-

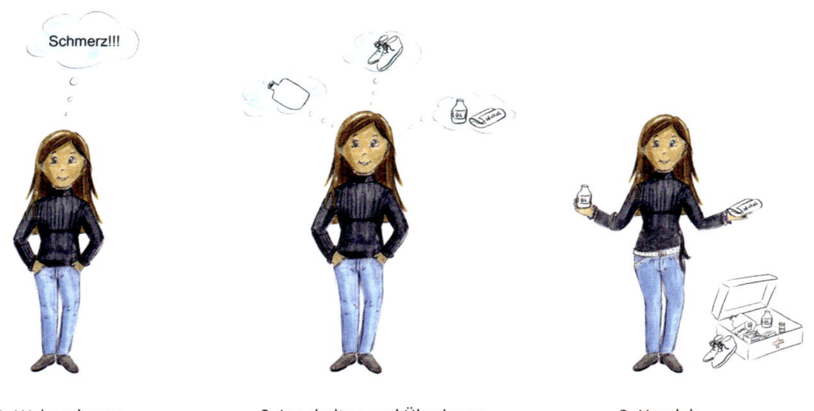

Abbildung 2-5: Wahrnehmen, Innehalten, Umdenken, Neu-Bewerten und dann erst Handeln.

nahmen ab. Das Ziel ist, die Schmerzleitung so schnell wie möglich wieder „stillzulegen“. Je nach erlerntem Bewertungsmuster aus früheren Erfahrungen und der aktuellen Schmerzausprägung können Betroffene aber auch in Panik geraten. Sie „katastrophisieren“ und bauen so zusätzlichen Stress auf. Andere Reaktionsmuster können das Ignorieren oder Bagatellisieren sein. Statt innezuhalten und abzuklären, machen diese Personen unbeeindruckt weiter. Solange der Schmerz immer wieder von selbst oder mit medikamentöser und therapeutischer Hilfe verschwindet, scheint es auch keinen Grund für eine Verhaltensänderung zu geben.

Neubewertung

Betroffene brauchen einen neuen, auf ihre konkrete Situation abgestimmten Code. Der lässt sich am ehesten herausfinden, umso mehr und besser man sich kennenlernt, umso ehrlicher man sich Ängste und Befürchtungen eingesteht, Sehnsüchte und Bedürfnisse bewusst macht und die eigenen Stärken und Schwächen anerkennt. Studien zeigen, dass bei Menschen mit chronischen Schmerzen die Körperwahrnehmung meist auf die schmerzbesetzten Körperstellen begrenzt ist. Insgesamt haben sie eher negative Bewertungs- und Verhaltensweisen entwickelt. Das zeigt sich auch in ihrem Alltag. In Belastungssituationen, unabhängig vom Schmerz, reagieren sie in immer gleicher oder ähnlicher Weise (Ignorieren, Bagatellisieren, „Katastrophisieren“). Auch die Erinnerungen an frühere Ereignisse sind oft negativ gefärbt. Diese Erkenntnis macht deutlich, wie wichtig es ist, den Perspektivenwechsel zu üben, die Situation immer wieder aus einer anderen Blickrichtung zu betrachten und die bisherigen Bewertungs- und Verhaltensmuster kritisch zu hinterfragen. Das Positive: Ungünstige Gewohnheiten lassen sich, genau wie der chronische Schmerz, durch konsequentes Üben verändern. Anders gesagt: Muster lassen sich überschreiben.

In den Empfehlungen der Deutschen Schmerzliga heißt das [5]: „Sie selbst können viel zu Ihrem Schmerzmanagement beitragen, wenn Sie aktiv und zum Experten, zur Expertin in eigener Sache werden.“ Hierzu ein kleines Alltagsbeispiel: Vielleicht arbeiten Sie häufiger am PC oder einem anderen technischen Gerät. Mit der Zeit kennen Sie dieses und auch seine Tücken. Sie haben sich viele kleine Tricks angeeignet, um technische Störungen zu überlisten. Das heißt, Sie sind zum Experten oder zur Expertin für Ihre eigene Technik geworden. Und doch kommen Sie vermutlich manchmal an Ihre Grenzen und brauchen eine Fachperson. So ist diese Empfehlung auch zu verstehen: Sie können lernen zu unterscheiden, welche Probleme von Ihnen selbst lösbar sind und wo Sie fachkompetente Hilfe brauchen.

Lebenspuzzle

Es wichtig, sich die in den Abbildungen (Abbildung 2-6, Abbildung 2-7) gezeigten Veränderungen des Lebenspuzzles bewusst zu machen. Dann geht es darum, zu klären, was im Augenblick tatsächlich fehlt. Manchmal reicht es schon, sich mehr Zeit für sich selbst zu nehmen. Selbstfürsorge kann für die eine Person mehr Ruhe, weniger Verpflichtungen bedeuten, für die andere genau das Gegenteil: endlich wieder etwas unternehmen, allein oder noch besser mit vertrauten Menschen. Es gilt, sich Stück für Stück wieder dem einen oder anderen vernachlässigten Lebensbereich zu nähern und ihn nach und nach mit Leben zu füllen.

Das fällt sicher leichter, wenn man sich mit wirksamen schmerzlindernden Maßnahmen in bestimmten Situationen selbst zu helfen weiß. Die mit dem Arzt/der Ärztin besprochenen Medikamente können bei regelmäßiger Einnahme gemäß eines festen Zeitschemas viel dazu beitragen, dass der Bewegungsspielraum wieder größer wird. Kurz zum Zeitschema von Schmerzmedikamenten: dabei wird das Medikament in regelmäßigen Abständen eingenommen, z.B. alle acht Stunden, unabhängig davon, ob in dem Moment Schmerzen da sind oder nicht. Das Ziel ist es, die Schmerzleitung möglichst selten zu aktivieren.

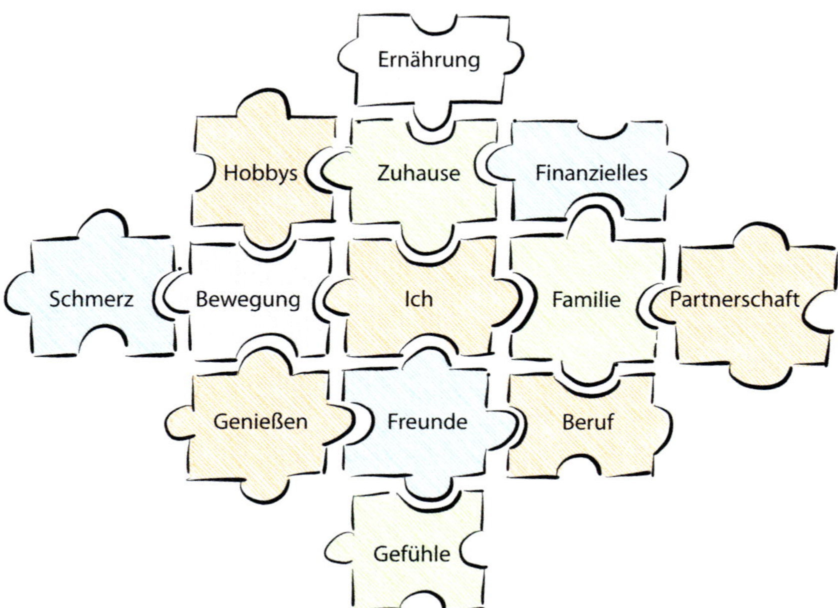

Abbildung 2-6: Wenn wir gesund und ausgeglichen sind, greifen die verschiedenen Teile unseres Lebenspuzzles ineinander. Wir fühlen uns stabil und belastbar.

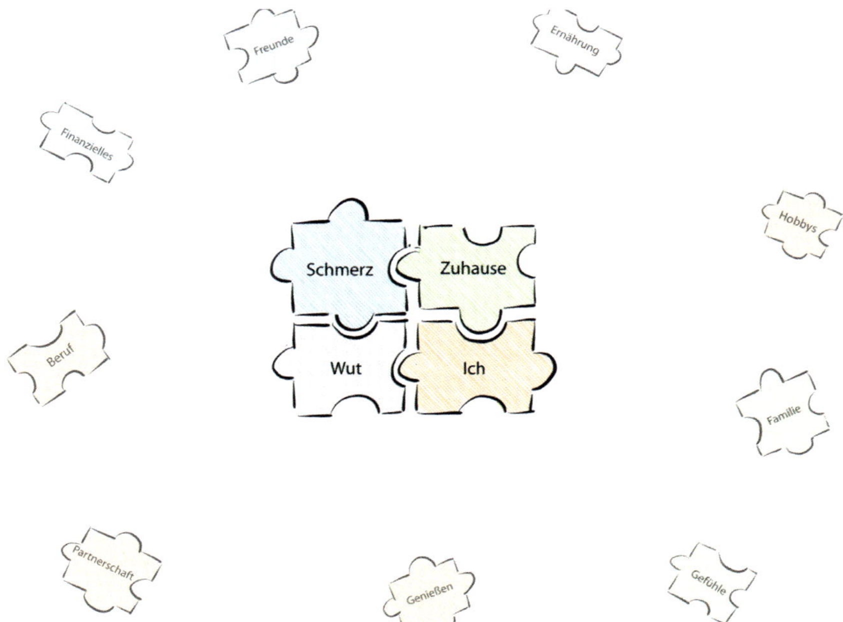

Abbildung 2-7: Wenn wir über längere Zeit körperliche und/oder seelische Probleme haben, kann das Lebenspuzzle seine Stabilität verlieren. Einzelne Bausteine fallen weg oder treten in den Hintergrund. Übrig bleibt der Mensch, allein mit seinem Schmerz, seinen belastenden Gedanken und Gefühlen.

Raum für eigene Gedanken/Notizen zu diesem Kapitel

3
Unsere Wanderkarte in 7 Etappen

Schon beim ersten Blick auf die „Landkarte“ ist ersichtlich: Etappenziele sind das Zauberwort. Schritt für Schritt – wie beim Straßenkehrer Beppo.

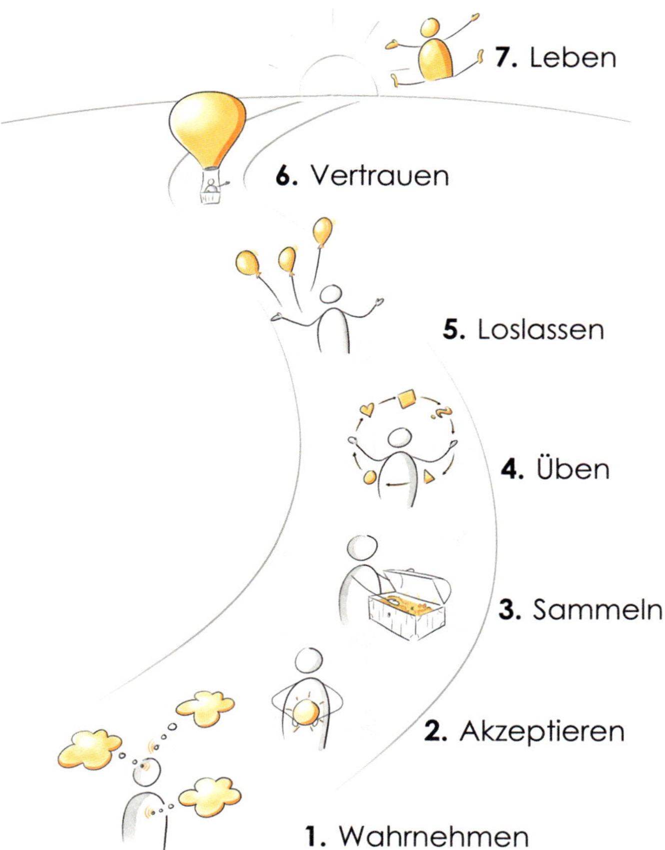

Kurzbeschreibung der Etappenziele

1. Achtsames Wahrnehmen: Auf den Schmerz bezogen bedeutet das, sich mit der ganzen Aufmerksamkeit dem Schmerz zuzuwenden und genau hinzuspüren: Wo? Wie? Heiß, kalt, pochend, ziehend, bohrend, usw.? Welche Gedanken begleiten ihn? Woran erinnert er mich? Wie groß ist die Anspannung? Welche Gefühle sind mit im

Spiel, z. B. Angst? Achtsames Wahrnehmen will gelernt sein. Es bedeutet, ganz präsent zu sein und gleichzeitig einen gewissen Abstand zu halten, um das ganze „Drumherum“ auch zu erkennen. In jedem Fall ist es der erste, sehr wichtige Schritt!

2. Akzeptieren: Den chronischen Schmerz annehmen und akzeptieren lernen, das ist die nächste Herausforderung. Statt blind dagegen anzukämpfen, reduziert sich so auch die Anspannung. Vielleicht wird der Kopf dann frei für die nächste Etappe.

3. Sammeln: Neugier und Offenheit sind für das Sammeln von Selbsthilfetechniken und -strategien besonders wichtig! Erst dann kann sortiert und priorisiert werden: „Was brauche ich jetzt?“, „Was traue ich mir zu?“, „Wo brauche ich Hilfe?“ Das genaue Hin-Spüren lässt erkennen, welche der vielen (Selbsthilfe-)Möglichkeiten jetzt am besten passt.

4. Üben: Für die Anwendung von Selbsthilfetechniken braucht es etwas Geduld und genügend Zeit. Es dauert oft eine Weile, bis eine Körperreaktion zu erkennen oder zu spüren ist. Dies gilt auch für den Aufbau eines individuellen Bewegungs- und Entspannungstrainings, für Verhaltensänderungen und eine klare Kommunkationsweise.

5. Loslassen: In dieser Etappe geht es darum, die bisherigen Denk- und Verhaltensgewohnheiten kritisch zu hinterfragen, problemverstärkende Muster loszulassen und/oder sie konstruktiv zu verändern. Im Vorfeld steht das Erkennen, wie sehr unsere Gedanken unsere Reaktions- und Verhaltensweise steuern.

6. Vertrauen: Sich immer mehr und besser kennenzulernen, bedeutet für diese Etappe, ein „Gespür“ für den eigenen Weg zu entwickeln und Vertrauen in sich selbst und den Körper aufzubauen.

7. Leben: Das heißt, trotz chronischer Schmerzen den Alltag (wieder) aktiv, bewusst und lebendig zu gestalten. Das Genießen (wieder) zu entdecken und selbst für mehr Genussmomente zu sorgen!

Übrigens: Diese Route ist nur ein Vorschlag. Folgen Sie ganz ihren eigenen Bedürfnissen, dem eigenen Tempo. Sie können sowohl den Startpunkt als auch die Reihenfolge der einzelnen Etappenziele ändern. Manchmal ist es auch notwendig einfach stehenzubleiben oder sogar ein Stück zurückzugehen. Hauptsache, Sie kommen – wieder – zum „Leben“ (Abbildung 3-1).

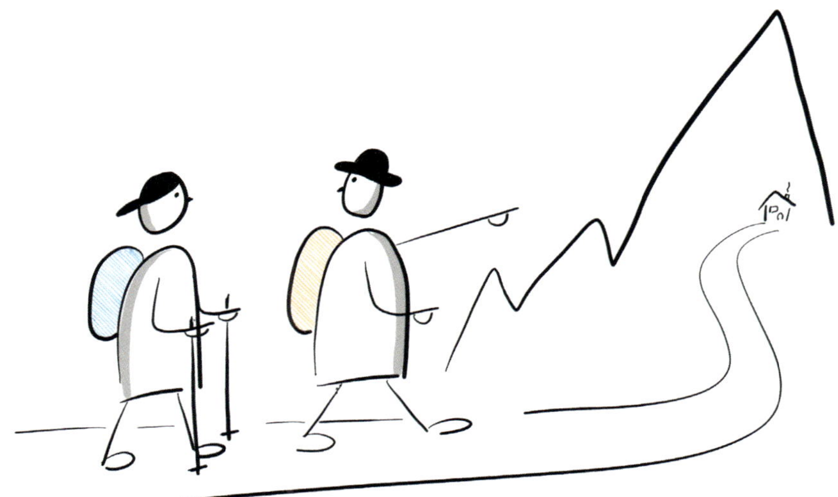

Abbildung 3-1: Motiviert für die erste Etappe der Bergtour? Dann los!

Etappe 1 – Achtsames Wahrnehmen

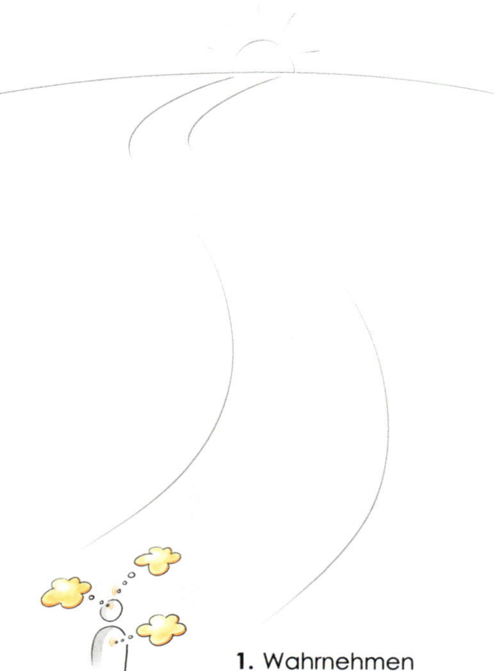

Tagebuch Franzi

Kommentar von Franzi zum eigenen Tagebuch

Durch das Wahrnehmen-Üben habe ich erkannt, dass ich nicht nur Schmerz bin. Meine Schmerzen waren mehr als „nur" die Schmerzen selbst. Sie waren ein Ausdruck meines gesamten Lebenskonstrukts, das sich aus vielen verschiedenen Faktoren zusammengesponnen hatte. Ich war aus der Balance geraten. Achtsamkeits- und Yogaübungen halfen mir, wieder in die Wahrnehmung zurückzufinden. Ebenso Gespräche mit Therapeuten und Ärzten in der Schmerztagesklinik. Besonders klar wurde mir mein Schmerzbild, als ich meine Schmerzstellen einzeichnen sollte. Ich erhielt eine Blanko-Zeichnung von einer Person – ohne eingezeichnete Schmerzstellen. In dieser Blanko-Zeichnung markierte ich mit einem roten Stift alle schmerzhaften Stellen. Die Zeichnung sah danach so aus (Abbildung 3-2):

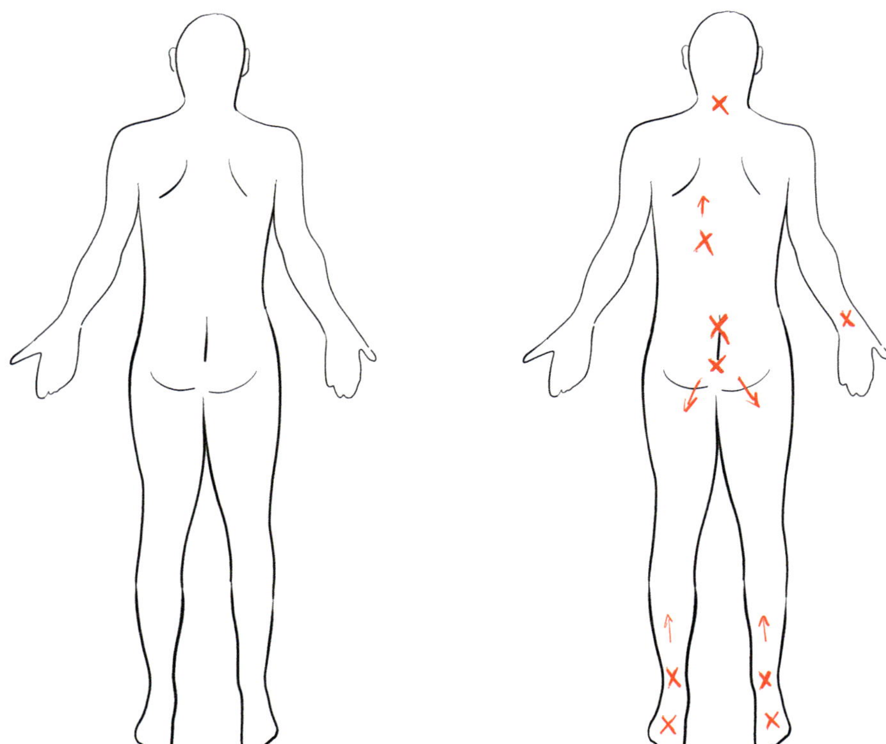

Abbildung 3-2: Blanko-Zeichnung (links) und eingezeichnete Schmerzstellen von Franzi (rechts).

An einigen Stellen setzte ich rote Kreuze und kennzeichnete damit meine schmerzhaften Körperstellen. An den Stellen, an denen Pfeile zu sehen sind, spürte ich Schmerzen, die auch in die umliegenden Bereiche ausstrahlten. Mein Eindruck war, dass mein gesamter Körper rot gekennzeichnet werden müsste. Schließlich tat mir immer alles weh. Mein gesamter Körper litt unter den rot markierten Punkten. Aber auch anderes wurde in Mitleidenschaft gezogen: meine gesamte Umgebung, mein Umfeld (Leben, Beziehung, Familie, Freunde, Beruf etc.), wie mit roter Signalfarbe gekennzeichnet (Abbildung 3-3).

Die Gesundheitstrainerin bat uns herauszufinden, welche Stellen schmerzfrei waren. Diese Stellen sollten wir in der Zeichnung grün einfärben. Wir sahen schnell, dass viele Stellen unseres Körpers grün, also schmerzfrei waren. Das veränderte das gesamte Bild. Es entstand ein völlig neuer Eindruck (Abbildung 3-4).

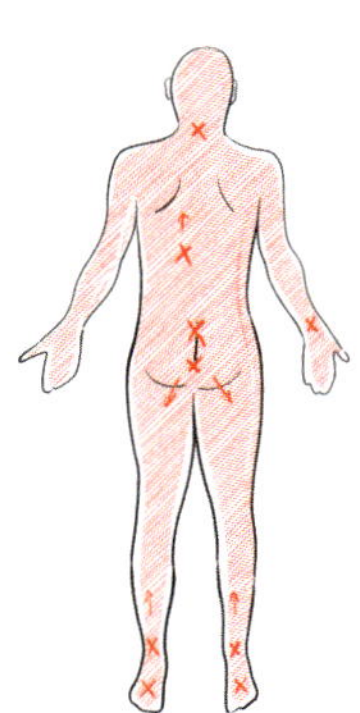

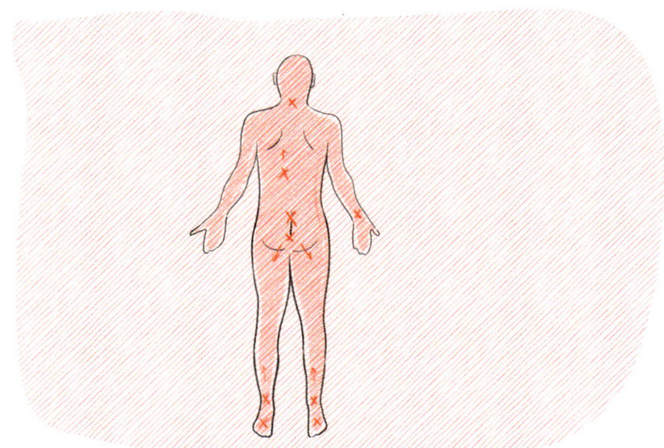

Abbildung 3-3: Ganzer Körper rot (links), ganzes Umfeld rot (rechts).

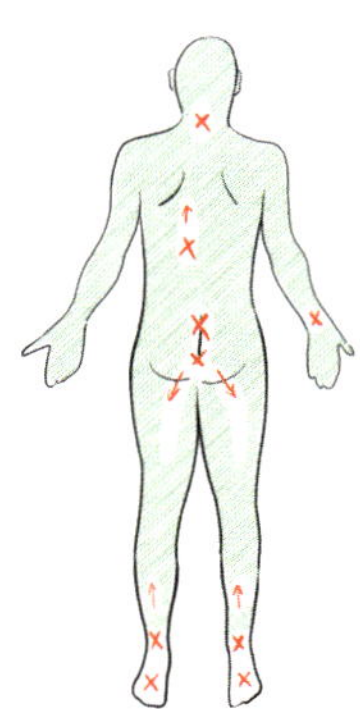

Abbildung 3-4: Körperstellen rot = schmerzhaft, Körperstellen grün = schmerzfrei.

Diese Übung öffnete mir die Augen darüber, dass es durchaus noch gesunde Stellen an mir gab. Die schmerzenden Stellen hatten so viel Raum eingenommen und Aufmerksamkeit auf sich gezogen! Alles, was sich in deren Umkreis befand, wurde ebenfalls negativ bewertet. Die Schmerzareale hatten nicht nur diese Körperbereiche, sondern auch gesunde Stellen und meine Gedanken „rot" gefärbt. Als ich mir das Bild mit den vielen grünen Regionen ansah, konnte ich zum ersten Mal wieder richtig aufatmen und schöpfte Hoffnung.

Renate Döbrich:
Wie sieht es denn mit ihren eigenen schmerzfreien Körperstellen aus? In der folgenden Darstellung können Sie diese Zonen eintragen (Abbildung 3-5).
Markieren Sie bitte in den Silhouetten, wo Sie **schmerzfrei** sind. Achtung: Sie tragen hier nicht ihre schmerzhaften Stellen ein, sondern diejenigen, die frei von Schmerzen sind – am besten mit einem grünen Stift.

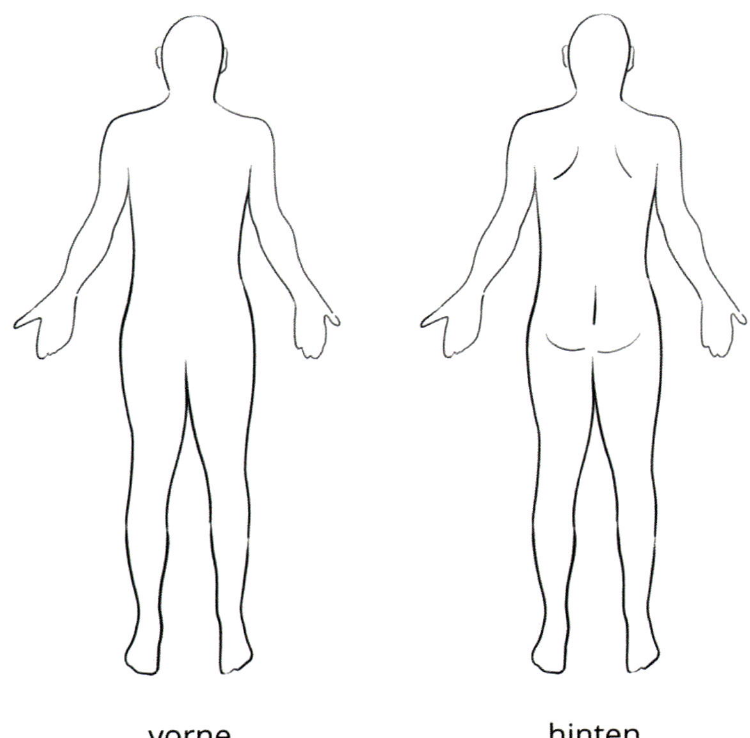

Abbildung 3-5: Schmerzfreie Körperstellen.

14. Januar 2020, Schmerztagesklinik, Tag 3

Mein Schmerz drückt mich so sehr. Der erste Gedanke am Morgen ist „Schmerz", der letzte am Abend ist „Schmerz". Ich weiß einfach nicht mehr weiter. Ständig drücken meine Schmerzen, als ob mich jemand einzwängen würde. Es ist, als hätte ich ein Korsett an. Der Schmerz engt mich ein. Ein ständiges Ziehen und Drücken. Es gibt kaum Pausen davon. Und wenn es einmal eine Pause gibt, denke ich bereits an die nächste Schmerzphase. Die Gesundheitspädagogin fragte mich, wie es denn jetzt im Moment sei. Da mein Schmerz in diesem Moment etwas leichter war, sagte sie: „Genießen Sie das Jetzt. Gerade geht es Ihnen gut. Denken Sie nicht an die Zukunft." Ihre Worte beruhigten mich.

Klinikseelsorger – „Dem Leben auf der Spur"

Nach einer kurzen Begrüßung stellte uns der Klinik-Pfarrer die Frage, warum wir hier sind: „Warum Sie hier sind? Weil Sie lernen wollen, für sich zu sorgen? Für sich einen Weg finden, mit dem Schmerz umzugehen. Für sich, sonst für niemanden." Ich dachte: Selbstfürsorge, aha. Ich sorge also für mich selbst. Habe ich mich selbst aus den Augen verloren? Der Pfarrer erzählte uns die Geschichte vom Holunder im Gitterschacht:

Ein Holunder-Samenkorn war in einem mit einem Gitter überdeckten Schacht gelandet. Obwohl es sehr schlechte Lebensbedingungen vorfand, schaffte es das Korn dennoch, durch das Gitter durchzuwachsen. Es wurde ein großes Gewächs, das Blüten und Früchte trug. Es widersetzte sich allen Hindernissen, der Dunkelheit, dem Gitter. Es streckte sich nach dem Licht und nahm alle Feuchtigkeit auf, die es nur bekommen konnte.

Der Pfarrer stellte für uns eine Brücke her: „Sie haben die ganze Kraft in sich, obwohl es derzeit ein Hindernis gibt. Ihr Hindernis ist vielleicht der Schmerz. Wie finden Sie den Weg durch Ihr Gitter, durch Ihren Schmerz? Was ist Ihr Licht und was treibt Sie an? Finden Sie ein Licht, das Sie führt und antreibt und dem Sie nachgehen können." Zum Abschluss gab er uns noch den Hinweis mit auf den Weg, dass es dem Holunder gelungen sei, sein Hindernis zu integrieren, statt aufzugeben. Das ermutigte mich sehr. Es ist also möglich, ein starker, kräftiger und ertragreicher Baum zu werden, trotz Hindernis. Was für eine schöne Metapher.

Erkenntnis: Mein Licht finden! Meine Nahrung finden, so wie der Holunder!

Donnerstag, 16. Januar 2020, 7:43 Uhr

War wieder ausreichend früh am Bahnsteig. Habe noch acht Minuten Wartezeit.

Ich habe Autofahrer und andere beobachtet. Augenscheinlich waren sie auf dem Weg zur Arbeit oder zu anderen Terminen und Verpflichtungen. Ich erkannte, dass ich im Alltag viele Dinge „schnell-schnell" mache. „Ich geh mal schnell auf's Klo", „Ich hol' kurz die Wäsche", „Ich komme gleich wieder" – dabei merke ich es nicht einmal, wenn ich solche Sätze sage. Ich merke auch nicht, dass ich die Dinge „schnell-schnell" tue. Ich tue es einfach schnell-schnell, weil ich es so gewohnt bin. Es ist mein Anspruch an mich selbst, alles zügig verrichten zu müssen. Und meist ist es so wie beim Weg zum Bahnhof: ich komme an und merke, dass ich noch acht Minuten Zeit gehabt hätte. Manchmal bin ich dann sogar ungeduldig, weil ich nun acht Minuten lang warten muss. Warum ist das so? Stattdessen könnte ich einfach gemütlich die Dinge verrichten, zwei bis drei Minuten auf etwas warten und dann entspannt weitermachen. Zu meinen Kindern sage ich oft: „Ich hol' mal kurz etwas." Inzwischen sagen diese auch „Ich mach' mal schnell ...". Sie haben offenbar durch mein Verhalten von mir gelernt, dass es sich „so gehört", „etwas schnell zu erledigen". Ich bin nicht die Einzige, die das so macht. Viele Menschen sprechen in „schnell-schnell-Sprache". Wir leben in einer Schnell-schnell-Gesellschaft.

Darum geht es in dieser Etappe

Von der Wahrnehmung zum achtsamen Wahrnehmen

Mit allen Sinnen

Unsere Sinnesorgane (Abbildung 3-6) sind hochsensible Antennen. Sie nehmen die vielfältigen Impulse und Reize aus der Umgebung auf. Über ein entsprechendes Nerven-Netzwerk leiten sie diese über das zentrale Nervensystem an das zuständige Gehirnareal weiter.

Beispiel „hören": Unsere Antennen nehmen einen Ton auf. Wir empfinden ihn z. B. laut oder leise, tief oder hoch. Das ist unser **erster oder primärer Sinnesein-**

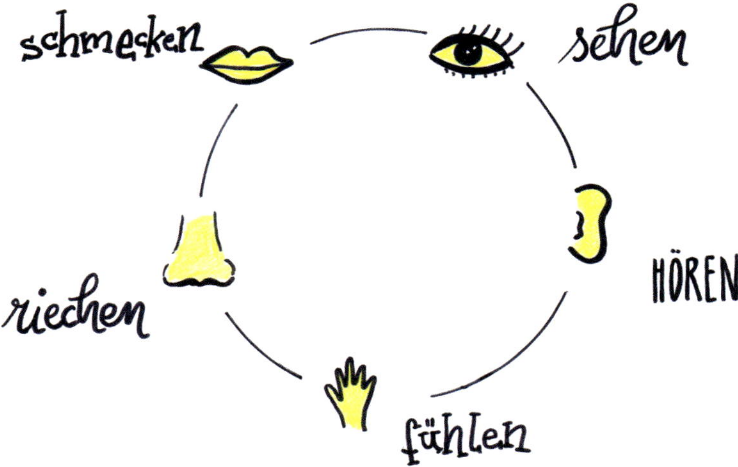

Abbildung 3-6: Wir nehmen mit allen Sinnen wahr.

druck. Im nächsten Schritt wird er „gefiltert". Es kommt zu einem „Datenabgleich" mit den bereits gespeicherten, früheren Eindrücken. „Erkenne ich diesen Ton, den Klang, das Geräusch wieder? Welche Gefühle sind damit verbunden und werden automatisch erneut ausgelöst?" Bei der Wahrnehmung spielt die damit verbundene Erwartung eine wichtige Rolle.

Beispiel: Sie wünschen sich eine entspannende Musik. Stattdessen kommt im Radio Heavy Metal. Wenn Sie angenehme Erinnerungen an diese Musik und damit verbundene Situationen haben, können Sie sich trotz anderer Erwartung darauf einlassen. Wenn Sie diesen Musikstil schon immer gehasst haben, wird die innere Abwehr ihre bisherige Einschätzung noch verstärken: „Schreckliche Musik. Ich kann sie nicht hören!"

Nächstes Beispiel: Jemand hat starke Schmerzen. Die Person erinnert sich an einen Unfall. Die Schmerzen waren damals ähnlich intensiv. Wenn sie schnell gelindert werden konnten, geht die betroffene Person vermutlich davon aus, dass das wieder so geschieht. Wenn die Schmerzen in deren Erinnerung über längere Zeit schier unerträglich waren, ist die Befürchtung groß, dass sich dies jetzt wiederholt. Vereinfacht ausgedrückt: Der aktuelle Eindruck wird mit anderen ähnlichen Erfahrungen verglichen und dann bewertet (siehe auch in Kapitel 2 unter „Datenabgleich zwischen Schmerzsignal und gespeicherten Schmerzerfahrungen"). Im aktuellen Beispiel heißt das: „Geht bald vorbei!" oder „Nicht auszuhalten!" Ersteres heißt: Erleichterung, Zuversicht, Entlastung. Die Anspannung lässt etwas nach und damit verbunden oftmals auch der Schmerz. „Nicht auszuhalten" bedeutet Angst und Hilflosigkeit, vielleicht sogar Panik. Diese Gefühle verstärken die Anspannung und den Schmerz.

Fazit: Alles, was wir wahrnehmen, ist durch die verschiedenen Filter und die gespeicherten früheren Erfahrungen subjektiv gefärbt.

Achtsames Wahrnehmen – wie geht das?

Es ist wichtig, sich in der „achtsamen Wahrnehmung" zu üben. Sie hilft dabei, emotionale Verstärker zu erkennen und zu entkräften.

Was braucht man für achtsames Wahrnehmen?

- Wache Sinne
- Inneren Abstand
- Aufmerksamkeits- und Konzentrationsfähigkeit

Wie geht achtsames Wahrnehmen?

- Konzentration auf das Jetzt
- Offenes, nicht wertendes Beobachten
- Alle Empfindungen in diesem Augenblick sind gleich gültig.

Was kann ich körperlich wahrnehmen oder erkennen?

- Unterschiedlichste Körperempfindungen können gleichzeitig auftreten, z. B. wohlig und unangenehm, warm und eiskalt, usw.
- Manche Körperbereiche sind im Augenblick nicht oder nur undeutlich spürbar, „als gäbe es keine Verbindung zu ihnen".

Was bedeutet „achtsame Wahrnehmung" bei chronischen Schmerzen?

- Die Schmerzqualität und -stelle genau erspüren (z. B. brennend, stechend, bohrend, ziehend, schneidend).
- Die Temperatur spüren (z. B. kalt, warm, heiß).
- Wie groß ist die schmerzende Stelle? Wie tief ist der Schmerz zu spüren? Ist der Schmerz gegen das umgebende Gewebe glatt begrenzt oder strahlt er aus?
- Die Aufmerksamkeit wertfrei allen im Augenblick vorhandenen Empfindungen widmen (z. B. der vertrauten schmerzenden Stelle und gleichzeitig dem warmen Gefühl im Bauch).
- Ideen zur gezielten Schmerzlinderung entstehen lassen und anwenden (z. B. Gefühl „heiß" – die Stelle kühlen; „ziehend" – die Stelle wärmen und entspannen).

Achtsamkeitsübungen:
- Rosinenübung
- Atemübungen
- Progressive Muskelrelaxation

Die entsprechenden Übungsanleitungen finden Sie in Kapitel 4.

Achtsamkeit und ihre Bedeutung bei chronischen Schmerzen

Innehalten – spüren, agieren statt (über)reagieren

Beim akuten Schmerz ist die Erwartung offen. Er ist neu. Es gibt keine Erinnerung an diesen Schmerz, keine Vorerfahrung. Deshalb ist er auch noch nicht einzuordnen. Er alarmiert und fordert zur Abklärung, zum Handeln auf bzw. sich behandeln zu lassen.

Beim chronischen Schmerz löst das geringste Signal eine unangenehme Erwartung aus. Ein Beispiel: Jemand hatte früher einen Hexenschuss mit starken Rückenschmerzen, die im Verlauf jede Bewegung unmöglich machten. Nun hat diese Person wieder Rückenschmerzen und denkt unwillkürlich: „Das wird bestimmt wieder wie damals“. Bilder aus der Vergangenheit erscheinen vor dem inneren Auge. Durch die früheren Erfahrungen fällt dieses Signal automatisch unter die Kategorie „schlimm, katastrophal, nicht auszuhalten“. Entsprechend belastend (und schmerzverstärkend) sind das damit einhergehende Gefühl und die Angst. Es kommt zu körperlichen Veränderungen wie vermehrter Anspannung und oberflächlicher Atmung – einer Stressreaktion eben. Das Verhalten oder die Handlung erfolgt automatisch und wie in der Vergangenheit. Natürlich laufen diese Prozesse rasend schnell und – wenn die betroffene Person nichts dagegensetzt – unkontrolliert ab.

Ob das, was wir wahrnehmen auch wahr ist, sei dahingestellt. Aber subjektiv ist es „wahr“. Achtsames Wahrnehmen verlangsamt, entschleunigt diesen Prozess. Aus einem Impuls wird ein Innehalten, ein genaues Hin-Spüren, Hin-Sehen, Hin-Hören, Hinein-Fühlen und -Denken. Es ist ein Faktencheck, bei dem man versucht, sich bewusst auf die verschiedenen Details zu konzentrieren und zu entdecken:
- Wo genau sitzt der Schmerz?
- Wie genau fühlt er sich an?
- Woran erinnert er mich?

Manchmal lässt der Schmerz bereits nach, wenn man sich ihm ganz und aggressionsfrei widmet. Auch, weil die Spannung dann nachlässt. Darüber hinaus wird auch der Kopf frei für Ideen zu hilfreichen schmerzlindernden Maßnahmen, wie Wärmen oder Kühlen, Entspannen, Dehnen oder Bewegung, vom Arzt/von der Ärztin empfohlene Notfallmedikation, soziale, ablenkende Aktivitäten statt Rückzug und Schonung. Im Bild gesprochen heißt das, Betroffene verlassen die Schmerzautobahn dann, wenn sie ihre Aufmerksamkeit den Lösungsmöglichkeiten zuwenden. Hierzu folgen zwei Beispiele.

Beispiel 1

Die Freundin hat ihren Besuch angekündigt. Sie kommen, entgegen Ihrem Vorsatz, abgehetzt und schmerzgeplagt zum Bahnhof, um sie abzuholen. Kurz vorher hatten Sie mit einem Kollegen noch eine heftige Auseinandersetzung. Sie kochen innerlich vor Wut, auf ihn, aber auch auf die Schmerzen. Dass die Sonne scheint, nehmen Sie gar nicht wahr.

Der Zug ist schon eingefahren und Sie suchen angespannt nach der erwarteten Besucherin. Schließlich entdecken Sie sie. Für eine herzliche Begrüßung fehlt Ihnen die entsprechende Stimmung. Sie wollen nur heim. Es gelingt Ihnen nicht, den Schalter umzulegen, Abstand zu den anderen Erlebnissen und Gefühlen zu schaffen und die Freundin überhaupt wahrzunehmen. Sie sind noch immer bei Ihrer Wut und Ihrem Schmerz. Und so ist es Ihnen auch nicht möglich, die Freude zu spüren und zu zeigen, mit der Sie noch am Morgen in Erwartung auf den Besuch aufgewacht sind.

Beispiel 2

Sie stehen, trotz Schmerzen, am Bahnhof und erwarten Ihre Freundin. Sie hatten, wie Sie es sich vorgenommen haben, ein gutes Timing. Das macht Sie gerade mit sich selbst sehr zufrieden. Die Sonne scheint und verstärkt Ihre Vorfreude. Geduldig gehen Sie auf und ab, bis der Zug einrollt. Nach der Einfahrt tasten Ihre Augen die ganze Umgebung ab, sortieren alle anderen Ankommenden aus, bis Sie endlich die Freundin im Blick haben. Unbewusst vergleichen Sie sie mit letzten Begegnungen. Wie hat sie das letzte Mal ausgesehen? Was fällt ihnen jetzt an ihrem Äußeren, an ihrer Ausstrahlung auf. Ihre ganze Aufmerksamkeit gilt Ihrem Besuch und Sie freuen sich über das Wiedersehen. Der Schmerz? Immer noch vorhanden, aber ganz im Hintergrund.

Die Situationen gleichen sich und sind doch völlig unterschiedlich. Die vielen verschiedenen Einflussfaktoren haben die Wahrnehmungen und sicher auch das Schmerzerleben stark verändert. Hätte Achtsamkeit oder eine achtsame Wahrnehmung im ersten Beispiel etwas geändert?

Kann man Achtsamkeit üben? Ja!

Wofür ist das im Zusammenhang mit chronischen Schmerzen gut und hilfreich?

Chronische Schmerzen haben in der Regel die Warnfunktion verloren. Betroffene reagieren auf diese Signale jedoch, als handelte es sich um einen Akutschmerz.

Ein Vergleich: Chronische Schmerzen sind ähnlich einem tropfenden Wasserhahn. Die ersten gelegentlichen Tropfen überhört man. Sie treffen unseren Nerv erst, wenn die Intervalle immer kürzer werden. Dann machen sie nervös, aggressiv und manchmal gleichzeitig auch hilflos.

Ein Installateur nimmt das Problem emotionslos wahr. Er analysiert es und entwickelt daraus sein gezieltes To-Do-Programm. Wer achtsam die schmerzende Stelle wahrnimmt und in die Rolle des Beobachters schlüpft, kann gleichzeitig das Zusammenspiel der verschiedenen begleitenden Aspekte beobachten:

- Da sind zum einen die Temperaturempfindungen an der schmerzenden Stelle, z. B. heiß, oder sogar (noch differenzierter und bildhafter) „glühend heiß".
- Er/Sie spürt die Anspannung der Muskulatur, z. B. hart, bretthart.
- Auch die Gedanken und Gefühle, die den Schmerz begleiten, werden bewusst wahrgenommen, z. B. Ohnmacht oder Hilflosigkeit, Wut auf den Schmerz, Angst vor der Zukunft, Trauer um den Verlust der Unversehrtheit.

Wie schrieb Franzi? „Diese Übung öffnete mir die Augen darüber, dass es durchaus auch noch gesunde Stellen an mir gab."

Manchmal verändert sich die Schmerzqualität schon allein durch das achtsame Wahrnehmen der unterschiedlichen Körpersignale. Warum? Weil das Gehirn nicht – wie oft behauptet – zum „Multitasking" fähig ist. Bearbeitet es auch andere Eindrücke, so schwächt sich gleichzeitig das Schmerzsignal ab, tritt ähnlich wie eine am Computer geöffnete Datei in den Hintergrund. In jedem Fall verhindert gezieltes Achtsamkeitstraining die fortgesetzte Benützung der sogenannten „Schmerzautobahn" und leitet auf Seitenstraßen um. Manchmal entdeckt man so einen bis dahin unbeachteten Aspekt, der ganz neue (Lösungs-)Wege und Ziele eröffnet.

Buchtipp

Seiwert LJ. „Wenn du es eilig hast, gehe langsam. Wenn du es noch eiliger hast, mache einen Umweg". 17. Aufl. Frankfurt am Main: Campus; 2018

Raum für eigene Gedanken/Notizen zu diesem Kapitel

Etappe 2 – Akzeptieren

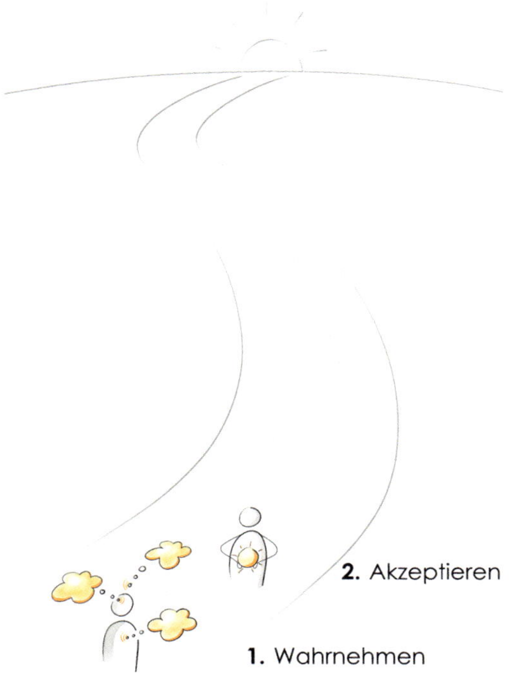

Tagebuch Franzi

15. Januar 2020, Schmerztagesklinik, Tag 4

Heute Morgen liefen die Dinge entspannter ab als gestern. Ich habe mich darauf besonnen, dass alles so sein darf, wie es ist: egal ob ich den Zug, den Bus etc. erwische oder nicht; ich lebe – jetzt! Ich akzeptiere, was gerade ist! Immer wieder bemerke ich, dass ich mir viele Gedanken mache. Ich will ehrlich sein: oft beobachte ich Gedanken, die sich darum drehen, dass ich etwas nicht schaffen könnte. Darum, dass ich doch auch was leisten muss, dass ich nicht „schwächeln" soll – das geht schon, schaffe ich schon, sollte mich zusammenreißen. Ich will auch etwas dazu beitragen, dass unser Alltag gelingt – in der Familie, in der Schmerztagesklinik, im Leben. Dahinter steckt der Wunsch, auch irgendwie dazuzugehören, „normal" zu sein, die Erwartungen zu erfüllen, die an mich gerichtet sind. Warum denke ich so?
8:35 Uhr: Ankunft am Klinikum. Ich habe alles vom Aufstehen bis zum Herfahren stressfrei geschafft!

Morgendliche Gruppenvisite

Frau D. begrüßt uns am Morgen mit der Empfehlung: „Wenn's draußen kalt ist, empfehle ich Ihnen, dass Sie alle eine Mütze aufsetzen. Über den Kopf geht sehr viel Wärme verloren. Die Kopfbedeckung hilft, trotz Kälte mehr Wärme im Körper zu halten. Kälte, Frieren verursacht Anspannung und die wiederum kann Ihre Schmerzen verstärken." Darauf zu achten heißt „achtsam und selbstfürsorgend" mit sich umzugehen. Beim Thema „Selbsthilfetechniken" zeigte uns Frau D. heute die Anwendung der sogenannten „heißen Rolle". Sie kann z.B. bei spannungsbedingten Schmerzen im Nacken- und Schulterbereich, bei Kopfschmerzen, Rücken- oder Bauchschmerzen eingesetzt werden und ist relativ einfach umsetzbar: In ein zusammengerolltes Handtuch sehr warmes Wasser gießen und auswringen. Anschließend wird die schmerzende Stelle vorsichtig betupft, um die Haut vorzubereiten. Erst dann legt man das feuchte Tuch für einige Zeit auf. Anschließend die Haut trockenreiben und eventuell mit einem Öl, z.B. Aconit-Schmerz-Öl oder – wie in meinem Fall – mit Solum-Öl von WALA einreiben. Das tat soooo gut!

Bei der heißen Rolle dringt die feuchte Wärme in tiefere Gewebeschichten. Die Folge ist eine bessere Durchblutung. Ich spürte richtig, wie die Anspannung nachließ.

Endlich haben wir etwas kennengelernt, das wir selbst zur Schmerzlinderung tun können. Jetzt weiß ich, wie ich mir selbst helfen kann, wenn mich die Schmerzen plagen. Das ist unglaublich entlastend/motivierend. Vielen Dank für diese Selbsthilfemöglichkeit!

Kunsttherapie

In der Kunsttherapie stellten wir uns heute der Frage, wo wir konstitutionell beheimatet sind. Wir beschäftigten uns mit der Frage: „Wo wäre meine Balance?" Mit Kreide zeichneten wir liegende Achter in verschiedenen Variationen. Nebenbei lief klassische Musik. Die Kunsttherapeutin lud uns wohlwollend ein, unsere Hände und unseren Atem dabei fließen zu lassen. Am Ende schwärmte ich: „Es tut mir so gut, die Hände so fließend über das Papier gleiten zu lassen." Wenn ich so zeichne, denke ich: „Das würde ich jetzt am liebsten den ganzen Tag lang machen. Was

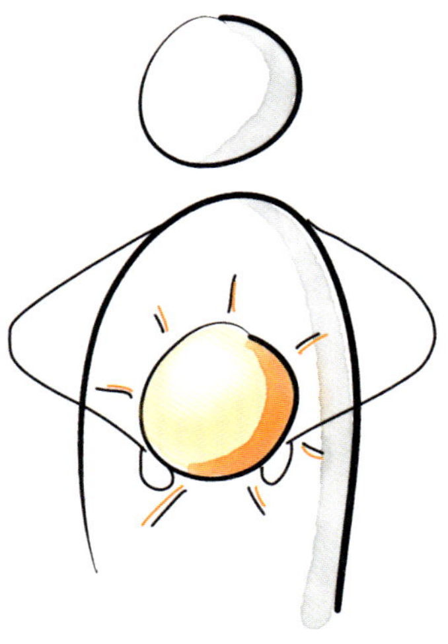

müsste ich beruflich machen, dass das möglich wäre?" Und schon wieder bin ich in der Zukunft! Darauf die Therapeutin: „Das können Sie doch immer machen. Zum Beispiel beim Putzen. Sie können mit der liegenden Acht Ihre Fenster putzen, den Boden wischen oder Ihrem Mann, Ihren Kindern, der Freundin über den Rücken streichen. Das alles ist machbar. Sie müssen es sich nur erlauben."

Darum geht es in dieser Etappe

Den chronischen Schmerz annehmen lernen.
Uns ist bewusst: das nächste geplante Etappenziel ist eine Herausforderung!

Zwischen Wahrnehmung und Akzeptanz

Manche Menschen nehmen das Unangenehme einfach hin. Aber ist das gleichbedeutend mit „Annehmen"? Unterbleibt da nicht oftmals das Wahrnehmen, das genaue Hinsehen oder -spüren, das Entdecken eigener Handlungs- und Lösungsansätze? **Akzeptanz** kann den Druck nehmen, den das Gefühl der Hilflosigkeit oft erzeugt. Weniger Druck macht es möglich, die Situation und das bisherige eigene Verhalten einmal in Ruhe zu reflektieren. Vielleicht zeigen und öffnen sich dann auch neue Wege. Den Schmerz also annehmen?! Wie soll das gehen? Ich will ihn doch loswerden! – Und Sie bekämpfen ihn weiter.

Erinnern Sie sich noch an den Mann mit dem Hund in Kapitel 1? Beim Schreiben ist mir bewusst geworden, wie gut das Bild passt. Mit einem Hund muss man aktiv werden, ob man will oder nicht. Und genau das fordert auch der chronische Schmerz. Aus irgendeinem Grund haben Sie diesen „Hund". Sie müssen bedauerlicherweise feststellen, dass er einfach nicht auf Ihre Ansagen reagiert, dass er sich mit nichts dauerhaft verscheuchen lässt. Er bellt zu den ungünstigsten Zeiten, und, und, und. Bisher sind alle Versuche, ihn dauerhaft zu vertreiben, misslungen. Er ist einfach da! Und so raffen Sie sich immer wieder auf und sind – gewollt oder nicht gewollt – mit ihm beschäftigt. Auf den chronischen Schmerz übertragen könnte dieser neue Ansatz hilfreich sein: ihn annehmen ohne „Wenn und Aber", mitnehmen und gemeinsam weitergehen. Dabei könnten Sie unerwartete Entdeckungen machen, z. B., dass Sie wieder lebendiger, aktiver werden. Sie müssen raus – mit dem „Schweinehund"! Er bellt und bellt und gibt keine Ruhe – bis Sie mit ihm rausgehen. Dann hört er damit auf. Wenn Sie von Ihrer Runde zurückgekehrt sind, legt er sich in eine Ecke und Sie haben erst einmal Ruhe. Trotzdem wird es Tage geben, an denen Sie keine Lust auf „Hund" haben.

Dann fällt es Ihnen besonders schwer, ihn zu akzeptieren. Aber – er ist nun mal da und inzwischen haben Sie längst auch ein paar positive Seiten erkannt. Welch ein Glück!

Erste Veränderungen entdecken

Mit der Zeit stellen Sie fest, dass durch das tägliche Gehen Ihre Muskulatur kräftiger geworden ist. Sie haben mehr Ausdauer und deutlich seltener Infekte. Darüber hinaus spüren Sie, dass Sie beim „Gassigehen" auch den Alltagsstress leichter hinter sich lassen können. Ihre Stimmung hat sich verändert, ist überraschenderweise besser geworden.

Das Schmerzgedächtnis überschreiben

Diese anhaltende Veränderung im Alltag, das regelmäßige Aktivsein, hat Auswirkungen auf das Schmerzgedächtnis. Man kann es ja nicht einfach löschen, aber man kann lernen, es zu überschreiben. Die Voraussetzung dafür ist, das vorhandene Problem erst einmal als gegeben zu akzeptieren. Und dann beginnt das neue Lernen. Das heißt neue Spuren, neue Verknüpfungen im Gehirn aufzubauen. Am Beispiel „Hund" bedeutet das, er muss lernen, seinen Herrn/seine Frau zu respektieren. Umgekehrt ist eine zugewandte, achtsame Beziehung zum Hund notwendig. Dann kann aus dieser Beziehung sogar eine Win-Win-Situation entstehen.

Aktiv statt passiv – endlich in Bewegung kommen

Lange Zeit diente der Schmerz als Erklärung, als Entschuldigung für den Rückzug, die Passivität, Aggressivität und/oder Niedergeschlagenheit. Könnte es sein, dass der chronische Schmerz eine ganz andere Warnfunktion hat? Dass er mit seinem „Gebell" dazu auffordert, auf verschiedensten Ebenen endlich wieder ins Leben, in Bewegung zu kommen, mit kleinen, selbst gesteckten Etappenzielen? Der Aufbauplan eines sportlichen Trainings beginnt immer mit dem Leichten. Die Regel besagt: vom Leichten zum Schweren, vom Einfachen zum Komplexen. Gerade bei chronischem Schmerz ist das regelmäßige Üben wichtig, unabhängig von Lust, Unlust oder Schmerz.

Die lange Zeit der Passivität hat unter anderem zu einem muskulären Abbau und damit fehlender Kraft, Belastbarkeit und Ausdauer geführt. Harmonische, fließende Bewegungen fallen oft schwer. Deshalb: Nehmen Sie ihren „Schweinehund“ erst einmal auf eine kleine Runde mit. Erweitern Sie die Strecke erst, wenn Sie deutlich spüren, dass Sie diese Distanz meist problemlos bewältigen und jetzt auch Lust auf „mehr“ haben. Beobachten Sie, wie Ihr Organismus immer häufiger selbst den Impuls, quasi den Startschuss für‘s Losgehen, gibt. Mit diesem Training beginnen Sie gleichzeitig, das Schmerzgedächtnis langsam zu überschreiben. Und zudem gewinnen Sie mehr Beweglichkeit, Energie und Ausdauer. Und noch ein Pluspunkt: Regelmäßiges Training regt im Körper die Bildung von bestimmten Hormonen an, z. B. Dopamin und Endorphine. Sie wirken schmerzlindernd, heben nachweislich die Stimmung und fördern so langsam auch wieder das Selbstvertrauen.

Im Übrigen gilt diese Empfehlung – vom Leichten zum Schweren, eins nach dem anderen – auch für alle anderen Lebensbereiche. Überall, wo nachhaltige Veränderungen notwendig sind, in der Ernährung, in den Verhaltensgewohnheiten, in der Art, zu denken und die Dinge zu bewerten, ist dieses Vorgehen nachgewiesenermaßen am erfolgreichsten.

Energieräuber und Energiequellen

Wenn eine längere Durststrecke hinter einem liegt, stellt man sich oft die Frage „Wie habe ich das nur geschafft? Woher habe ich die Energie genommen?“ Manchmal ist es sinnvoll, sich die Energiequellen bewusst zu machen, aber auch neue zu erkunden. Das gilt auch für den chronischen Schmerz. Unwillkürlich schießt es Betroffenen manchmal durch den Kopf: Woher nehme ich eigentlich die ganze Energie, um das auszuhalten? Wieviel Energie habe ich schon in den Kampf investiert, die Schmerzen abzuwehren? Wie viele Therapien schon ausprobiert? Manches war anfangs erfolgreich. Und doch kam der Schmerz zurück.

Ja und dann sind da auch noch die anderen Energiefresser, die Sorge um den Arbeitsplatz, Zukunftsängste, Probleme in der Familie, der ganze Haushalt, die sozialen Verpflichtungen und so weiter. Deshalb ist es ratsam, den einen oder anderen Energieräuber zu identifizieren und zu entmachten, aber auch die ganz persönlichen Energiequellen zu kennen, sie zu nützen und sich immer wieder einmal neue zu erschließen.

Wie ausgewogen ist Ihr Alltag zwischen gezieltem, sinnvollem Energieeinsatz und dem wieder Auftanken?

Raum für eigene Gedanken/Notizen zu diesem Kapitel

Etappe 3 – Sammeln

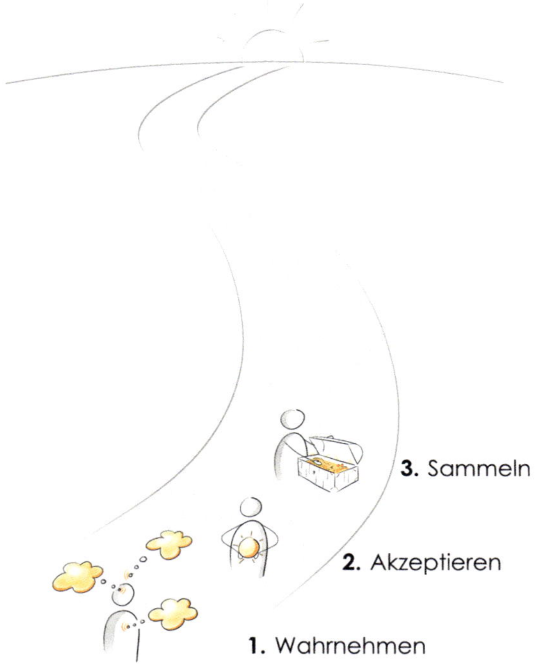

Tagebuch Franzi

Lange hatte ich das Gefühl, dass ich – um meine Schmerzen zu bekämpfen – so viele Anregungen, Ideen und Methoden wie möglich kennen müsste. Zeitungsausschnitte, Internetseiten, Interviews mit Fachärzten, gute Ratschläge von Bekannten, Soziale Medien – alles durchforstete ich nach der Lösung für mein Problem. Über Jahre hinweg. Ich dachte, je mehr Möglichkeiten ich kenne, umso schneller entkomme ich dem Schmerz. Die Möglichkeiten stapelten sich, der Schmerz blieb. Und ich war überfordert mit all den Daten, die ich angehäuft hatte.

Erst in der Schmerztagesklinik lernte ich, dass ein paar gezielte, wirklich wirksame Methoden genügen, um einerseits den Schmerz zu lindern und andererseits den Überblick zu behalten. Am Ende der Therapiezeit erstellte ich mir eine Liste mit all diesen Methoden, die ich als wirksam und hilfreich kennengelernt hatte. Da wir uns während der Gruppenstunden immer wieder mit Körper, Geist und Seele beschäftigt hatten, übernahm ich diese Struktur für meine „Best of"-Liste (Abbildung 3-7).

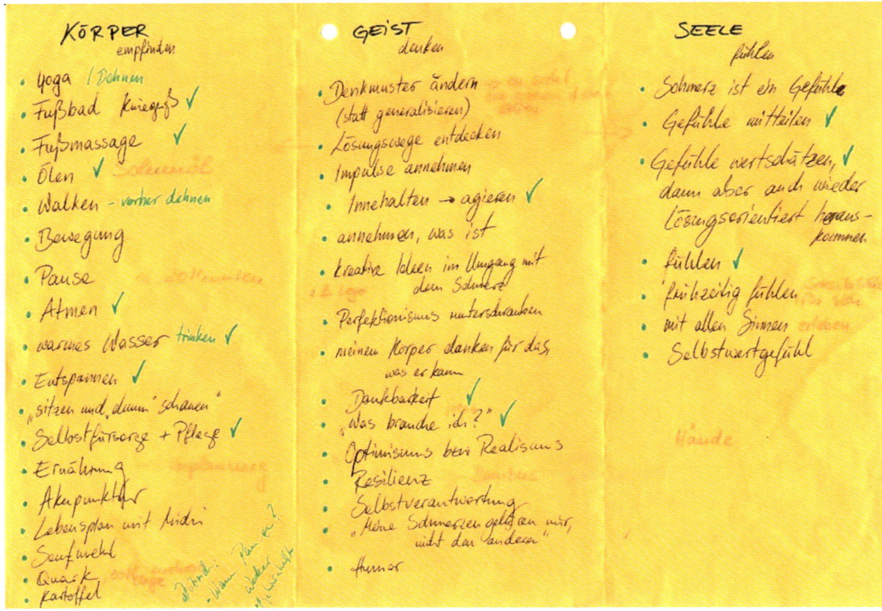

Abbildung 3-7: „Best-of"-Liste von Franzi.

Auch heute, zwei Jahre nach der Therapie, nehme ich diese Liste immer wieder zur Hand, wenn ich mal Unterstützung brauche. Es haben sich ein paar essenzielle „Anwendungen" für mich herauskristallisiert, die ich in meinen Alltag eingebaut habe und die mir nachhaltig helfen:

- ***Körper:*** *Bewegung, Fußbad, Massage, Solum-Öl, warmes Wasser trinken, entspannen*
- ***Geist:*** *Dankbarkeit, Kreativität, innehalten*
- ***Seele:*** *Schmerz ist ein Gefühl, Gefühle mitteilen, früher fühlen*

*Um zu dieser Quintessenz zu kommen, brauchte ich Experimentierfreude, um mich auf Neues einzulassen – auch, wenn ich skeptisch war. Ich brauchte Geduld, um der Wirkung Zeit zu geben. Und ich musste Vertrauen in die Wirkung bzw. in die Therapeut*innen entwickeln. Während meiner Zusammenarbeit mit Renate Döbrich unterhielten wir uns einmal über das Sammeln und was es für uns jeweils bedeutet. Sie berichtete mir von ihrer Eulensammlung, welche sie seit Jahren begleitet. Sie schwärmte von ihren Eulen und der Weisheit der Tiere. Während ich ihr lauschte, wuchs meine Vorstellung von einem großen Regal in ihrem Wohnzimmer, welches von oben bis unten mit Eulen gefüllt war. Ich stellte sie mir in allen Farben, Formen, Größen und Materialien* vor. Dann fragte ich: „Wenn Corona vorbei ist, darf ich dann mal zu Dir kommen und Deine Sammlung bestaunen?" Sie antwortete: „Das darfst Du sehr gerne machen. Allerdings wirst Du schnell fertig sein, denn es sind nur vier Eulen." Ich war überrascht: „Was, nur vier Eulen? Ich dachte an hunderte! Warum sind es denn nur vier?" Unsere Gruppenleiterin erklärte – fast mit dem weisen Ton einer Eule: „Tja Franzi, ich bin einfach wählerisch und habe nur die Eulen in meine Sammlung gelassen, die auch wirklich zu mir passen."

Mit dieser Geschichte möchte ich Sie, liebe Leser*innen, dazu ermutigen, Ihren Schmerzen nicht mit Quantität, sondern mit Qualität zu begegnen. Die Fachreferentin hat im Folgenden – wie auch bei ihrer Eulensammlung – mit einem wählerischen Blick Anwendungen zusammengetragen, die Sie dazu inspirieren sollen, Ihre eigene Sammlung der (Selbst-) Hilfemöglichkeiten zu erstellen. Ich wünsche Ihnen „Experimentierfreude", Geduld und Vertrauen. Und seien Sie ein bisschen wählerisch!

Tag 10, 23. Januar 2020

Während der Schmerztagesklinik kam ich regelmäßig mit der Traditionellen Chinesischen Medizin (TCM) in Berührung. Dadurch wurde ich erneut mit Fragen und Sichtweisen konfrontiert, die mich in dem bestärkten, was ich bisher von den anderen Therapeut*innen schon gehört hatte:

- Das Bewegungsmaß finden, das zu mir passt.
- Nahrungsmittel identifizieren, die mir guttun (z.B. nach welchem Essen fühlt sich der Bauch gut an).
- Meine „Mitte" mit wärmenden Lebensmitteln und Gewürzen stärken (z.B. warmes, abgekochtes Wasser trinken – „Teewasser ohne Tee" – oder lang geköchelten Gemüseeintopf essen).
- Meine Akupressur-Punkte finden, die den Schmerz lindern.
- Dankbarkeit empfinden für das, was ich täglich „geschenkt" bekomme (z.B. ein gemütliches Heim).

Der **Therapeut für Traditionelle Chinesische Medizin** erzählte uns überzeugend und ganz aus seinem Herzen heraus, wie er im Alltag mit Herausforderungen umgeht. Ich fühlte mich von seinen Ausführungen angesprochen. Er erzählte: „Auch bei mir scheint nicht jeden Tag die Sonne. Deshalb passe ich mich in meinem Alltag den Gegebenheiten an. Morgens gehe ich zum Beispiel zur Arbeit eine Stunde früher aus dem Haus, obwohl ich für den Hinweg eigentlich nur 20 Minuten brauche. So kann ich alles entspannter machen, auch wenn etwas dazwischenkommt, ich Kollegen treffe oder noch mit jemandem Kaffee *trinken möchte. Und wenn nichts Unvorhergesehenes passiert, habe ich eben Zeit für mich, zum Durchatmen, was auch immer. Dadurch geht's mir besser. Ich trinke warmes Wasser und koche mir etwas, das meine Mitte stärkt. Jede Form von Selbstfürsorge beinhaltet zuerst die Frage: ‚Was bräuchte ich jetzt für mehr Wohlbefinden? Ist es Entspannung? Oder Bewegung? Oder, oder ...' Und dann als Zweites: ‚Bin ich mir den zeitlichen Aufwand jetzt wert?' Kümmern Sie sich auf Ihre Weise um sich. Probieren Sie ein paar Möglichkeiten aus. Sie werden nach einiger Zeit spüren, womit es Ihnen besser geht. Nach welchem Essen Sie sich wohl fühlen, satt und zufrieden sind, ohne ‚pappsatt' zu sein? Es ist eine Art inneres Aufräumen. Sie werden merken, dass es für Ihre Gesundheit förderlich ist, manches zu verändern. Nehmen Sie sich nicht zu viel auf einmal vor. Wählen Sie etwas für Sie Machbares aus und fangen Sie damit an. Kommen Sie ins ‚Spüren', ins ‚Fühlen'. Natürlich haben wir alle unsere Gewohnheiten. Aber erst wenn wir anfangen, sie zu überdenken und entsprechend anders zu handeln, werden wir mit der Zeit positive Veränderungen in uns beobachten können."*

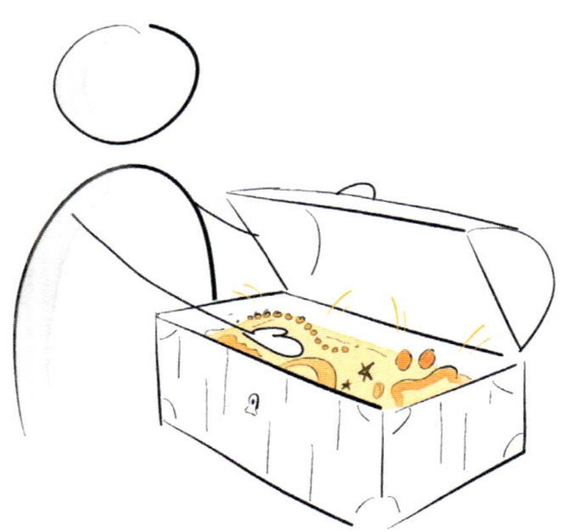

Darum geht es in dieser Etappe

Sammeln – Informationen, Anregungen & Tipps zur Selbsthilfe

Allgemeine Informationen zur Selbsthilfe

In früheren Zeiten war das Wissen über sogenannte „Hausmittel" überlebensnotwendig. Es wurde von Generation zu Generation weitergegeben. Man kannte die Wirkung und Anwendung von Heilkräutern und natürlichen Heilmitteln. Sie wurden gezielt bei Verletzungen und Krankheiten eingesetzt. Selbsthilfe war ein Selbstverständnis. Im Zweifel gab es aber auch Heilkundige, an die man sich wenden konnte. Heute ist dieses Wissen fast verloren gegangen. Wir verfügen inzwischen zum

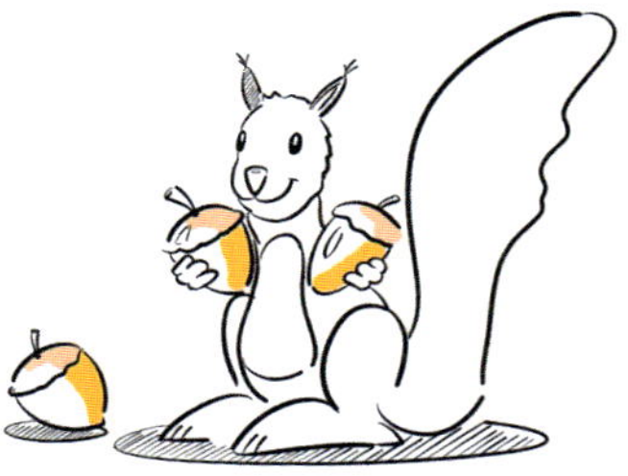

Glück über eine sehr gute medizinische Versorgung. Im Krankheitsfall sind ärztliche Untersuchungen, medizinische Diagnostik und therapeutische Maßnahmen selbstverständlich und wichtig.

Bei chronischen Schmerzen sind jedoch die medizinischen und therapeutischen Möglichkeiten oft weitgehend ausgeschöpft. Eine nachhaltige Wirkung im Sinne der erwünschten anhaltenden Schmerzfreiheit fehlt. Das Gefühl des Ausgeliefertseins und die damit verbundene Anspannung führt zur weiteren Schmerzzunahme. Umso wichtiger ist es herauszufinden, was man selbst zur Schmerzlinderung beitragen kann. Das gilt sowohl für das rein Körperliche als auch für die seelischen und sozialen Bedürfnisse. Ein „Gewusst wie und wann" reduziert das Gefühl der Hilflosigkeit. Die Überzeugung der Selbstwirksamkeit wächst. Was es braucht, ist Neugier, um sich selbst besser kennenzulernen. Notwendig sind aber auch Achtsamkeit und Mut, um den gewohnten Umgang mit dem Schmerz zu verändern. Suchen Sie nach Möglichkeiten, die Ihnen im Notfall helfen können. Finden Sie die passende Maßnahme z.B. für stechende, bohrende, ziehende oder drückende Schmerzen. Entwickeln Sie ein Gefühl für das, was Sie an der schmerzenden Stelle brauchen: Wärme, Kühlung, Entspannung, Bewegung? Denken Sie bei Ihrer Sammlung auch an die verschiedenen Aspekte und Auslöser chronischer Schmerzen: z.B. anhaltende Schonhaltung nach vorangegangener Verletzung oder berufsbedingte einseitige Körperhaltungen, körperliche Passivität oder Überforderung, seelische Belastungen, Unzufriedenheit mit der sozialen Situation, Perspektivlosigkeit in der Gesamtsituation. Was hat Priorität? Wo sind bereits Lösungsansätze in Ihrem Hinterkopf?

Zur **nachhaltigen Linderung** chronischer Schmerzen helfen

- schmerzlindernde Anwendungen von Selbsthilfetechniken (siehe auch Kapitel 4),
- Bewegung,
- Entspannung,
- Ernährungsumstellung und
- die Klärung seelischer und sozialer Belastungssituationen.

Im Folgenden gehe ich auf die einzelnen Themen genauer ein. Manchmal helfen wichtige Hintergrundinformationen, um die eigenen Handlungsmöglichkeiten zu erkennen.

Hydrotherapie

Anwendungen im akuten Schmerzschub

Wichtiger Hinweis!

Für jede Maßnahme braucht der Körper Zeit, um darauf reagieren zu können. Es verlangt oft ein wenig Geduld, bis eine deutliche Linderung zu spüren ist. Manche Patient*innen probieren verschiedenste Maßnahmen schnell hintereinander aus. Das überfordert unsere Regulationssysteme. Die mögliche Folge ist eine weitere Schmerzzunahme. Konzentrieren Sie sich deshalb auf **eine** Anwendung. Je nach Beschwerdebild geht es um wärmende oder kühlende, aktivierende oder entspannende Maßnahmen. Oftmals werden sie in Kombination mit pflanzlichen Zusätzen angewendet.

Kühlende, abschwellende Maßnahmen

Hilfreich z. B. bei Reizzuständen in Gelenken und bei Gewebeschwellungen.
Wickel: Quarkwickel, Kohlwickel.
Umschläge: Retterspitz-Lösung, Arnica-Lösung, Beinwell, Essigsaure Tonerde.
Einreibungen: abschwellende, schmerzlindernde Salben, Öle, z. B. Pferdebalsam.
Ruhigstellung: wenn möglich, den betroffenen Arm oder das betroffene Bein hochlagern.

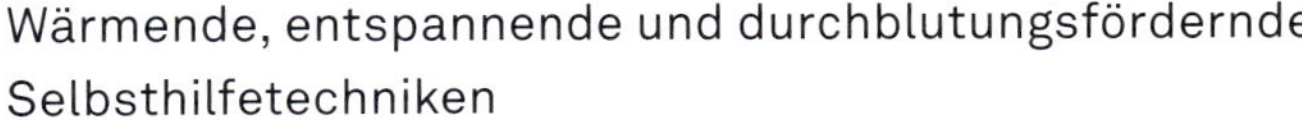

Wärmende, entspannende und durchblutungsfördernde Selbsthilfetechniken

Hilfreich z. B. bei spannungsbedingten Muskelschmerzen (Rücken, Schultern und Nacken, Bauch, etc.).
Wickel: heiße Rolle, feucht-warme Leibwickel, Leberwickel.

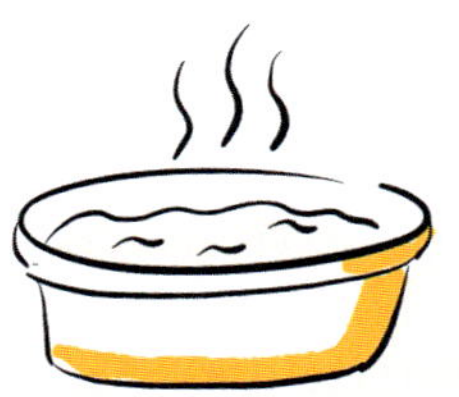

Fußbäder: wärmendes Fußbad, Senfmehlfußbad.
Einreibungen: wärmende, durchblutungsfördernde Öle, z. B. Solum-Öl (Wala) oder Johanniskraut-Öl.
Massagen: leichte Selbstmassage oder Streichung.
Bewegung: eventuell ergänzend leichte Bewegungsübungen.

Wichtiger Hinweis!

Achten Sie während der Anwendung auf Ihre Körpersignale!
Beenden Sie die Anwendung bei einer Zunahme der Beschwerden vorzeitig. Bei neuen, anhaltenden Beschwerden ist eine Abklärung durch den Arzt/die Ärztin notwendig.

Anwendungen für eine langfristige Verbesserung der Schmerzregulation

Dabei handelt es sich um **regelmäßige** Wasseranwendungen, die langfristig eine anhaltende Linderung chronischer Schmerzen bewirken können.

Beispiele: **Knieguss, Armguss, Gesichtsguss, Wechseldusche, Sauna.**

Sicher haben Sie in der Vergangenheit schon häufiger beobachtet, dass ein Schmerz ganz von selbst wieder verschwunden ist. Das verdanken wir der Fähigkeit des Körpers, Schmerzen mit Hilfe von Botenstoffen und Hormonen selbst zu lindern. Man nennt das die körpereigene Selbstregulation.

Bei einer längeren oder langanhaltenden Störung, wie z.B. chronischen Schmerzen, geht diese Fähigkeit mit der Zeit verloren. Sie kann aber mit Hilfe von regelmäßigen, achtsam durchgeführten Temperaturreizen (z.B. Güssen) oftmals wieder angestoßen werden.

Der Reiz wirkt als ausgleichender Impuls auf das vegetative Nervensystem, die Bildung von Botenstoffen und die Anregung des Immunsystems. Diese Anwendungen nehmen also nicht nur Einfluss auf die behandelte Stelle, sondern auf den ganzen Körper. Denken Sie an die belebende Wirkung von kühlem Wasser im Sommer, wenn Sie z.B. im Storchengang durch das Tretbecken gehen. Eigentlich sind ja nur die Beine im Wasser. Oder erinnern Sie sich an das Entspannungsgefühl, wenn Sie sich bei Unterbauchschmerzen eine Wärmflasche auflegen. Immer reagiert der ganze Körper mit allen Sinnen.

Bei regelmäßig durchgeführten Güssen, Saunabesuchen usw. nimmt die Überempfindlichkeit gegenüber diesen Temperatur-Stressreizen ab. Sie verlieren ihren „Schrecken“. Warum? Die sogenannte Schmerz- und Stressschwelle wird angehoben. Kleine Schmerz- und Stresssignale können die Barriere nicht mehr so leicht überspringen und gelangen deshalb auch nicht mehr so schnell in unser Bewusstsein.

Anleitungen zur Hydrotherapie finden Sie in Kapitel 4 „Selbsthilfe-Anwendungen zur Schmerzlinderung“.

Bewegung und Körperwahrnehmung

Balance zwischen Belastung und Erholung

Vielleicht fällt es Ihnen wegen der Schmerzen schwer, sich zum Bewegen aufzuraffen. Vielleicht war Bewegung noch nie Ihr Steckenpferd. Familie und Freunde fordern Sie inzwischen immer seltener zu gemeinsamen sportlichen Aktivitäten auf. Sie akzeptieren jetzt, dass Sie sich schonen. Häufig hat der Schmerz als nachvollziehbare Erklärung für Schonung und Rückzug gedient. Manchmal war er auch eine gute Ausrede.

Unabhängig davon, ob Sie früher sportbegeistert waren oder Sie schon lange zu den „Bewegungsmuffeln" gehören: Der Prozess der Bewegungsvermeidung verläuft meist schleichend. „Heute geht es mir so schlecht, ich kann mich beim besten Willen nicht bewegen. Vielleicht morgen oder übermorgen." In kurzer Zeit kommt es zum muskulären Abbau. Die Gelenke fühlen sich immer unbeweglicher, manchmal sogar steif an. Sehnen und Bänder verlieren ihre Elastizität. Die Koordination fällt schwerer. Kraft, Ausdauer und Flexibilität lassen nach.

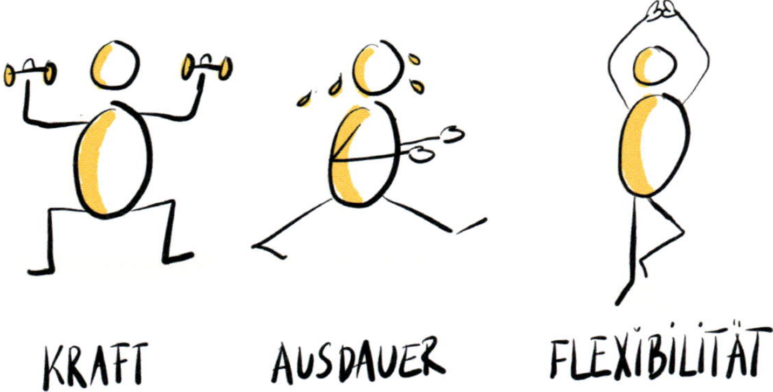

Auch der Stoffwechsel reagiert auf die Passivität. Die gesamte Durchblutung verschlechtert sich. Der Energieverbrauch (Grundumsatz) im Alltag wird geringer. Das führt manchmal zu Gewichtszunahme und damit zu einer zusätzlichen Belastung für die ohnehin schon schmerzgeplagten Stellen. Und, und, und ... Vielleicht entgegnen Sie jetzt: „Ich probier's ja immer wieder. Vor allem wenn es mir einigermaßen gut geht. Aber dann muss ich es meist büßen." Könnte es sein, dass Sie dann nicht auf Ihre Grenzen geachtet haben? Ganz nach dem Motto: „Heute muss ich so viel wie möglich tun (ob arbeiten oder Sport machen), denn wer weiß, wie es mir morgen geht!" Genau! Auf Überforderung folgt – der Schmerz oder eine Schmerzzunahme. Das muss nicht so bleiben! Wenn Sie achtsam mit sich umgehen und sich insgesamt mehr bewegen, dann werden Sie mit der Zeit auch die schmerzlindernde Wirkung Ihres täglichen Übens beobachten können. Von der besseren Stimmungslage ganz zu schweigen. Zu einem ausgewogenen Training gehören Körperwahrnehmung, Kraft, Ausdauer und Beweglichkeit. Mit kleinen Übungseinheiten können Sie einer Überforderung vorbeugen. Achten Sie auf Körpersignale, die Ihnen Ihre Belastungsgrenze aufzeigen.

Probieren Sie es aus! Raffen Sie sich **regelmäßig** auf zu einer kleinen Geh-, Walking- oder Fahrrad-Runde, oder probieren Sie ein paar Bewegungsübungen, die sie aus der Krankengymnastik kennen oder tanzen Sie zu Ihrer Lieblingsmusik. Kräftigen Sie Ihre gesamte Muskulatur, z.B. beim Schwimmen, in der Wassergymnastik, oder schnuppern Sie in einem Fitnessstudio.

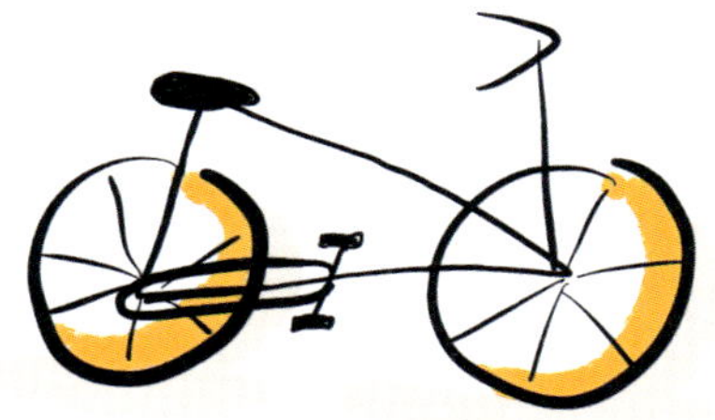

Denken Sie am Ende eines Übungsprogramms an das Dehnen der beanspruchten Muskeln.

Sie werden sich wieder spüren, Ihre Muskeln, den schnelleren Atem, Herzklopfen, vielleicht auch das Schwitzen – und eben nicht *nur* den Schmerz. Signalisieren Sie dem Gehirn, dass Sie die Warnfunktion der chronischen Schmerzen inzwischen umdeuten können.

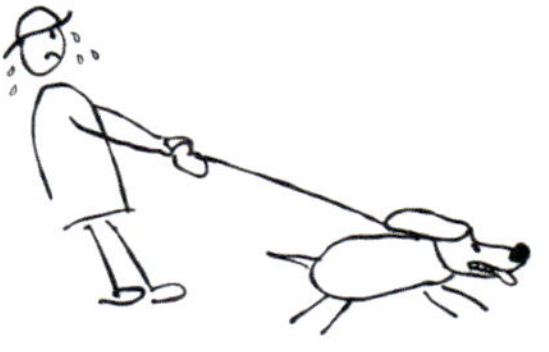

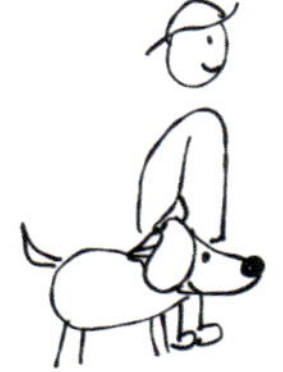

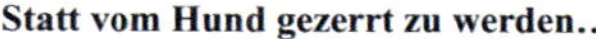

Statt vom Hund gezerrt zu werden… **…den Hund spazieren führen**

Sie verstehen sie jetzt auch als Aufforderung, wieder aktiv zu werden. Achten Sie bei allem auf eine gute Balance zwischen Belastung und Erholung. Mit der Zeit freuen Sie sich vielleicht darauf, Ihren inneren (Schweine-)Hund schwanzwedelnd spazieren zu führen. Zur Erinnerung kommt hier noch einmal das Bild des Mannes mit Hund.

Das Wesentliche ist die Kontinuität – egal, ob heute schmerzgeplagt oder schmerzarm. Nehmen Sie Ihren Schweinehund einfach mit, er muss täglich raus! Mitnehmen heißt in diesem Fall: Sie investieren Ihre Energie in neue, belebende Aktivitäten, statt in die Schmerzabwehr.

Pacing

Vielleicht fühlen Sie sich gerade überfordert. So viele Impulse für eine Änderung der bisherigen Alltagsgewohnheiten! Sie leiden ja nach wie vor unter Ihren Schmerzen und fühlen sich oftmals kraftlos, zu keiner weiteren Anstrengung in der Lage! Gleichzeitig haben Sie aus der bisherigen Lektüre und vielen Hinweisen von Ärzt*innen und Therapeut*innen schlussfolgern können, dass eine Verbesserung Ihres Befindens ohne Ihr aktives Zutun kaum möglich ist. Was also tun?

Besprechen Sie mit Ihrem behandelnden Arzt/Ihrer Ärztin und der Physiotherapeutin/dem Physiotherapeuten ein für Sie selbst erstrebenswertes Bewegungsziel. Eventuell erst einmal ein Etappenziel. Wie weit oder wie lange möchten Sie unbedingt wieder gehen können? Kann sein, dass Sie Angst haben, sich selbst zu überfordern, dass die Schmerzen zunehmen oder Sie sich verletzen könnten, weil Ihnen die Kraft fehlt.

Dann entwickeln Sie doch mit Ihrem Unterstützerteam eine **Pacing-Strategie.**

Pacing, (aus dem Englischen to pace – das Tempo angeben) bedeutet, auf der Basis des **aktuellen** Bewegungs- und Belastbarkeitspotenzials ein Übungsprogramm festzulegen. Wichtig ist das Ziel, das **Sie** sich zu erreichen zutrauen.

Sie beobachten z. B. erst einmal über mehrere Tage, wie lange Sie ohne Schmerzzunahme gehen können. Mal waren es 5 Minuten, dann 9 Minuten, dann 7 Minuten. Sie addieren die Zahlen und teilen sie durch 3. Das ergibt 7. Um einer Überforderung von Anfang an vorzubeugen, ziehen Sie von diesem Ausgangswert nochmals 20 % ab. Sie starten z. B. mit einem Gehtraining von 5 Minuten täglich. Legen Sie nun eine für Sie machbare Steigerungsrate fest, z. B. täglich eine Minute länger oder, je nachdem wie Sie sich einschätzen, behalten Sie auch mehrere Tage die gleiche Zeit bei, bevor Sie Ihr Training dann wieder z. B. um eine oder zwei Minuten steigern. In jedem Fall braucht es eine immer gleichbleibende Steigerung der Minuten (Steigerungsrhythmus) und ein konsequentes Training, unabhängig davon, ob die Schmerzen manchmal stärker werden oder nicht. Es geht darum, das Gehirn durch das konsequente Training mit den bekannten Schmerzauslösern und/oder Schmerzverstärkern zu konfrontieren. Gleichzeitig werden durch die Umbewertung von „Warnsignal“ in „kein Warnsignal“ bestimmte Gehirnbereiche voneinander entkoppelt. Die Schmerzempfindung kann mit der Zeit abnehmen, weil sie an Bedeutung verliert.

Die Vorteile eines nach Pacing-Richtlinien geführten Trainings liegen auf der Hand: Sie selbst steigern eigenverantwortlich und regelmäßig Ihre Belastung und Ihre Ausdauer. Sie bauen so Ihre Ängste vor der Bewegung und Anstrengung immer mehr ab und fühlen sich zunehmend ausdauernder und kraftvoller. Ihr Selbstvertrauen kann wachsen und Ihre Stimmung verbessert sich spürbar. Die Pacing-Methode können Sie auch auf ein krankengymnastisches Übungsprogramm, eine Ernährungsumstellung, eine aktive Gestaltung Ihres Tages- und Wochenablaufs usw. anwenden.

In einem klinischen Therapieprogramm sind die einzelnen Therapiebausteine festgelegt und die Therapietage entsprechend strukturiert. Zuhause bestimmen Sie als betroffene Person die Zusammensetzung ihres Eigenprogramms. Denken Sie daran, dass neben einer Veränderung Ihres Bewegungs-, Entspannungs- und Ernährungsverhaltens auch neue Fähigkeiten im Umgang mit dem Schmerz, Stress und Ihrem sozialen Netzwerk wichtig sind.

In diesem Buch erhalten Sie viele Anregungen, um (mit Unterstützung Ihres Arztes/Ihrer Ärztin oder Ihrer Therapeut*innen) Ihr ganz persönliches Konzept für eine bessere Krankheitsbewältigung zu entwickeln. Statt Beliebigkeit in Häufigkeit und Dauer der Übungseinheiten sind für einen Erfolg Regelmäßigkeit und ein konstanter Rhythmus zwingend notwendig. Wie schon beschrieben, gilt dies auch für schlechtere Tage, wenn es eine ziemliche Überwindung kostet, am Ball zu bleiben. Belohnen Sie sich auch für das Überspringen kleinster Hürden. Und im Übrigen: Haben Sie sich schon einmal über die Gruppenangebote Ihrer Krankenkasse, der Volkshochschule oder Ihres Fitnesscenters informiert? Bewegungs- oder Entspannungstraining, Stressbewältigung und Ernährungs-Workshops sind nur ein paar Beispiele für deren Gesundheitsprogramme. Manchen Menschen fällt es leichter, sich von anderen anstecken oder motivieren zu lassen, statt allein zu üben.

Last but not least: Vermutlich wissen Sie, ob Sie eher zur Selbstüberschätzung neigen oder ein gutes Gefühl für Ihre Belastbarkeitsgrenzen haben. Vermeiden Sie die Selbstüberforderung. Dieser zusätzliche Stress wirkt schmerzverstärkend und führt häufig zur Rückkehr in die alten Muster. Die Enttäuschung über sich selbst und sinkendes Selbstvertrauen, das Sie eigentlich gerade aufbauen wollen, sind dann die Folge.

In Kapitel 4 finden Sie weitere Informationen und Anregungen für einen moderaten Trainingsaufbau hinsichtlich Kraft, Koordination und Flexibilität. Selbstverständlich können Sie auch Ihr ganz individuelles Tagebuch gestalten (Abbildung 3-8, Abbildung 3-9). Listen Sie in einer Spalte Ihre verschiedenen sportlichen Aktivitäten auf, z. B. Ausdauertraining, Krafttraining, Koordinationstraining oder Flexibilitätstraining. Danach folgt eine Spalte zum aktuellen Befinden, zur Motivation etc. In den Tagesspalten notieren Sie die Trainingszeit. Die letzte Spalte ist für eine Notiz zum jeweiligen Befinden nach dem Üben reserviert.

Sportliche Aktivität	Befinden Motivation	Datum Zeit	Datum Zeit	Datum Zeit	Datum Zeit	Datum Zeit	Datum Zeit	Datum Zeit	Befinden
Ausdauer									
Kraft									
Koordination									
Flexibilität									
Entspannung									

Abbildung 3-8: Tagebuch-Beispiel.

Woche ____

Bewegung Gefühle

Beobachtung **Step by Step** Gesundheitstraining

Erholung Kontakte Aktivitäten

Wochentag ____________

Datum ____________

	0 Pkt	1 Pkt	2 Pkt
1. Ich bin heute erholt aufgewacht.			
2. Ich freue mich auf den heutigen Tag.			
3. Mein heutiges Bewegungsprogramm			
- Ausdauer			
- Bewegungsübungen/Koordination			
- Kräftigung, Dehnung, ...			
4. Ich habe auf meine Pausen geachtet.			
5. Ich habe negative Gedanken erkannt.			
6. Ich habe aktiv soziale Kontakte gepflegt.			
7. Ich habe mich bewusst zurückgezogen.			
8. Meine Schmerzen belasten mich heute.			

Das hat mir heute Freude bereitet: ______________________________

Bitte schreiben Sie hier mindestens eine Sache auf.

Abbildung 3-9: Step by Step.

Entspannung

Viele Betroffene können das Wort „Entspannung" nicht mehr hören. Wie soll man sich auch entspannen können, wenn Schmerzen oder andere Störungen, z.B. innere Unruhe, ständig ablenken und im wahrsten Sinne des Wortes „nerven"?

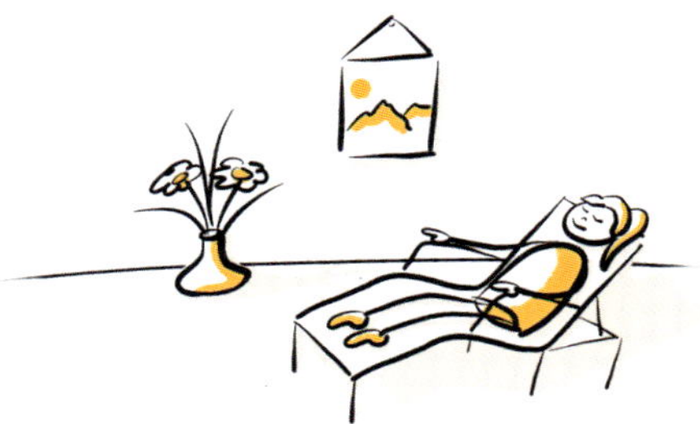

Erinnern Sie sich an das „Hunde-Bild". In der beschriebenen Situation bestimmt der Hund, was zu tun und zu lassen ist. Seine Unruhe überträgt sich auf seinen Besitzer/seine Besitzerin und umgekehrt. Das Gezerre um die Richtung beginnt. Letzten Endes kann hier nur einer für Ruhe sorgen und das sind in der Regel ...? Sie selbst!

Hier setzt das Entspannungstraining an. Entgegen der allgemeinen Meinung geht es zuallererst ums Wahrnehmen und Akzeptieren dessen, was gerade ist. Natürlich ist die Aufmerksamkeit zuerst auf den Schmerz und die Unruhe gerichtet. Aber sie muss nicht stehen bleiben. Es gibt auch anderes zu beobachten und zu entdecken: z.B. den Atemrhythmus, die Atemtiefe, den Atemfluss, warme und kühle Körperstellen, das Gefühl von Schwere und an anderer Stelle von Lockerheit und Leichtigkeit. All diese Empfindungen sind im Körper gleichzeitig vorhanden, auch wenn der Fokus zuerst auf das Störende, Unangenehme fällt.

Probieren Sie ein paar Entspannungstechniken aus, z.B.:

- Progressive Muskelrelaxation oder -entspannung nach Jacobson (PMR oder PME)
- Atemübungen
- Meditation
- Bodyscan nach Jon Kabat-Zinn
- Autogenes Training

Durch regelmäßiges Üben lernt das Gehirn, die Aufmerksamkeit schneller den anderen Körperempfindungen und Sinneseindrücken zuzuwenden. Die Auszeiten von der reinen Schmerzfokussierung werden länger. Der Körper reagiert mit zunehmender muskulärer Entspannung. Die Gedanken kommen mehr und mehr zur Ruhe. Wie das Gehirn durch das ständige Wiederauftreten „Schmerz" gelernt hat, so kann es auch „Entspannung" und viele andere Dinge neu lernen. Und noch etwas: Das regelmäßige Üben verbessert nachweislich auch die Konzentrationsfähigkeit, die bei Menschen mit chronischen Schmerzen oft eingeschränkt ist. Gleichzeitig hilft die gezielte Aufmerksamkeitslenkung, das Schmerzgedächtnis mit anderen Sinneseindrücken zu überschreiben.

Stellen Sie sich den chronischen Schmerz als rote Linie vor. Sie lässt sich leider nicht wegradieren, aber sie lässt sich **übermalen, überschreiben.** Und mit der Zeit ist die rote Linie Teil des Bildes, aber sie verliert ihre Dominanz (Abbildung 3-10).

Auf uns selbst übertragen bedeutet das: Wir können unser Lebensbild gestalten und verändern. Das dazu passende Zitat von einem österreichischen Maler, Grafiker und Schriftsteller (Oskar Kokoschka, 1886–1980):

„Das Leben ist ein Zeichnen ohne die Korrekturmöglichkeiten des Radiergummis."

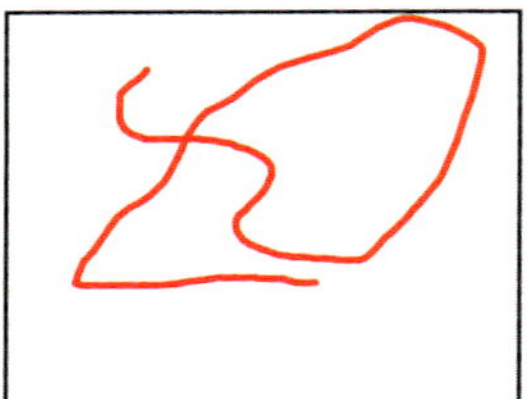
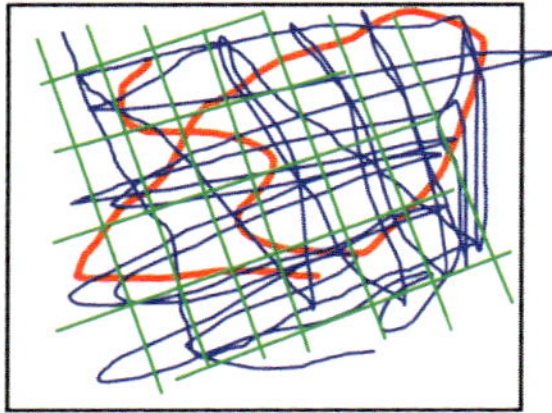
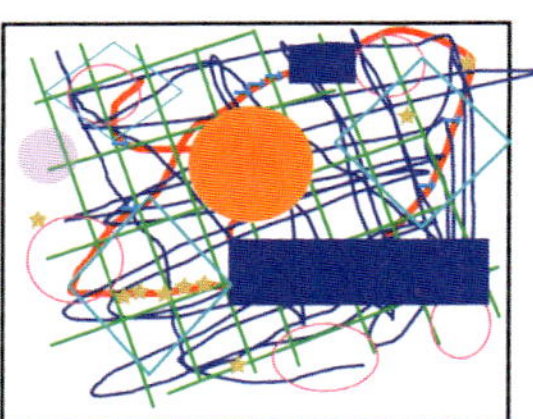

Abbildung 3-10: Das Überschreiben bzw. Übermalen des Schmerzes bildhaft dargestellt.

Ernährung

Individuelle Empfindlichkeiten

Vielleicht sind Sie irritiert, dass wir jetzt auch noch das Thema „Ernährung und Ernährungsgewohnheiten" ansprechen. Diese Aspekte gewinnen bei chronischen Schmerzen immer mehr an Bedeutung. Schon lange sind Zusammenhänge zwischen den Inhalts- und Zusatzstoffen bei bestimmten Nahrungsmitteln und Schmerzen bekannt, insbesondere bei Kopfschmerzen und Rheuma. Ursächlich kann unter anderem eine Empfindlichkeit auf Eiweißstoffe wie Histamin und Tyramin sein. Aber auch gepökelte Fleisch- und Wurstwaren und das darin enthaltene Natriumnitrit, sowie Gluten, Geschmacksverstärker (z. B. Natriumglutamat), bestimmte Konservierungsstoffe, Zucker, Zitrusfrüchte, Rotwein und lang gereifter Käse können Schmerzschübe auslösen. Bei verschiedenen schmerzhaften, entzündlichen Erkrankungen, z.B. des Bindegewebes, Gelenkentzündungen und Arthrosen, kann sich eine Umstellung der Ernährungsgewohnheiten schmerzlindernd auswirken.

Für eine langfristige Ernährungsumstellung ist der Weg der kleinen Schritte empfehlenswert.

Eines vorweg: Leibgericht bleibt Leibgericht.

Sie dürfen Ihr Leibgericht auch in Zukunft – gelegentlich und in Maßen – genießen. Unsere Vorlieben sind mit vielen Erinnerungen verknüpft, haben ihre Geschichte. Und das Verdauungssystem ist längst auf unsere Gewohnheiten eingestellt.

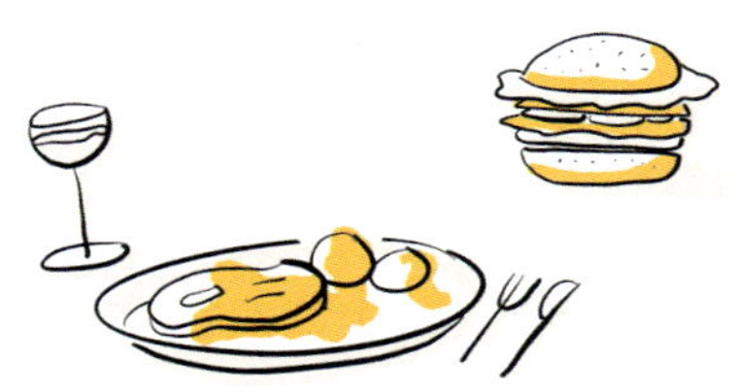

Wenn nun plötzlich ungewohnte Nahrungsmittel auf dem Speiseplan auftauchen, fehlen dem Körper die notwendigen Verdauungssäfte, Enzyme und Fermente. Das Essen liegt schwer im Magen. Eine langsame Ernährungsumstellung ist deshalb notwendig. Dann kann sich das Verdauungssystem mit der Zeit anpassen. Statt einer Radikalkur also lieber behutsame Experimentierfreude! Welche Rezepte, Gemüse-, Obst- und Fischsorten sprechen Sie überhaupt an? Was wäre eine denkbare Alternative zum Gewohnten?

Anregungen für eine schrittweise Ernährungsumstellung

Nehmen Sie sich Zeit für eine langsame und langfristige, auf Sie persönlich abgestimmte Ernährungsumstellung. Sie kann wesentlich dazu beitragen, dass Sie sich insgesamt wohler fühlen. Auch die in Zusammenhang mit der Ernährung stehenden Schmerzen werden leichter, vielleicht sogar seltener. Reduzieren Sie schrittweise Weißmehlprodukte, Süßigkeiten, Fleisch und Wurst.

Genießen Sie stattdessen

- mehr ballaststoffreiches Gemüse und Obst, z.B. verschiedene Kohlarten, Wurzelgemüse, Äpfel, Birnen, Pflaumen, Ananas, wenn möglich frisch zubereitet, ohne Zusätze (wie Geschmacksverstärker oder Zucker).
- öfter Vollkornprodukte.
- wertvolle pflanzliche, kaltgepresste Öle, z.B. Olivenöl, Leinöl, Rapsöl, Walnussöl.
- ungesalzene Nüsse und Saaten.
- Fisch (ein- bis zweimal pro Woche), z.B. Lachs, Makrele, Aal. Sie sind reich an Omega-3-Fettsäuren und haben eine antientzündliche Wirkung.

- ungezuckerte, ungeschwefelte Trockenfrüchte und Fruchtaufstriche. Sie stillen in der Regel schneller das Bedürfnis nach Süßem. Nach dem Genuss sollten die Zähne geputzt werden, denn der konzentrierte Zuckergehalt und die klebrige Substanz der getrockneten Früchte können ideale Voraussetzungen für den Angriff von kariogenen Bakterien schaffen.

Farb-, Duft-, Aroma- und Bitterstoffe („sekundäre Pflanzenstoffe“) in Obst und Gemüse entfalten entzündungshemmende, antibakterielle und neurologische Wirkungen, haben also auch einen positiven Einfluss auf die geistigen Fähigkeiten. Achten Sie schon beim Einkauf darauf, welche Farben, Düfte und Gerüche Sie gerade ansprechen.

Übrigens: Kennen Sie die Empfehlung der Deutschen Gesellschaft für Ernährung: „Fünf an einem Tag“? Gemeint sind drei verschiedene Gemüse- und zwei Obstsorten pro Tag.

Gewürze: Experimentieren Sie doch einmal beim Kochen mit neuen Gewürzen, z.B. Kurkuma, Ingwer, Koriander, Kardamom. Sie wirken antioxidativ und entzündungshemmend. Alles zusammen sorgt auch für eine gesunde Darmflora und für eine gute Darmfunktion. Experimentieren Sie doch einfach mal mit Rezepten aus der mediterranen Küche.

Kauen: Der Magen hat keine Zähne! Deshalb ist das bewusste Kauen (d.h. jeden Bissen ca. 32 Mal kauen – für jeden der 32 Zähne einmal) nicht nur für das bessere Schmecken, sondern auch zur Entlastung des Verdauungssystems wichtig. Natürlich eignen sich nicht alle Nahrungsmittel dafür. Für die empfohlenen vollwertigen Nahrungsmittel gilt das jedoch meistens.

Trinken: Schließlich noch zur täglichen Trinkmenge. Wie halten Sie es damit? Die Empfehlung lautet: mindestens zwei Liter am Tag! Vier gute Gründe dafür:

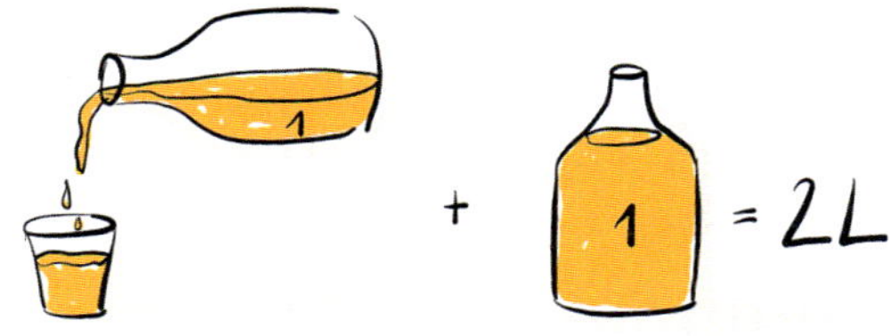

1. Flüssigkeitsmangel kann die Schmerzempfindlichkeit erhöhen.
2. Der Körper benötigt u.a. auch für die Verstoffwechselung und Wirkung der Medikamente ausreichend Flüssigkeit.
3. Bei genügender Trinkmenge werden mehr wasserlösliche Abbauprodukte über die Niere ausgeschieden.
4. Die Ausscheidung über den Darm funktioniert bei ausreichendem Trinken besser.

Zu empfehlen sind (warmes, abgekochtes) Leitungswasser, ungesüßte Kräutertees, Mineralwasser, ab und zu auch eine (Apfelsaft- bzw. Fruchtsaft-)Schorle.

Seelische Belastungen

Stress? Anspannung? Angst? Neben dem chronischen Schmerz als Stressfaktor haben die meisten Betroffenen auch noch andere Stresssituationen. Diese können den Schmerz manchmal auslösen, verstärken oder auch vorübergehend vergessen lassen. Vielleicht kennen Sie den Ausspruch „dieser Stress ist hausgemacht." Warum stresst uns manches und anderes nicht? Es hängt von der Bedeutung ab, die wir einer Situation beimessen bzw. die sie für uns hat. Deshalb kann auch nur die betroffene Person selbst herausfinden, was sie alles stresst. Denken Sie einmal über Ihre aktuelle Situation nach und schreiben Sie auf, was Sie in Ihrem Alltag belastet. Anschließend können Sie die einzelnen Punkte gewichten. Was davon wiegt am schwersten und warum? Möglicherweise wird Ihnen bewusst, dass Ihre eigenen Vorstellungen, Bewertungen, die eigenen Wertmaßstäbe eine entscheidende Rolle dabei spielen, egal ob anerzogen oder antrainiert. Hinterfragen Sie Ihre eigenen Bewertungs- und Beurteilungsgewohnheiten. Versuchen Sie doch einmal, die Situation aus einer anderen Perspektive zu betrachten.

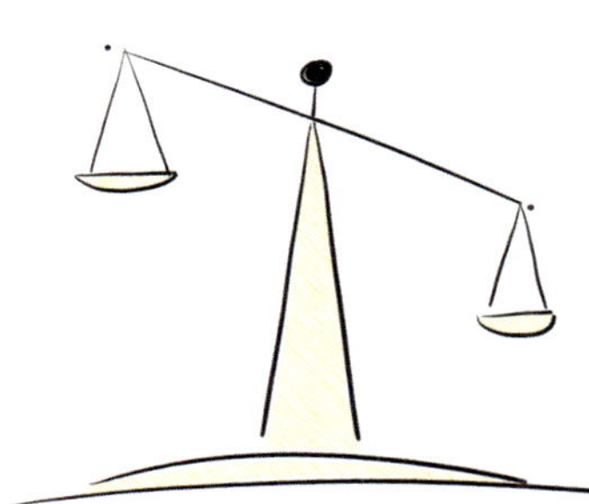

Hier ein paar beispielhafte Anregungen für die Selbstreflexion:

- Was belastet, stresst mich gerade?
- Gibt es aktuell noch weitere Belastungsfaktoren im Hintergrund?
- Wie reagiert mein Körper?
- Wie wichtig ist das, was mich stresst, in diesem Augenblick?
- Was ist Tatsache?
- Wie komme ich zu meiner Beurteilung?
- Welche Rolle spielen bei meiner Einschätzung meine Erziehung, Vorbilder, meine Erfahrungen oder Wertmaßstäbe, die ich mir selbst angeeignet habe?
- Wie würde meine Freundin, mein Freund diese Situation einordnen?

„Klar, Nicht-Betroffene stecken ja auch nicht in meiner Haut. Die tun sich leicht."

Aber genau das ist der Vorteil: Nicht-Betroffene erleben die beschriebene Situation frei von emotionalen Verstrickungen und können unbeeinflusst von den

Gefühlen in die Beobachterrolle schlüpfen. Das ist es, was wir in solchen Situationen manchmal brauchen – wir können sogar selbst üben, in die Beobachterrolle zu wechseln. Manchmal kommt man bei der Auseinandersetzung mit den eigenen Belastungen, dem Stress und Stressverhalten alleine trotzdem nicht weiter. Und die Gespräche mit Freunden und Freundinnen haben auch oftmals die immer gleiche Dynamik – das Kreisen. Dann kann die Arbeit mit einem erfahrenen Psychotherapeuten/einer Psychotherapeutin ein wichtiger und hilfreicher Weg sein, um neue Lösungswege zu finden, Ängste abzubauen und erste Schritte im „geschützten Raum" auszuprobieren. Sie können gerne noch einmal zurückblättern zum Thema **Schmerz ist Stress – Stress macht Schmerz** in Kapitel 2.

Beziehungen – soziale Kontakte – Netzwerke

Der Start ins Leben

Für dieses Thema blicken wir erst einmal auf den Start ins Leben. Von Geburt an sind wir auf soziale Bindungen/Beziehungen angewiesen. In der allerersten Lebensphase braucht das Kind die Mutter, die Eltern, eine Bezugsperson. Und je nach familiärer Situation sind da die Geschwister. Ob Klein- oder Großfamilie, wichtig ist erst einmal das Gefühl von Geborgenheit. Mit dem Heranwachsen kommen neue Kontakte hinzu: Spielkameraden, Freundinnen und Freunde. Schon sehr früh unterscheiden sich Kinder in ihren sozialen Bedürfnissen. Das eine ist neugierig und kontaktfreudig. Es hat gerne viele Menschen um sich. Mittendrin fühlt es sich geschützt und sammelt gleichzeitig viele Impulse für die eigene Entwicklung. Dem anderen Kind geht es am besten, wenn es allein spielen und entdecken kann. Es fühlt sich mit einer oder wenigen Personen um sich herum am wohlsten. Wird es zu turbulent, fühlt es sich bedrängt, wehrt sich und zieht sich zurück. Gemeinsam ist beiden das Bedürfnis nach Sicherheit und Stabilität. Für eine gesunde Persönlichkeitsentwicklung des Kindes ist eine sichere Bindung zu seiner Bezugsperson oder seinen Bezugspersonen besonders wichtig. In diesem ersten Netzwerk lernt das Kind, Signale der eigenen Bedürfnisse zu senden. Es entdeckt, was es tun muss, um gehört, gesehen, einfach wahrgenommen zu werden. Es lernt aber auch zu zeigen, wann es „in Ruhe" gelassen werden will. Schon früh erkennt es aus der Reaktion seines Umfelds, welche Signale erfolgreich sind, welche sich als unwirksam erweisen und wo Grenzen sind. Kurz: Es entdeckt, wie es auf andere Menschen wirkt und entwickelt seinen ganz persönlichen Umgang mit seinen Kontaktpersonen, sein Sozialverhalten.

Nicht immer sind die Bedingungen, in die das Kind hineingeboren wird, ideal. Das Bedürfnis nach Schutz, Liebe und Geborgenheit kann manchmal nicht oder nur zum Teil gestillt werden. In der Psychologie spricht man dann von „unsicherer Bindung". Die Reaktionsweise darauf kann vielfältig sein: von Rückzug und Kontaktvermeidung bis hin zu aggressivem Einfordern der Zuwendung reicht das Spektrum. Die Startbedingungen ins Leben sind also eine wichtige Grundlage für die Entwicklung der individuellen Reaktions- und Verhaltensmuster im Umgang mit dem sozialen Umfeld. Manche davon waren im Kindesalter vielleicht noch wirksam. Im Jugend- und Erwachsenenalter sind sie häufig ungeeignet; andere Herangehensweisen und Lösungen sind gefordert. Und doch brechen die alten Muster oft unkontrolliert durch, vor allem, wenn Angst, Unsicherheit und Schmerz im Spiel sind und die Oberhand gewinnen.

Was hat das alles mit chronischen Schmerzen zu tun?

Um den Alltag mit chronischen Schmerzen bewältigen zu können, erweisen sich vertraute Menschen, verständnisvolle Kolleg*innen, belastbare Beziehungen als eine wesentliche Stütze. Aber was tun, wenn man bisher gerne allein und zurückgezogen gelebt hat? Auf einmal wird aus dem Alleinsein Einsamkeit. Vielleicht gibt es noch die Kolleg*innen. Aber die sind durch die häufigen, krankheitsbedingten Fehlzeiten des/der Erkrankten schon mehrbelastet und manchmal selbst gereizt. Ganz zu schweigen von den Stimmungs- und Leistungsschwankungen des/der Schmerzgeplagten selbst. Das Gefühl der Unsicherheit nimmt zu und damit auch der Schmerz. Statt miteinander zu kommunizieren, Bedürfnisse und Lösungsideen auszutauschen, wächst die Distanz zueinander. Es ist zum Verzweifeln.

Vielleicht gehören Sie im Gegensatz zu der beschriebenen Person zu den Netzwerkern. Sie sind Teil eines großen Kreises aus Freund*innen und Bekannten, Kolleg*innen und Familienangehörigen. Bisher waren Sie ein verlässliches Mitglied. Man wusste um Ihre Stärken und Schwächen. Sie haben sich gerne eingebracht, Aufgaben übernommen und selten oder nie „Nein" gesagt. Inzwischen fällt es Ihnen aber schwer, all den Verpflichtungen nachzukommen. Gleichzeitig wollen Sie das Bild, das man von Ihnen hat, nicht (zer-)stören. Sie leiden inzwischen nicht nur unter Ihren Schmerzen, sondern auch unter der Selbstüberforderung und Ihren Stimmungsschwankungen. Immer häufiger sind Sie gereizt. Ihre Krankheit, Ihre Einschränkungen behalten Sie für sich. Obwohl: Eigentlich müsste man es Ihnen doch ansehen, dass es Ihnen schlecht geht. Und natürlich müsste man dann Rücksicht auf Sie nehmen.

Haben Sie sich schon einmal gefragt, was und wie die anderen Sie wahrnehmen und über das Unausgesprochene denken? Es könnte doch sein, dass diese sich fragen: „Warum sagt sie/er nichts, wenn es ihr/ihm schlecht geht?“, „Wie sollen wir uns denn verhalten?“, „Sollen wir sie/ihn fragen, was los ist?“

Unsicherheit auf allen Seiten. Der Abstand wächst. Während das Kind vielleicht noch auf die vermittelnde Hilfe der Erwachsenen hoffen konnte, folgt jetzt dem Gefühl der Hilflosigkeit der Rückzug – auf beiden Seiten. Schuld daran ist – natürlich – der Schmerz! Oder ist es doch anders? Tragen vielleicht auch die eingeübten Verhaltensweisen im Umgang mit Problemen zur Chronifizierung bei? Kann der Schmerz sogar eine Chance sein, das gewohnte Verhalten im Umgang mit anderen zu reflektieren, ungünstige Muster zu entdecken und aus der Vielzahl von allgemeinen Lösungsansätzen die ganz persönlichen herauszufinden und auszuprobieren?

Stellen Sie sich Ihr soziales Netzwerk wie eine Hängematte vor. Können Sie sich darin auch einmal ausruhen? Oder sind die Kontakte abgerissen – wie bei einer unbrauchbaren Hängematte (Abbildung 3-11)?

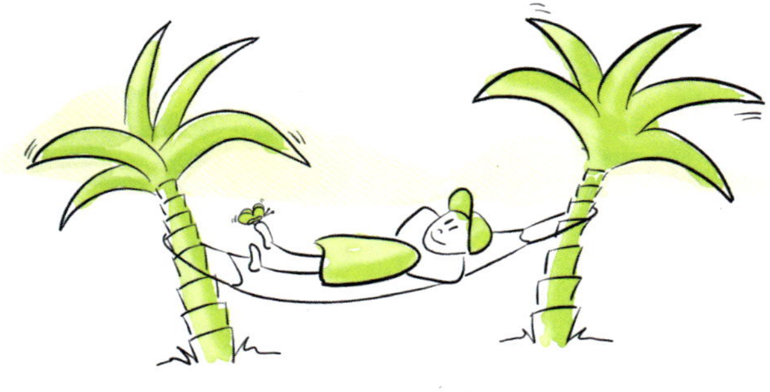

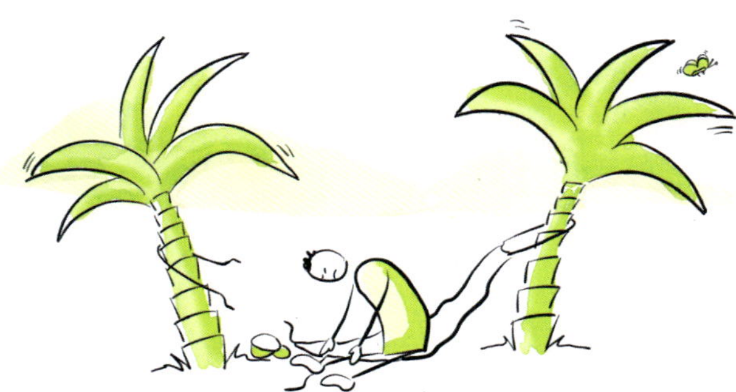

Abbildung 3-11: Tragfähige Hängematte oder abgerissen?

Viele Untersuchungen zeigen, wie wichtig für die Bewältigung einer Krankheit der soziale Rückhalt ist, ob in der Familie oder im Freundes- und Kollegenkreis. Letzten Endes sind sie ebenfalls Betroffene, wenn auch auf ganz anderer Ebene. Sie bekommen die Auswirkungen Ihrer Erkrankung deutlich zu spüren: die Hilflosigkeit, die Angst und Verzweiflung, das Schonverhalten, den Rückzug, berufliche und wirtschaftliche Folgen.

Familie

Es ist nachvollziehbar, dass sich Menschen mit chronischen Schmerzen verändern. Sie kennen sich oft selbst nicht mehr. Aber auch die Angehörigen suchen zeitweise vergebens nach dem früher so vertrauten Menschen. Brauchte es vor der Erkrankung oft nur wenige Worte, um sich zu verstehen, reichen jetzt manchmal auch viele Worte nicht aus, um auszudrücken, was man sich gerade wünscht oder nicht will.

Auf meine Frage, wie gut sich unsere Patient*innen von ihrer Familie unterstützt fühlen, bekomme ich oft die Antwort: „Ich will sie doch nicht belasten!" Um diese Hilflosigkeit zu unterbrechen, haben wir in der Schmerztagesklinik einen Angehörigen-Informationsnachmittag eingeführt. Unter Angehörigen verstehen wir die Menschen, zu denen sich der Patient/die Patientin zugehörig fühlt.

Während die Betroffenen zumindest in ihren Ärzt*innen und Therapeut*innen Ansprechpartner*innen und auch mal eine „Klagemauer" haben, stehen die Angehörigen ziemlich allein da. Viele von ihnen wollen der unter Schmerzen leidenden Person gerne helfen, sie unterstützen. Aber es fehlt das Wissen über die Erkrankung und über sinnvolle, hilfreiche Entlastungsmöglichkeiten für die Erkrankten. Das Ziel dieses Angebots ist, mehr Verständnis für die Krankheit und die Auswirkungen auf das Miteinander zu entwickeln. Alle sind Betroffene. Deshalb ist es notwendig, die Kommunikation untereinander zu verbessern. Das heißt: Klare Worte für die eigenen Wünsche und Bedürfnisse finden. Ein klares Nein, egal von welcher Seite, als Ausdruck einer neuen Offenheit verstehen.

Auch wenn die Verantwortung für sich und die Erkrankung bei dem Schmerzpatienten/der Schmerzpatientin bleibt, sind motivierende Impulse von den Angehörigen zeitweise notwendig, um wieder in die Gänge zu kommen. In manchen Situationen fällt es einfach leichter, gemeinsam (sportlich) aktiv zu werden – sei es nur ein kleiner Spaziergang oder wieder einmal der Besuch einer Veranstaltung.

Möglicherweise verändert sich das bisherige Rollenverständnis in der Familie. Das bedeutet aber auch, dass neue Spielräume entstehen können. Anstelle der bisherigen „dysfunktionalen" Gewohnheiten (gegen die eigene Natur, die eigenen Wünsche) dürfen neue Fähigkeiten ausprobiert und eingeübt werden. Mag es auch anfangs holpern, bleiben Sie miteinander am Ball. Inmitten der Schwierigkeiten liegt auch die Gelegenheit für eine positive Veränderung.

Freundes- und Bekanntenkreis

Der soziale Rückzug betrifft nicht nur die Familie. Oft spüren Freund*innen, Kolleg*innen und Bekannte, dass sich in der Beziehung zur/zum Erkrankten etwas verändert hat. Immer häufiger werden Treffen und gemeinsame Unternehmungen abgesagt oder wegen der Schmerzen abgebrochen. Schließlich steht die Frage im Raum, ob es sich überhaupt noch lohnt, miteinander etwas zu vereinbaren. Kranke wollen keine Spielverderber sein und entscheiden sich deshalb lieber für die Absage, den Rückzug. „Ich gehöre da nicht mehr dazu." „Ich passe da nicht mehr hinein." Freund*innen und Bekannte sind es umgekehrt manchmal leid, immer wieder wegen der Schmerzen eine Absage zu erhalten. Zeigen sie anfangs Verständnis, so entsteht zunehmend ein Gefühl der Hilflosigkeit. Deshalb melden sie sich immer seltener. Es gibt inzwischen auch deutlich weniger gemeinsame Themen. Während die Gesunden über Arbeit, Hobbys, Familie und Freizeit erzählen, sind diese Bereiche im Leben Erkrankter kaum noch vorhanden oder zweitrangig geworden. Dafür plagen sie Gedanken um die Zukunft und ihre Existenz. Das Gefühl, mit den Schmerzen und ihren Folgen allein zu sein, ist daher nicht nur ein „Hirngespinst", sondern oft traurige Realität. Der Austausch mit vertrauten Menschen, gemeinsame Unternehmungen, die Impulse durch andere Themen, dieses wichtige Korrektiv fehlt. Auch fehlt, einmal über alle aufgestauten Gedanken und Gefühle im vertrauten Kreis sprechen zu können.

Erkennen Sie als betroffene Person, wie wichtig es ist, sich bewusst mit diesen Themen und Ihrer eigenen Haltung, Ihrem Verhalten zu beschäftigen, zumindest

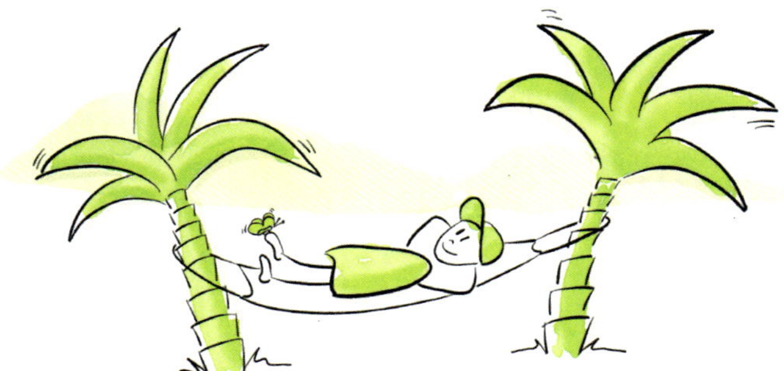

Abbildung 3-12: Stabiles soziales Netzwerk.

dann, wenn Sie nach einem Ausweg aus dem Teufelskreis suchen, wenn Sie sich wieder mehr Lebensfreude und -qualität wünschen? Reflektieren Sie alte Muster und entwickeln Sie dann neue, erreichbare Ziele für ein stabiles soziales Netzwerk (Abbildung 3-12). Denken Sie an die tragfähige Hängematte.

Anregungen zur Reflexion

Warum dieser Rückzug?

- Um Freund*innen, Familie, Kolleg*innen, Bekannten die immer gleiche Leier zu ersparen?
- Um sich selbst nicht immer erklären zu müssen, warum man hier und da nicht mitmacht?
- Um nicht zu- und dann wieder absagen zu müssen?
- Um das vermeintliche bisherige Selbstbild von der oder dem Kranken nicht zu zerstören? „Ich bin nicht mehr die Person, die du kennst, die ihr kennt."
- Um dem Mitleid zu entkommen?
- Weil zu bestimmten Personen schon lange das Vertraute und das Vertrauen fehlt?
- Weil Ihnen schon längst alle(s) zu viel war(en)?
- Weil Sie sich nicht mehr ständig vor Ihren Kolleg*innen und Ihrem Chef/Ihrer Chefin für Ihre schmerzbedingten Leistungstiefs rechtfertigen wollen?

Die meisten Betroffenen leiden unter ihrer (Selbst-)Isolation. Nur, wie wieder herausfinden? Fragen Sie sich doch einmal:

- Mit wem hätten Sie gerne (wieder) Kontakt?
- Wer fehlt Ihnen wirklich?
- Bei wem dürfen Sie sein, wie Sie sind?
- Wer brachte Sie immer wieder auf andere Gedanken?
- Was hat Ihnen bisher in Ihrem Familien-, Freundes- und Bekanntenkreis gefehlt?
- Wo können Sie Menschen mit ähnlichen Interessen unvoreingenommen begegnen?
- Welches Hobby würden Sie gerne mit jemandem teilen?
- Was wollten Sie schon immer mal ausprobieren? Sportlich, kreativ, kulturell, politisch? Wo finden Sie Gleich-Interessierte?

Möglicherweise fallen Ihnen jetzt weitere Aspekte ein. Sammeln Sie diese doch einmal. Wagen Sie dann den ersten und für Sie einfachsten Schritt, den Sie sich vorstellen können!

Setzen Sie sich ein klares Ziel. Mit wem wollen Sie Kontakt aufnehmen, wie und wann?

Zum Beispiel über

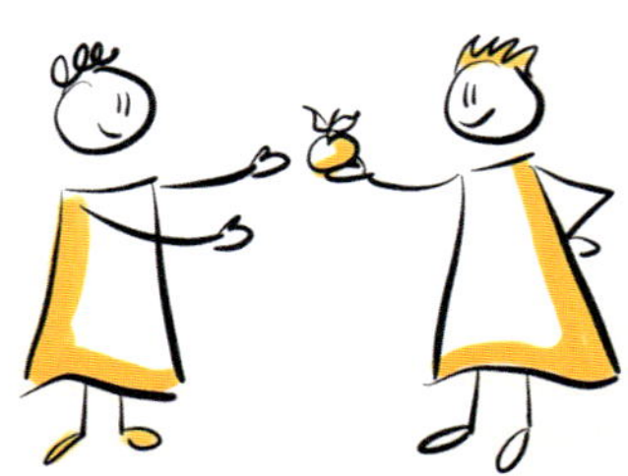

- einen Anruf, ein Lebenszeichen per SMS, per Mail, per Postkarte oder Brief.
- eine Vereinbarung zu einem Treffen auf neutralem Boden.
- eine Verabredung in Ihrem Lieblingslokal oder an Ihrem Lieblingsplatz.

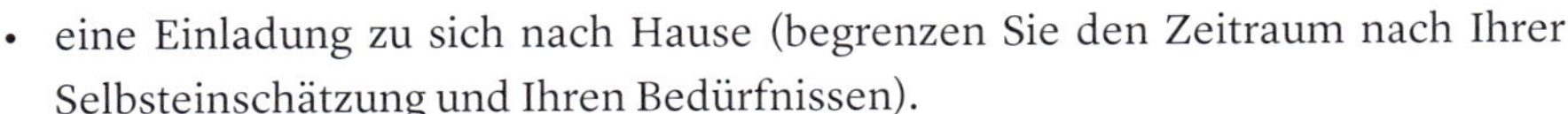

- eine Einladung zu sich nach Hause (begrenzen Sie den Zeitraum nach Ihrer Selbsteinschätzung und Ihren Bedürfnissen).

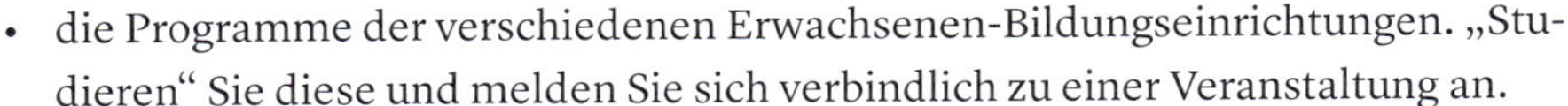

- die Programme der verschiedenen Erwachsenen-Bildungseinrichtungen. „Studieren" Sie diese und melden Sie sich verbindlich zu einer Veranstaltung an.

Weisen Sie bei Veranstaltungen vor Beginn darauf hin, dass Sie die Veranstaltung vorzeitig verlassen werden, wenn die Schmerzen überhandnehmen. Dies fällt Ihnen leichter, wenn Sie das schon im Voraus angekündigt haben. Jetzt müssen Sie es sich nur noch selbst erlauben, das dann auch zu tun.

Manchmal braucht man die Hintertür gar nicht, wenn man vorgebaut hat. Dazu gehört es auch, einen Platz nahe am Ausgang zu wählen. Egal, wie gut das erste Mal gelingt oder misslingt: Pflegen Sie wieder regelmäßig soziale Kontakte, z.B. einmal wöchentlich. Stichwort „Training". Beobachten Sie, was sich in Ihnen verändert.

Partnerschaft

Begegnungen mit Familienangehörigen, Freund*innen, Bekannten und Kolleg*innen haben in der Regel zwischendurch Pausen. Man kann sie, ob gesund oder krank, selbst dosieren, sich, wie oben beschrieben zurückziehen oder aufeinander zugehen.

Ganz anders ist es in der Partnerschaft. Man teilt den Wohn- und Lebensraum und ist deshalb sowohl von freudigen als auch von aggressiven oder destruktiven Stimmungen, häufigen und vielfältigen Störungen unmittelbar betroffen. Jede Seite reagiert auf ihre Weise. Die Reaktionsmuster sind einander vertraut: impulsiv, aggressiv, gelassen, liebevoll, hilfsbereit, abwesend oder unbeteiligt. Eine chronische Erkrankung, wie z.B. chronische Schmerzen, sind für beide Partner eine große Belastung. Anfangs versuchen sie vielleicht noch gegenseitig aufeinander Rücksicht zu nehmen: die betroffene Person, indem sie die Schmerzen so weit wie möglich verbirgt, der Partner/die Partnerin, indem er/sie sich zugewandt und mitfühlend zeigt. Aber umso länger die chronischen Schmerzen das Leben beeinflussen und verändern, umso mehr staut sich auch auf. Für die Betroffenen bedeutet das möglicherweise Arbeitsunfähigkeit, drohender Arbeitsplatzverlust, fehlende kollegiale Kontakte. Sie fühlen sich hin- und hergerissen zwischen dem Gefühl, nicht mehr gebraucht zu werden und nichts mehr leisten zu können. Betroffene sind oft nicht wiederzuerkennen. Sie sind gereizt, wütend auf alle, die gesund sind, auf den eigenen Körper, niedergeschlagen, leiden unter Konzentrationsstörungen und ziehen sich zurück. Wie soll der gesunde Partner/die Partnerin darauf reagieren? Häufiger gibt es Streit. Das vielleicht anfangs vorhandene Mitgefühl kippt. Hilflosigkeit, gepaart mit Sprachlosigkeit, treibt den Partner/die Partnerin zur Flucht. Das kann heißen: noch mehr arbeiten, noch intensiver dem Hobby nachgehen, eigene Freunde treffen.

In diesen Situationen werden die Stärken, aber auch die Schwachstellen einer Beziehung oftmals erst sichtbar. Vielleicht gab es schon vor der Erkrankung Schwierigkeiten in der Kommunikation, schwelende oder offene Konflikte im Miteinander. Lösungsorientierte Streitgespräche fehlten oder misslangen. Es gab zu wenig Raum für eigene Interessensgebiete oder es fehlten gemeinsame Aktivitäten. Bisher wurde nicht darüber gesprochen. Und jetzt, mit dem Gefühl der Abhängigkeit, wagt man erst recht keine Aussprache. Zukunfts- und Existenzängste kreisen im Gedankenkarussell. Befürchtungen vor dem Verlassenwerden tauchen auf. „Wie lange hält er/sie das noch mit mir aus?“ Umgekehrt ist der oder die Gesunde überzeugt, jetzt keine Trennung vom Zaun brechen zu dürfen. Beide Seiten sind erschöpft.

Auch für eine intakte, belastbare und liebevolle Beziehung ist diese chronische Erkrankung eine Herausforderung. Denn auch hier verändern sich das bisher gewohnte Leben und der Alltag für beide Seiten. Selbst wenn die gegenseitige Rücksichtnahme in schwierigen Augenblicken bisher selbstverständlich war: jetzt handelt es sich nicht mehr um einen Augenblick, jetzt scheint es sich um einen Dauerzustand zu handeln. Eine Überforderung für jede und jeden.

Dies kann der Moment sein, wo es notwendig wird, aufeinander zuzugehen, zu versuchen, sich in die Situation des Partners/der Partnerin hineinzufühlen und Verständnis für das Verhalten des anderen zu entwickeln. Mancher Moment ließe sich auch mit humorvollen Worten entschärfen, vorausgesetzt der Partner/die Partnerin kann mitschwingen. Ehrliche Gespräche, gegenseitiger Respekt und Akzeptanz sind die Voraussetzung dafür, neue Wege zu finden. Manchmal fällt dieser Prozess leichter, wenn sich beide Partner von einer neutralen Beobachterin/einem Beobachter unterstützen lassen, z.B. im Rahmen einer Paarberatung oder -therapie.

Machen Sie sich als betroffene Person bewusst, dass die bisherigen Leidenssignale „Jammern und Klagen" keine beziehungsfördernde Kommunikationsweise sind. Suchen Sie in einer schmerzarmen Phase das offene Gespräch mit Ihrem Partner/Ihrer Partnerin. Verzichten Sie auf Forderungen, Vorwürfe und Anklagen. Die Kluft zwischen Ihnen beiden könnte nur größer werden. Der Rückzug ist dann manchmal vorgegeben. Suchen Sie stattdessen das Gespräch auf Augenhöhe. Schildern Sie so sachlich wie möglich Ihre körperlichen und seelischen Probleme. Beschreiben Sie Ihre Verunsicherung, Ihre gelegentliche Verzweiflung. Erzählen Sie aber auch von den Augenblicken, in denen Sie sich besser fühlen. Möglicherweise fehlten Ihrem Partner/Ihrer Partnerin bisher wesentliche Informationen zu Ihrer Erkrankung, aber auch zu dem, was Sie bewegt. Gegenseitiges Verständnis braucht gegenseitiges Zuhören. Erst daraus kann „Verstehen" entstehen. Die Fokussierung auf sich selbst geschieht manchmal ganz unbewusst. Versuchen Sie es mit einem Perspektivenwechsel. Öffnen Sie sich für die Wünsche der anderen Seite. Auch sie leidet und hat Bedürfnisse und braucht Ihre Zugeständnisse.

Chronischer Schmerz und Sexualität

Das Thema „Sexualität" wird in der Medizin häufig ausgeklammert, auch in der Schmerztherapie. Zum Teil liegt es an den knappen zeitlichen Ressourcen im Klinik- und Praxis-Alltag, aber auch an diesem sensiblen Thema selbst.

Nach meiner Erfahrung fällt es chronischen Schmerzpatient*innen in den therapeutischen Gesprächen oft schwer, sich überhaupt dazu zu äußern. Das Thema ist zu intim, zu schambesetzt, zu verunsichernd. Gleichzeitig öffnen sie sich aber vorsichtig, wenn die Gesprächsatmosphäre entspannt ist, sie sich in diesem Raum geschützt fühlen und der Therapeut/die Therapeutin ihr Vertrauen wecken kann. Einige Betroffene schildern dann bedauernd die Auswirkungen der Schmerzen auf ihr Sexualleben. Bei anderen ist unklar, ob das Bedürfnis nach Sexualität erst mit der Erkrankung schwand. Manche von ihnen wissen, dass sie auch schon früher nur schwer Zugang zu ihrer eigenen Sinnlichkeit gefunden haben. Jetzt, mit den chronischen Schmerzen, rückt dieses Thema noch weiter in den Hintergrund.

Sexualität hat im Leben vieler Menschen eine besondere Bedeutung. Das Bedürfnis nach Zärtlichkeit und Liebe steht dabei häufig im Vordergrund. In der Partnerschaft kann sie auch ein Zeichen liebevoller Verbundenheit und Intimität sein. Die Lust auf körperliche Nähe, auf die eigene Sinnlichkeit und die des anderen ohne Leistungsdruck, dieses gemeinsame Genießen kann die damit verbundenen Glücksgefühle und auch die gegenseitige Wertschätzung oftmals verstärken. Selbstvertrauen, Selbstakzeptanz und Selbstbewusstsein können wachsen. Dies macht sich auch in vielen alltäglichen Situationen bemerkbar, z. B. im Beruf, im Umgang mit der Familie und mit Freunden.

Natürlich gibt es ebenso viele Menschen, als Single ohne festen Partner/feste Partnerin oder auch in der Partnerschaft, die Probleme mit der Sexualität haben, unabhängig davon, ob sie unter chronischen Schmerzen leiden oder gesund sind. Die Gründe können vielfältig sein. Manchmal ist es unbewusst die Erinnerung an eine traumatische sexuelle Erfahrung oder an eine besonders schwere und schmerzhafte Entbindung, um nur einige Beispiele zu nennen. Oft wagen es die Partner*innen aber nicht, über dieses Thema, ihre damit verbundenen Gefühle, Wünsche und Fantasien zu sprechen.

Ein weiterer Punkt in einer Paarbeziehung ist auch der Faktor Gewohnheit. Der Geschlechtsverkehr ist zum immer gleichen Ritual geworden. Es fehlt die Vorstellung, dass man sich gegenseitig immer wieder neu entdecken könnte.

Für die sexuellen Einschränkungen in Zusammenhang mit der Schmerzkrankheit gibt es sowohl körperliche als auch seelische Ursachen. Es ist nachvollziehbar, dass die Lust auf Sex fehlt, wenn man gerade schmerzgeplagt ist. Jede Bewegung tut weh. Die Muskulatur ist verspannt. Bei Kopfschmerzen tobt und hämmert es im Kopf oder er ist zum Zerreißen gespannt. Verzweiflung, Erschöpfung und Lustlosigkeit machen sich breit; bei chronischen Schmerzen oft ein gefühlter Dauerzustand. Allein die Vorstellung einer sexuellen Aktivität ist Stress.

Einige der Medikamente, insbesondere Antidepressiva, Antikonvulsiva und opioidhaltige Medikamente, können zudem die sexuelle Lust und sexuelle Funktionen beeinträchtigen. Als mögliche Nebenwirkungen werden beispielsweise auch Erektionsstörungen oder Schleimhauttrockenheit im Genitalbereich beschrieben. Und dann sind da vielleicht auch noch Hemmungen, ein Schamgefühl wegen der Gewichtszunahme, dem veränderten Körperbild.

Neben der betroffenen Person selbst ist auch der Partner, die Partnerin verunsichert. Auf der einen Seite gibt es die Sehnsucht, das Bedürfnis nach Zärtlichkeit, auf der anderen Seite ist Rücksichtnahme notwendig. Beide Seiten wollen vermeiden, dass es zu noch mehr Schmerzen oder zu einer weiteren körperlichen Schädigung kommt, und ziehen sich zurück, jeder irgendwie hilflos und allein.

Und wenn sich der oder die Betroffene doch dazu durchringt, dem Wunsch des Partners/der Partnerin nachkommen, dann vielleicht aus Pflichtgefühl oder auch aus Angst verlassen zu werden: „Wie lange hält er oder sie das noch mit mir aus?" Und auf der anderen Seite? „Ich kann ihn oder sie doch jetzt nicht verlassen." Zu anderen, nicht ausgesprochenen und ungelösten Beziehungsproblemen kommt jetzt also auch noch der körperliche Abstand. Manchmal bleiben Paare trotz guter Gründe für eine Trennung wegen der chronischen Schmerzen zusammen. Sie fühlen sich aneinander gebunden. Wenn es gelingt, miteinander offen, respektvoll und wertschätzend ins Gespräch zu kommen, kann eine neue Beziehungsqualität entstehen. Am Anfang ist es wichtig, sich überhaupt wieder näherzukommen. Vielleicht haben sie als Schmerzpatient*in schon entdeckt, wann Sie weniger schmerzgeplagt und insgesamt entspannter sind. Dann ist das möglicherweise ein Moment, in dem Sie etwas Neues im Umgang mit sich selbst und Ihrem Partner/Ihrer Partnerin ausprobieren könnten. Gehen Sie miteinander oder auch erst einmal allein auf Entdeckungsreise.

Beispiele:

- Lassen Sie sich Zeit und betrachten Sie sich mal im Spiegel. Eine ehemalige Patientin begann jeden Tag damit, sich im Spiegel selbst wahrzunehmen. Ihr Begrüßungssatz lautete: „Ich kenne dich zwar noch nicht so gut, aber ich mag dich."
- Experimentieren Sie mit Ihrem Aussehen, bis Sie sich selbst (wieder) gefallen und mögen.
- Nehmen Sie sich allein und/oder gemeinsam **kleine** Auszeiten, z. B. mit Musik, Spielen, Filmen, einem gemeinsamen Hobby, dem Besuch von oder bei Freunden usw.
- Erinnern Sie sich an Themen, für die Sie sich beide früher interessiert haben.
- Lassen Sie, auch für sich selbst, das Dauerthema „Schmerz" so oft wie möglich ruhen.
- Ändern Sie die Blickrichtung und nehmen Sie Ihren Partner/Ihre Partnerin neu wahr. Stichwort Perspektivenwechsel.
- Entdecken Sie, welche Worte, welche Stimmlage zwischen Ihnen beiden Nähe zulässt und fördert.
- Entdecken Sie sich gegenseitig mit allen Sinnen, z. B. dem Duft der Haare, dem Geruch der Haut, dem Erspüren der Haut.
- Probieren Sie aus, in welcher Körperposition Sie Berührungen genießen können.

Wagen Sie, miteinander zu experimentieren, ohne es zu bewerten, einfach aus Freude wieder einen Schritt aufeinander zuzugehen. Kommunikation geschieht auf vielfältige Weise, nicht nur über die Sprache.

Mag sein, dass Ihr Partner/Ihre Partnerin erst einmal skeptisch reagiert, wenn Sie plötzlich den ersten Schritt aufeinander zu tun. Schließlich haben Sie eine lange, gemeinsame Durststrecke hinter sich. Geduld! Vielleicht brauchen beide Zeit, bis sie ihre Ängste und Hemmungen abbauen können. Erst dann wird es möglich sein, sich wieder fallen zu lassen, wenn auch anfangs vielleicht noch vorsichtig.

Sexualität ist in jedem Fall ein Gesundheitsthema und braucht deshalb auch in der Schmerztherapie ihren Platz. Für manche Paare kann es auch sinnvoll sein, sich therapeutische Hilfe von speziell geschulten Mediziner*innen und Psychotherapeut*innen zu suchen.

Kommunikation

Dieses Thema kam an verschiedenen Stellen unseres Buches schon mehrmals auf. Vielleicht denken Sie deshalb: „Nicht schon wieder!" Es könnte aber auch sein, dass wir Sie neugierig gemacht haben. Kann dies eventuell ein wichtiger Schlüssel für einen gesünderen Umgang mit der Erkrankung, mit sich selbst und mit anderen Menschen sein?

Es ist zu beobachten, dass viele Menschen mit chronischen Schmerzen

- auch schon früher Schwierigkeiten mit der Kommunikation hatten, zum Teil aus Unsicherheit oder mangelndem Selbstwertgefühl.
- nur selten über sich, ihre Wünsche, Bedürfnisse und Gedanken offen sprechen.
- verlernt haben, sich im Familien- und Freundes-/Bekanntenkreis auch über andere Themen auszutauschen, weil für sie der Schmerz zum Hauptthema wurde.
- beklagen, dass ihnen niemand (mehr) zuhört.

Manchmal wurde der Schmerz selbst zum Kommunikationsmittel. Gerade wenn man sich unwohl fühlt und schmerzgeplagt ist, hofft man, von den anderen auch ohne Worte verstanden zu werden.

Der Kommunikations- und Sozialpsychologe Paul Watzlawick stellt dazu Folgendes fest: Wenn wir mit einer anderen Person im Raum sind, geben wir dieser, bewusst oder unbewusst, durch unser Verhalten Informationen. Er sagt dazu: „Man kann nicht ‚nicht' kommunizieren" (auch wenn man nichts sagt).

Es müsste also doch an der schmerzverzerrten Mimik, an der gekrümmten Haltung, am stockenden Atem erkennbar sein, wie es einem im Augenblick geht. Stattdessen kommt aus dem Umfeld oft die Frage „Was ist denn (schon wieder) los? Was brauchst Du denn?" Und die Entgegnung heißt: „Lass mich einfach in Ruhe!" Wenn das so einfach wäre! Einerseits kennen beide Seiten die Situation schon lange. Andererseits herrscht bei der betroffenen Person und beim Gesunden Hilflosigkeit, Sprachlosigkeit, vielleicht sogar eine offene oder verdeckte Wut auf diesen anhaltenden Zustand. Könnte man sich doch gegenseitig helfen oder über die eigene Not wenigstens sprechen, sich dem/der anderen mitteilen.

Teilen! (Mit-)Geteiltes Leid ist halbes Leid! Aber es fällt oft schwer und braucht Übung, um sich klar und für andere verständlich auszudrücken. Und es ist achtsames Hin- oder Zuhören, notwendig, um den anderen/die andere tatsächlich zu verstehen, statt eigene Interpretationen wiederzugeben.

Ein kleines Beispiel: „Mir tut alles weh! Lass mich in Ruhe." Was heißt das? „Geh weg? Ich will allein sein?" Oder: „Bleib einfach da." Im beschriebenen Fall wird der Partner/die Partnerin auf Abstand gehalten. „Ich habe im Augenblick starke Rückenschmerzen und ziehe mich eine Zeit lang zurück" erklärt die aktuelle Situation der betroffenen Person klar und deutlich. Zudem handelt sie ganz im Sinne der Selbstfürsorge und entlastet damit die Angehörigen.

Gerade wenn Sie Ihre sozialen Kontakte und Beziehungen verbessern wollen, ist es wichtig, in Ruhe einmal Ihre bisherige Kommunikationsweise zu reflektieren und hier und da zu verändern. Was ist wichtig?

Es folgen **einige Beispiele** für eine gelingende Gesprächs- und Mitteilungsweise:

- **Klären Sie erst einmal für sich, was Sie mitteilen wollen.**
  Was will ich mitteilen? Was ist mir besonders wichtig? Was will ich damit erreichen?
- **Wählen Sie für schwierige Themen den geeigneten Zeitpunkt.**
  Vielleicht kennen Sie das schon: Sie ringen sich endlich dazu durch und bringen am Esstisch oder auf dem Sofa (beim Fernsehen) ein unangenehmes Thema zur Sprache. Schon nach kurzer Zeit steht Ihr Gesprächspartner/Ihre Gesprächspartnerin auf: „Ich muss zur Toilette." Und auch im weiteren Verlauf gibt es immer wieder Ablenkungen. Wählen Sie stattdessen eine andere, angenehme und unbelastete Umgebung. Wie wäre es mit einem kleinen Spaziergang? Denken Sie bei der Auswahl des Weges an Bänke für eine kurze Rast. Oder wählen Sie ein gemütliches Café, ein ansprechendes Restaurant, in dem Sie sich ungestört austauschen können.
- **Begegnen Sie Ihrem Gegenüber auf Augenhöhe.**
  Gehen Sie miteinander respektvoll und wertschätzend um. Dazu gehören Worte und Begriffe, die der/die andere versteht; eine Tonlage, die bestimmt, aber nicht bestimmend ist; Blickkontakt, Mimik und andere Körpersignale, die dem Gegenüber zusätzlich vermitteln, ob und wie das Gesagte ankommt.
- **Bleiben Sie am Thema.**
  Vor allem, wenn sich vieles schon lange aufgestaut hat, kann aus dem geplanten konstruktiven Dialog ein aggressiver Monolog werden. Alle oben beschrie-

benen Punkte geraten aus dem Blickfeld. Ganz nach dem Motto „Wenn ich schon dabei bin …“ kommt es zu einem Rundumschlag. Alte Geschichten werden detailliert „aufgewärmt“. Lösen Sie sich davon und kehren Sie stattdessen zum Thema zurück.

- **Bleiben Sie bei sich.**
  Achten Sie in solchen Situationen darauf, dass Sie mit Ihren Füßen auch in schwierigen, unter Umständen konfliktreichen Momenten spürbaren Bodenkontakt haben, dass Sie immer noch gleichmäßig atmen und Ihre Stimme und Tonlage im positiven Sinne beeinflussen können, dass Sie die galoppierenden Gedanken und Ihre explodierenden Gefühle rechtzeitig wieder stoppen, dass Sie auch in dieser Situation neben dem „Ich“ das „Du“ noch wahrnehmen.
- **Senden Sie Ich-Botschaften.**
  Oft beginnt ein Streitgespräch mit den Worten: „Du hast …“, „Du bist …“, „Du musst …“ oder „Du machst nie …“. In solchen Augenblicken lautet das Signal „Angriff“, ohne dass der eigentliche Streitpunkt herausgearbeitet werden konnte. Stimme und Körperhaltung verändern sich entsprechend auf beiden Seiten. Der Attacke folgt die Verteidigung. Aber eigentlich wollten Sie mit dem Gespräch doch erreichen, endlich verstanden zu werden!
- **Werden Sie konkret.**
  Benennen Sie genau, was Ihnen Probleme bereitet, z. B.: „Ich fühle mich mit dem Haushalt, der Versorgung der Kinder, der Arbeit und meiner Krankheit überfordert.“ „Bitte mach mir Vorschläge, wo und wie Du mir helfen und mich unterstützen kannst.“ Ein anderes Beispiel: „Es fällt mir schwer, wieder aktiver zu werden. Hast Du Ideen, wie wir das gemeinsam anpacken können? Magst Du mich unterstützen?“
- **Wechseln Sie vom Monolog zum Dialog.**
  Natürlich ist es wichtig, das Gegenüber ausreden zu lassen. Was tun, wenn der/die andere kein Ende findet? Sie können erst einmal ein Feedback geben und dann eigene Überlegungen anschließen. Beispielsweise: „Ich verstehe, dass auch Du durch meine Erkrankung belastet bist. Das betrifft sowohl unsere aktuelle Einkommenssituation als auch die Mehrarbeit rundherum. Ich kann mir vorstellen, dass wir manches umstrukturieren, z. B. …. So kann jeder auch wieder mehr Zeit für sich und wir auch füreinander haben. Was hältst Du davon?“
- **Aktives Zuhören will geübt sein.**
  Wie gut können Sie zuhören? Um einander zu verstehen, braucht es das Reden und das aktive Zuhören. Jeder der Partner braucht Zeit, um eigene Gedanken in Worte fassen zu können. Im aktiven Zuhören liegt zudem die Chance, dass der/die Erzählende von selbst Antworten und Lösungen für seine/ihre Unklarheiten

und Fragen findet – allein durch die Gegenwart, die nonverbalen Signale des Gegenübers. Auch so kann Kommunikation glücken. Schulz von Thun, der über Kommunikation geforscht hat, beschreibt es so: „Eine geglückte Kommunikation hängt nicht nur vom guten Willen ab, sondern auch von der Fähigkeit zu durchschauen, zu erkennen, welche seelischen Vorgänge und zwischenmenschlichen Verwicklungen ins Spiel kommen, wenn Ich und Du aneinandergeraten."

- **Feedback ist keine Selbst-Interpretation.**
  Im Feedback geben Sie mit Ihren eigenen Worten das wieder, was Sie verstanden haben. Zum Beispiel: „Ich habe gehört, dass Du seit meiner Erkrankung zu wenig Zeit für eigene Interessen hast. Dein Gesicht wirkt traurig." Statt: „Ich weiß schon, dass Dich das alles anödet und Du nur noch genervt bist."

Vermutlich ist Ihnen inzwischen bewusst geworden, wieviel Übung es braucht, um bisherige Gewohnheiten im Austausch mit anderen positiv zu verändern. Wie wäre es, wenn Sie vor einem Gespräch erst einmal Ihr eigenes Anliegen klären. Vielleicht notieren Sie Stichpunkte, die Ihnen besonders wichtig sind. Mit der Zeit können Sie dann einen weiteren Aspekt hinzunehmen, z. B. indem Sie auf sich selbst, die Haltung, Mimik und Stimme achten. Sie werden sehen, langsam gewinnen Sie immer mehr Sicherheit und teilen endlich mit, was Ihnen tatsächlich wichtig ist. Ganz nebenbei beschäftigen Sie sich statt mit den Schmerzen mit der Problemlösung.

Genießen

„Genießen" ist das Sahnehäubchen für einen gesundheitsfördernden Umgang mit chronischen Schmerzen.

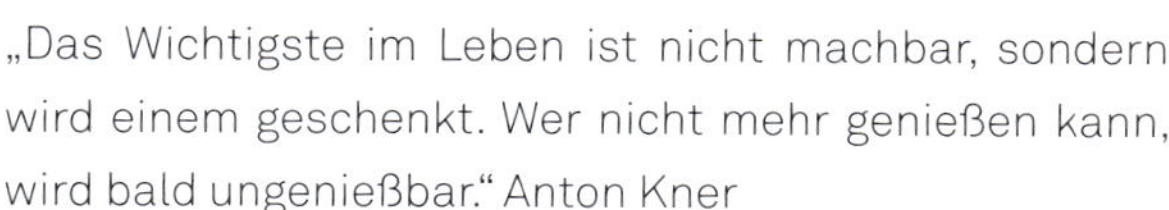

„Das Wichtigste im Leben ist nicht machbar, sondern wird einem geschenkt. Wer nicht mehr genießen kann, wird bald ungenießbar." Anton Kner

Sich treiben lassen – aus eigener Erfahrung

Vor einigen Jahren hatte ich Gelegenheit zum Rheinschwimmen in Basel. Zuerst konnte ich mir gar nicht vorstellen, mich auf diesem breiten, schnell fließenden Strom treiben zu lassen. Auf der für Schwimmer ausgewiesenen Strecke flussabwärts arbeiteten sich auf der anderen Flussseite Last- und Tankschiffe flussaufwärts. Allein das flößte mir schon Respekt ein, von der Strömung ganz zu schweigen. Aber meine Begleiter beruhigten mich, zeigten auf die anderen Rheinschwimmer mit ihren bunten Kleidungssäcken, auf die Ausstiegsstellen mit den Halteketten und schwärmten von dem wunderbaren Gefühl, das ich unbedingt auch einmal erleben sollte. Schließlich wagte ich das Abenteuer. Es war das erste Mal, dass ich körperlich erfuhr, was es bedeutet, sich treiben zu lassen, vorbei an der Altstadtkulisse von Basel, unter Brücken mit winkenden Menschen hindurch. Ganz ohne Anstrengung, mit einem Freude-Kribbeln im Bauch trieb ich kilometerweit. Mitten im Rhein rief mir ein anderer Schwimmer zu: „Ist es nicht so: Die schönsten Dinge im Leben bekommt man geschenkt." Seitdem fällt mir zum Thema „Genießen" immer wieder dieses unbeschreiblich schöne Erlebnis ein. (Wenn Sie Lust haben, schauen Sie doch einfach mal nach den entsprechenden Bildern im Internet.)

Warum erzähle ich diese Geschichte?

Manchmal muss man etwas wagen, um zu einem ganz besonderen, nachhaltigen Erlebnis oder Genuss zu kommen. Bei chronischen Schmerzen kreisen die Gedanken oftmals nur um dieses eine Problem. Mit der Zeit geht dadurch die Lust am Genießen verloren. Vielleicht war sie schon vorher nicht besonders ausgeprägt, jetzt aber fehlt der Blick, der Sinn für Angenehmes, Schönes, Außergewöhnliches oder Witziges. Man erlaubt sich nicht mehr, eigene „Genuss-Projekte" zu planen und in den Alltag einzubauen. Es lässt sich oft nicht mit dem eigenen Selbstbild verbinden: auf der einen Seite „unproduktiv" sein, auf der anderen Seite „genießen". Der Sinn für die schönen und besonderen Augenblicke im Alltag ist verloren gegangen und damit ein wesentliches Stück der Lebensqualität.

Die gute Nachricht: Der Sinn für das Schöne lässt sich wiederfinden, besser gesagt, wieder trainieren! Zum Beispiel mit: „Bohnen sammeln!". Das bedeutet, mit wachen Sinnen durch den Tag gehen, die schönen, die besonderen, einmaligen Augenblicke des Tages, Beobachtungen in der Natur, erkennen, wahrnehmen und diese am Abend nochmals vor dem inneren Auge ausbreiten. Es ist ein „Sich Vortasten", bis man vielleicht sogar einmal wieder ein Abenteuer wagt. Es muss ja nicht gleich das Rheinschwimmen sein.

Tun Sie etwas, das Sie wirklich gerne, vielleicht auch schon lange machen wollten. Wenn Sie sich überwinden und aus der Passivität in die Aktivität kommen, gewinnen Sie wieder ein Stück Selbstvertrauen hinzu und ein Stück Lebensfreude. Das Gehirn hat endlich einen anderen Arbeitsauftrag als immer nur die Schmerzverarbeitung. Gleichzeitig verlassen Sie für eine Zeit die Schmerzautobahn; wieder ein Beitrag, um das Schmerzgedächtnis langsam, aber stetig zu überschreiben.

Nach den vielen verschiedenen Anregungen stelle ich Ihnen die entscheidende Frage: Wo sehen Sie Ihre Priorität? Erinnern Sie sich an den Weg der kleinen Schritte!

Es ist wichtig, dass Sie sich mit den für Sie persönlich stimmigen und notwendigen Themen unserer Sammlung intensiver auseinandersetzen. Entwickeln und skizzieren Sie einen möglichst konkreten Plan zu den für Sie machbaren Verhaltensänderungen.

Ziele

Setzen Sie sich erreichbare und für Sie machbare Ziele. Stellen Sie sich dafür zuerst einige wichtige Fragen:

- Womit konnte ich mir früher bei Schmerzen besonders gut helfen?
- Wie ist mein aktuelles Bewegungsverhalten im Alltag?
- Wie war das früher?
- Für welche Sportart könnte ich mich, trotz meiner Schmerzen, erwärmen?
- Habe ich schon einmal über einen möglichen Zusammenhang zwischen bestimmten Nahrungsmitteln und einer Schmerzzunahme nachgedacht (z.B. Schinken, Rotwein, Käse, Zitrusfrüchte, Konservierungsstoffe)?
- Könnten seelische und/oder soziale Aspekte im Zusammenhang mit meinen Schmerzen eine Rolle spielen?
- Welche (belastenden) Gedanken tauchen wiederholt in Schmerz- oder Stresssituationen auf?
- Was fehlt mir im Augenblick noch, außer der Schmerzfreiheit?
- Wie zufrieden bin ich mit meinem Leben?
- Was macht mich froh, glücklich und dankbar?
- Wieviel Raum hat das Genießen in meinem Alltag?

Nehmen Sie sich Zeit für Ihre Antworten.

Sammeln Sie für sich Anleitungen zu Selbsthilfetechniken:

- Suchen Sie nach Anwendungen, die Sie sich selbst auch zutrauen.
- Informieren Sie sich über die Wirkmechanismen und Wirkungsweise
  - „Wie und bei welchen Beschwerden sollen sie helfen?“ (Medizinisch: Indikation)
  - „Wann und warum sollte man sie nicht anwenden?“ (Kontraindikation)
- Setzen Sie Ihren Fokus auf für Sie machbare Selbsthilfetechniken und Strategien. Unterscheiden Sie dabei
  - Selbsthilfetechniken im akuten Schmerzschub zur Schmerzlinderung von

- regelmäßig anzuwendenden und langfristig wirkenden Maßnahmen für eine kontinuierliche, anhaltende Schmerzlinderung und mehr Wohlbefinden.

Seien Sie vorsichtig, wenn Ihnen dauerhafte Schmerzfreiheit in kürzester Zeit versprochen wird, ohne aktive Selbstbeteiligung. Zur Erinnerung: Das Schmerzgedächtnis lässt sich nicht löschen, aber mit Geduld überschreiben.

Legen Sie einen konkreten Zeitpunkt fest, an dem Sie Ihren ersten Schritt in Richtung „eigener Schmerzmanager/eigene Schmerzmanagerin" tun wollen!

Daran können Sie auch die Ernsthaftigkeit erkennen, mit der Sie den bisherigen Schmerzkreislauf verlassen wollen. Welche Schritte sollen folgen? Und in welchem Zeitraum?

Alle drei Anteile wirken miteinander und ineinander (Abbildung 3-13):

- Körper
- Geist (der Kopf und seine Gedanken)
- Seele (Gefühle)

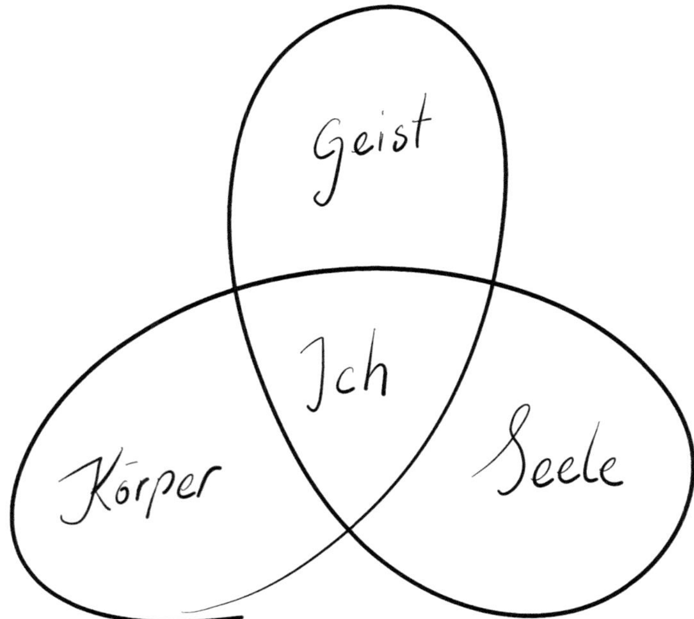

Abbildung 3-13: Dreiklang von Körper, Geist und Seele.

Chronischer Schmerz steht oft in Verbindung mit einem Ungleichgewicht der drei Bereiche. Es geht darum, die Dysbalance zu erkennen und immer wieder neu an der Balance zu arbeiten. Momente des Wohlgefühls sind ein Ausdruck des Gleichgewichts.

Fühlen Sie sich im Augenblick in der Balance oder wünschen Sie sich, wieder zu Ihrem Gleichgewicht zurückzufinden? Dann machen Sie sich Ihren Plan. Setzen Sie sich kurzfristige, mittel- und langfristige Ziele in allen für Sie wichtigen Lebensbereichen. Impulse dazu finden Sie auch in Etappe 7 (Lebensrad). Und noch etwas: Haben Sie Geduld mit sich! Schon Franz von Sales hat erkannt, wie schwer und gleichzeitig wie wichtig das ist:

> „Mit jedem Menschen braucht man Geduld, doch an erster Stelle mit sich selbst."
> Franz von Sales

Raum für eigene Gedanken/Notizen zu diesem Kapitel

Etappe 4 – Üben

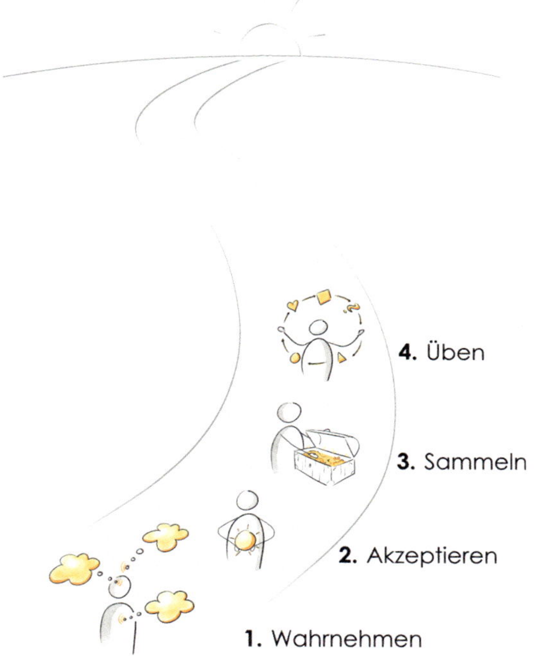

Tagebuch Franzi

Tag 6, Freitag, 17. Januar 2020, Visite am Morgen

Meine erste Notiz an diesem Morgen: Umsetzen, was leicht geht (nicht alles auf einmal und nicht beim Schwierigsten anfangen, sondern langsam steigern). Wir machen einen Wochenrückblick mit ein paar Fragen, die wir uns stellen sollten:

- *Was fiel mir leicht? Alle Inhalte der Klinik.*
- *Was war schwer? Geduldig mit mir zu sein!*
- *Mein Highlight der Woche? „Kunst" ist beim Putzen eben doch möglich.*
- *Was ist mir bewusst geworden? In der Kunsttherapie habe ich entdeckt, wie gut es tut, meine Hände und Handflächen wieder zu spüren!*
- *Mein Ziel für die nächste Woche? Atemübungen – immer wenn ich dran denke.*
- *Ideen: In Yoga-Übungen weniger Kraft anwenden, dafür mehr fließen lassen.*
- *Mir erlauben, in alte Muster zurückzufallen mit dem Vertrauen, dass ich jederzeit wieder rauskommen kann. Überlegen, was mir guttut.*

Meine Pläne für's Wochenende:

- Täglich 30 Minuten Bewegung
- Täglich zwei Mal bewusst durchatmen
- Selbsthilfe anwenden (Ruhe, Aktivierung, Kälte, Wärme, Öl usw.)

14 Uhr, Mittagspause

Nach einem 10-minütigen Mittagsschläfchen im Gebetsraum der Klinik sitze ich nun auf der Terrasse der Palliativstation. Strahlend blauer Himmel lädt mich dazu ein, meine Gedanken fliegen zu lassen. Die Sonne wärmt meine Seele. Mein Blick schweift über die Dächer Rosenheims hinweg bis zu den nahen Bergen. Warum habe ich eigentlich Schmerzen, wenn sich das Leben doch von so einer angenehmen Seite präsentieren kann? Wie geht's mir jetzt? Bis auf die Oberschenkel, die auf der Stuhlkante aufliegen, tut mir nichts weh. Ich lege mir ein Kissen unter – besser. Ich bin gerade schmerzfrei. Wie kann das sein? Jetzt schmerzfrei, später wieder Schmerzen? Wann tauchen sie auf? Wann bekommen sie Aufmerksamkeit? Ich mag mich jetzt nicht damit befassen. Eigentlich könnte ich doch jeden Moment für mein Leben dankbar sein.

Doch meine Gedanken rennen einfach weiter. Warum habe ich es oft so eilig? Warum rege ich mich über viele Dinge auf? Warum ärgere ich mich? Warum habe ich Ängste? Statt negative Gefühle zu haben, könnte ich Luftsprünge machen: Ich habe eine Wohnung, Kleidung, Essen und noch vieles mehr. Und dennoch ertappe ich mich immer wieder dabei, Gefühle zu haben, die mich belasten. Warum tanze ich nicht durch das Leben? Und freue mich über die kleinen und großen Dinge? Geht es anderen auch so? Lasse ich mich anstecken von dem gesellschaftlichen Sog, der Hektik? Oder bin ich einfach so gestrickt? Wie kann ich mich aus meinem Verhaltensmuster befreien? Wie kann ich gelassener werden? Ist diese Krise meine Chance, um genau das zu lernen?

Renate Döbrich:

Menschen mit chronischen Schmerzen oder auch Menschen mit Depressionen kennen es: das Gedankenkreisen! Ein „Warum" löst das andere ab. Die Ursache wird oft im Außen gesucht: bei der Gesellschaft, ihrer Dynamik und Hektik, ihren Normen, denen man sich anpassen muss oder will. Erst das Hinterfragen der eigenen Bewertungs-, Denk- und Verhaltensmuster macht es mit der Zeit möglich, „aus dem Karussell auszusteigen".

Tag 11, Freitag, 24. Januar 2020, Mittagspause, 13 Uhr

Ich sitze in einem Café, lasse meine Gedanken fliegen und die Woche Revue passieren. Um mich herum sitzen Menschen. Sie unterhalten sich, essen, trinken. Es ist ein „ganz normales" Treiben. Ich frage mich, ob es wirklich „normal" ist oder nur „normal" aussieht. Ich sitze zwischendrin, im Moment geht's mir gut. Die Schmerzen sind zwar da, aber im Hintergrund. Sehen mir andere Menschen an, dass ich Schmerzpatientin bin? Ich sehe es niemandem an. Dabei könnte es durchaus sein, dass hier auch manche von ihnen Schmerzen haben.

Mir sieht es keiner an. Ich sehe es keinem an. Und dennoch ist Schmerz da. Wahrscheinlich haben mehr Menschen auf der Welt Schmerzen, als ich denke. Dennoch komme ich mir damit manchmal vor, als wäre ich unnormal. Ich denke, dass ich nicht mehr „dazugehöre". Vielleicht will ich das zum Teil auch gar nicht. Könnte es sein, dass mir meine Schmerzen den Weg dorthin zeigen, wo ich mehr und mehr ich selbst sein kann? Wo ich mich normal fühlen kann – gerade, weil ich irgendwie anders bin? Ich vergleiche meine Schmerzen mit dem Neubau einer Brücke. Ein Brückenbau ist mit Planung, Mühe und Arbeit verbunden. Doch die Brücke ist auch sehr wertvoll, denn sie macht das Hinüberkommen auf die andere Seite kinderleicht – wenn sie erstmal fertig ist. Es braucht Zeit, viel Zeit und Geduld, sie zu bauen. Was werde ich auf der anderen Seite wohl alles entdecken? Ich richte meinen Blick auf den Prozess, den Bau der Brücke. Es motiviert mich an ihr zu bauen.

UND JETZT KAUF' ICH MIR JOGGINGSCHUHE!!! Ich will wieder joggen!!!

Heimfahrt, Zug 15:30 Uhr

Ich habe mir unendlich bequeme Joggingschuhe gekauft. Sie sind wunderschön und ziemlich teuer, aber das bin ich mir wert! Zusätzlich zu den Schuhen habe ich mir noch Kompressionsstrümpfe gekauft. Die Physiotherapeutin aus der Klinik hatte mir solche Strümpfe zum Joggen empfohlen. Bei der Anprobe bekam ich diese engen Dinger kaum über meine Füße und Waden. Als ich sie endlich angezogen hatte, bemerkte ich sofort eine Erleichterung. Meine Füße fühlten sich federleicht an. Auch der neue Laufschuh saß gleich angenehmer und passte noch besser. Ich war positiv überrascht und verabschiedete mich von meiner uralten Gewohnheit, immer zwei Socken im Schuh zu tragen.

16:00 Uhr, fast zuhause

Auf dem Heimweg traf ich eine Bekannte. Nachdem ich ihr berichtet hatte, dass ich mich aktuell in einer Schmerztherapie befinde, sagte sie: „Das war mir schon lange klar, dass du überfordert bist. Ich habe mir das oft gedacht, dass du immer mehr willst als du schaffen kannst. Außerdem denkst du viel zu viel nach. Wenn du ein Projekt machst, denkst du schon wieder an das nächste. Besser wäre, du würdest erst das eine fertig machen. Wenn das fertig ist, kannst du das nächste Projekt anfangen." Puh, so genau hatte sie mich bereits analysiert? Alles klar. Dann hätte sie mir das auch früher mal sagen können. Auf meine Frage, wie ich mein „zu viel wollen" abschalten könnte, hatte sie allerdings auch keine Antwort. Das werde ich wohl selbst herausfinden müssen.

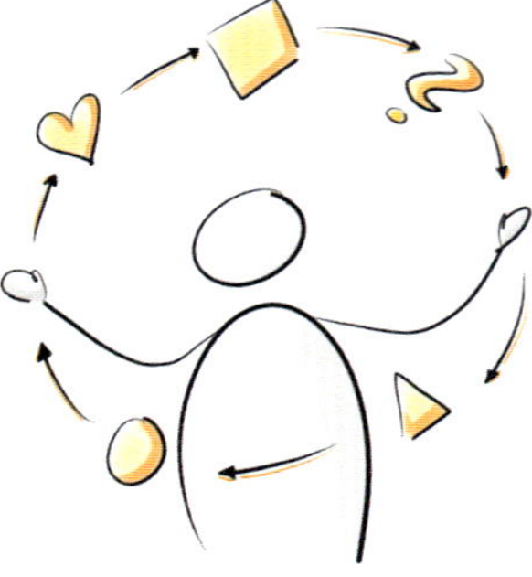

Darum geht es in dieser Etappe

Selbsthilfe will geübt sein.

Üben – auf die innere Haltung kommt es an

Hat sich Ihr Schmerzverständnis seit den ersten Buchseiten verändert? Betrachten Sie den Schmerz manchmal aus einem neuen Blickwinkel? Verstehen Sie manche Zusammenhänge besser? Wenn das zutrifft, haben Sie vielleicht auch schon erste Experimente gewagt? Ausprobiert, was Ihnen hilft, um die Schmerzen zu lindern oder anders mit ihnen umzugehen? Dazu ein Zitat:

> „Wenn du willst, was du noch nie gehabt hast, dann tu, was du noch nicht getan hast." Nossrat Peseschkian

Vieles in Ihrem Leben haben Sie irgendwann zum ersten Mal versucht, in der Schule, im Beruf, beim Hobby, bei Begegnungen mit fremden Menschen, um nur einige Beispiele aufzuzählen. Was hat Sie dazu motiviert? Wollten Sie unbedingt etwas erreichen? Waren Sie einfach nur neugierig? Und was ist passiert, wenn Sie erfolgreich waren? Bestätigte sich der Satz: „Erfolg macht Lust auf mehr Erfolg"? War es nur ein Zufallsprodukt oder steckte beharrliches Üben dahinter?

Folgende Aspekte sind von besonderer Bedeutung: das Interesse an und für sich selbst, die Neugier für den eigenen Körper, das seelische Befinden und womit sich der eigene Geist beschäftigt. Zusammengefasst heißt das: Interesse und Neugier. Daraus erwächst die Motivation für entschlossenes Ausprobieren. Es braucht aber auch Mut, Geduld, Achtsamkeit und den Wunsch zur aktiven Selbsthilfe.

Interesse – Neugier – Motivation

Vermutlich war es Ihr Interesse, Ihre Neugier für eine bestimmte Sache, dass Sie sich überhaupt damit beschäftigt haben, ob in der Schule, im Beruf oder beim Hobby. Umso mehr Sie darüber wussten, umso mehr wollten Sie vermutlich ausprobieren. Sie hatten ein Ziel vor Augen und nichts konnte Sie davon abbringen. Das hieß: immer und immer wieder probieren, bis es gelang. So ist es auch, wenn Sie sich z. B. einen neuen Umgang mit dem Schmerz erarbeiten und mehr Selbsthilfemöglichkeiten zur Schmerzlinderung entdecken und erlernen wollen.

Notwendige Informationen sind das eine, Ausprobieren und Üben das andere.

Stetes Üben führt mit der Zeit zu

- mehr (Selbst-)Sicherheit,
- mehr Lebensfreude,
- der Entdeckung neuer Gestaltungsmöglichkeiten im Alltag und
- mehr Lust auf Spontanes mit seinem ganz besonderen Zauber.

Die Freude über das Gelungene ist oft die beste Belohnung und sie motiviert uns, auch in Zukunft weiterzumachen.

Mut

Manchmal wünscht man sich eine Veränderung ohne eigenen Einsatz, eigenes Zutun, wie von Zauberhand eben. Wenn Sie tatsächlich eine Verbesserung Ihrer Situation erreichen wollen, ist jedoch Ihre Bereitschaft zum Ausprobieren unverzichtbar. Manchmal ist es das Unterbewusstsein, das davon abhält, die eigenen Veränderungs- und Handlungsmöglichkeiten zu entdecken. Es braucht vielleicht Mut, um sich mit den folgenden Fragen zu beschäftigen: „Was gewinne ich, wenn der Schmerz nicht mehr mich und mein Leben bestimmt? Was würde ich verlieren?“ Mag sein, dass es Ihnen so geht, wie den meisten Patient*innen, die denken: „Was für eine Frage!“ Selbstverständlich steht der Gewinn im Vordergrund. Aber ist das bei näherem Hinsehen immer noch so?

Bei Schmerzen …

- muss ich mich schonen, hinlegen, eine Pause machen!
  Möglicher Gewinn: „Ruhe“?
- brauche ich eine Krankschreibung!
  Möglicher Gewinn: „Abstand zum Arbeitsplatz“?

- benötige ich therapeutische Behandlung!
  Möglicher Gewinn: „Zuwendung, Berührung"?
- versteht jeder, dass mir die Kraft zur Problem- und Konfliktlösung fehlt.
  Möglicher Gewinn: „Konfliktvermeidung"?
- bestimmen diese meinen Alltag und seinen Rhythmus.
  Möglicher Gewinn: „Deshalb bin ich nicht so flexibel wie andere."

In der Medizin spricht man vom „sekundären Krankheitsgewinn".

Sie können sich mit diesen Fragen auseinandersetzen oder sie einfach mal stehen lassen. Vielleicht wecken sie auch Ihren Mut, sich z. B. mal eine Ruhepause zu gönnen, ohne Schmerz.

Geduld

Was tun, wenn nicht alles auf Anhieb gelingt? Aufgeben? „Ich kann das einfach nicht!" Oder durchbeißen? „Irgendwie muss ich das doch hinkriegen!"

Wie wäre es mit einer neuen Haltung? Einfach mal dranbleiben, ohne sich unter Druck zu setzen. Denn: So wie ein Medikament manchmal erst einen bestimmten Spiegel im Blut braucht, bis es wirkt, ist es auch mit der hier beschriebenen Selbsthilfe und den schrittweisen Verhaltensänderungen. Es dauert oft eine Weile, bis man z. B. Wickel, Auflagen und Güsse entsprechend der Anleitung und doch individuell angepasst praktizieren kann. Erst recht, wenn durch die Schmerzen die Nervosität steigt und man eine sofortige Linderung erwartet. Manche Patient*innen erzählten im Gespräch, was sie alles schnell nacheinander ausprobiert haben. Und das Ergebnis? Noch mehr Schmerzen! Am besten, Sie üben die Anwendungen, wenn der Schmerz gerade nicht so sehr im Vordergrund steht. Sie können sich dann leichter auf das Ausprobieren und die Körperreaktion konzentrieren. „Üben" heißt: im Umgang mit den „Werkzeugen" sicher werden. Dann fällt es auch im Fall stärkerer und starker Schmerzen leichter, sie gezielt und wirksam einzusetzen.

Achtsamkeit

Um die für den Augenblick richtige Selbsthilfetechnik oder -strategie zu finden, braucht es ein genaues Hin-Spüren – wie in Etappe 1 „Achtsames Wahrnehmen" schon beschrieben.

- Was schmerzt (mich)?
- Wo genau ist der Schmerz?

- Wie ist seine Qualität (brennend, stechend, ziehend, pochend, heiß, kalt usw.)?
- Wie groß ist die schmerzende Stelle?
- Strahlt der Schmerz aus? Und wenn ja, wohin?

Und außerdem ist es wichtig, mögliche weitere Einflussmomente zu klären:

- Gibt es noch weitere schmerzauslösende oder -verstärkende Faktoren, z. B. Ärger, Wut, Verzweiflung, Einsamkeit, Überforderung, Angst?
- Was steht im Vordergrund? Eine Stresssituation? Belastende Gefühle, die den Schmerz wieder ausgelöst oder verstärkt haben? Das Übergehen notwendiger Arbeitspausen? Zu wenig oder zu viel Bewegung? Eine ungünstige Körperhaltung über längere Zeit?

Hierzu ein Vergleich: Haben oder hatten Sie einen Plattenspieler? Dann kennen Sie das Problem vielleicht: Die Lieblingsplatte hat einen kleinen Kratzer und bleibt immer an der gleichen Stelle hängen. Die Musikstelle wiederholt sich pausenlos. Manchmal hilft ein Cent-Stück, auf den Tonarm gelegt, damit die Nadel in die nächste Rille springt (Abbildung 3-14). Damit ist der Musikgenuss dann wieder garantiert. So ist es auch mit unseren „alten Mustern“. Wenn wir einen Augenblick unachtsam sind, quasi das Cent-Stück fehlt, fallen wir zurück in die vertrauten, oft ungünstigen Gewohnheiten. Wir bleiben „hängen“. Die Achtsamkeit

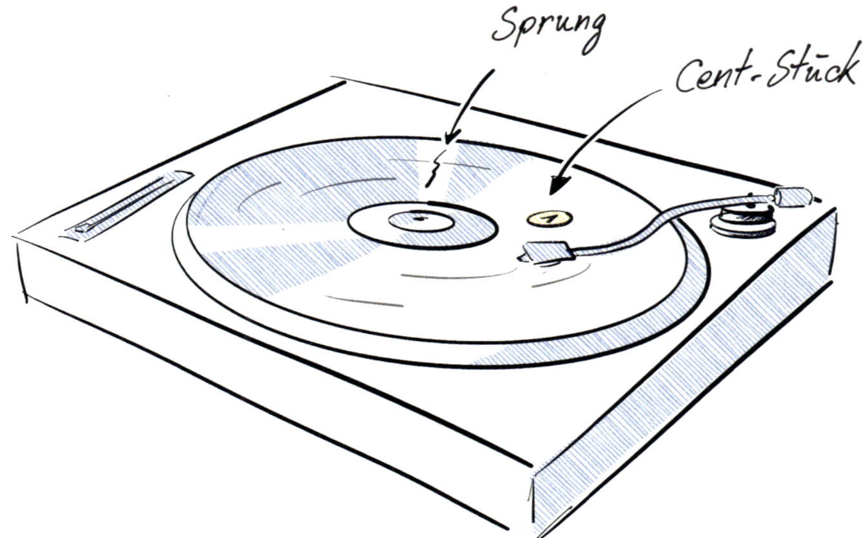

Abbildung 3-14: Muster im Denken und Verhalten. Das Cent-Stück entspricht dem Innehalten.

wirkt wie eine Münze auf dem Tonarm und hilft uns, „in die nächste Rille zu kommen“, neue Betrachtungs-, Denk- und Verhaltensweisen anzuwenden. Für den Alltag bedeutet das: Halten Sie immer eine „Münze“ griffbereit.

Selbsthilfe – mehr als Wärme und Wickel

Im Sinne der Selbstfürsorge steht die Schmerzlinderung (meist) an erster Stelle. Oft helfen wärmende, entspannende oder auch kühlende Anwendungen, Einreibungen, leichte Bewegungsübungen, Dehnungen, Atem- und Entspannungsübungen (siehe Etappe 3 „Sammeln“ und Kapitel 4). Es kann aber auch sein, dass der Schmerz ganz von selbst in den Hintergrund tritt, z. B.

- bei einer interessanten Unternehmung,
- bei einem entspannten oder anregenden Treffen mit Freunden,
- bei der vollen Konzentration auf das Hobby oder die Arbeit,
- bei einem spannenden (Kino-) Film oder
- bei einem mitreißenden Konzert.

Finden Sie heraus, was für Sie in der jeweiligen Situation wichtiger ist: sich ganz der schmerzenden Körperstelle zuzuwenden oder sich bewusst mit ganz anderen Dingen zu beschäftigen.

Die Deutsche Schmerzliga gibt unter dem Stichwort „So werden Sie zu Ihrem eigenen Schmerzmanager“ eine Reihe von Tipps [5]. An erster Stelle steht Folgendes: „Übernehmen Sie Verantwortung – Vertrauen in Ärzte und Therapeuten ist gut. Doch Sie selbst können viel zu Ihrem Schmerzmanagement beitragen, wenn Sie aktiv und zum Experten in eigener Sache werden.“

Beim eigenen Schmerzmanagement …

- setze ich gezielt Selbsthilfetechniken ein,
- erlaube ich mir, wenn nötig, (Bewegungs-) Pausen,
- achte ich auf meine Belastungsgrenze,
- verändere ich bewusst immer wieder meine Körperhaltung, unabhängig vom Schmerz,
- nehme ich mir regelmäßig Zeit für Selbsthilfe, Selbstpflege, Bewegung und Entspannung, unabhängig von den Schmerzen,
- pflege ich meine sozialen Kontakte,
- übe ich, meine eigenen Bedürfnisse klar zu kommunizieren,
- übe ich mich in aktiver Problem- und Konflikt-Lösung, auch wenn es schwerfällt,

- gestalte ich meinen Alltag bewusst und baue – wo möglich – kleine Genussmomente ein,
- mache ich aus einem Rückfall in die bisherigen Verhaltens- und Denkmuster kein Drama, weil das zum Üben dazugehört

... und entwickle einen vertrauensvollen Umgang mit meinem „Schmerz-Hund“. So lebt es sich miteinander entspannter.

Übungs- und Trainingsaufbau am Beispiel „Bewegung“

Am Beispiel „Bewegung“ will ich verdeutlichen, was Menschen mit chronischen Schmerzen bei einem Trainingsaufbau beachten sollten.

Während bei akuten Verletzungen oder nach einer Operation eine Trainingspause das Mittel der Wahl ist, gilt für chronische Schmerzen: **üben trotz Schmerz.** Wie geht das?

Beginnen Sie mit kleinen, aber regelmäßigen Übungseinheiten. Dazu gehören:

- täglich krankengymnastische Übungen (mit Arzt/Ärztin oder Physiotherapeut*in besprochen) für Koordination, Kräftigung der Muskulatur und Verbesserung der Körperwahrnehmung
- mindestens 3× wöchentlich Ausdauertraining (Spaziergang, Nordic Walking, Fahrradfahren, Schwimmen; in jedem Fall etwas, das Sie am liebsten machen)

Grundsätzlich gilt für das Ausdauertraining

Minimalprogramm:

- 3× wöchentlich jeweils 30 Minuten
- maximaler Puls für untrainierte Menschen: 180 minus Lebensalter, vorausgesetzt Sie nehmen keine Betablocker

Wichtiger Hinweis!

Bei Blutdruckproblemen/Herzerkrankungen vorher unbedingt mit dem Arzt/der Ärztin sprechen.

Normalprogramm:

- 5× wöchentlich jeweils 30 Minuten
- Puls siehe oben
- angemessenes Schwitzen erwünscht

Idealprogramm:
- jeden Tag (7× wöchentlich) jeweils 30 Minuten
- Puls siehe oben
- angemessenes Schwitzen ist erwünscht

Das Ausdauerprogramm sollte mit Dehnübungen und einer Entspannung (Atemübung, Bodyscan, siehe Kapitel 4) abgeschlossen werden. Ganz von selbst stellt sich bei regelmäßigem Training der Wunsch nach längeren Geh- bzw. Bewegungseinheiten ein.

Empfehlung nach langer Bewegungspause

Wenn Sie sich schon lange nicht mehr ausdauernd bewegt haben, beginnen Sie zunächst mit einer kurzen, für Sie überschaubaren Trainingseinheit (ca. 5–15 Minuten, am besten täglich, mindestens aber 3×/Woche!), unabhängig davon, ob es Ihnen gut geht, oder ob Sie Schmerzen haben.

Auf die Regelmäßigkeit kommt es an! Sowohl was den Trainingsrhythmus als auch was die Trainingsdauer betrifft! Damit signalisieren Sie dem Gehirn: Dieser Schmerz hat die Warnfunktion verloren. Deshalb lasse ich mich von ihm nicht mehr begrenzen.

Nach ca. zwei bis vier Wochen hat sich Ihr Körper an das Pensum gewöhnt. Dann können Sie die Trainingszeit etwas verlängern, z. B. um 5 Minuten. Trainieren Sie erneut mindestens 3×/Woche, immer die gleiche Dauer, unabhängig vom Befinden. So können Sie sich langsam steigern. Und irgendwann schaffen Sie auch 30 Minuten, mindestens 3× in der Woche.

Zusammengefasst (gilt z. B. auch für Veränderungsvorhaben in der Ernährung, im sozialen Miteinander und in der Selbstfürsorge): **Mit überschaubaren Anforderungen starten – darin sicher werden – langsam steigern – regelmäßig fortsetzen – kurz: konsequent dranbleiben.**

Tagebuch Franzi

Tag 12, Montag, 27. Januar 2020

Das Wochenende war super. Ich bin mit Michi und meinen neuen Joggingschuhen samt Kompressionsstrümpfen hinaus in die Natur. Wir wechselten zwischen Joggen und Walken, um meine Füße nicht zu überfordern. Danach fühlte ich mich gut, schmerzfrei, luftdurchströmt, vieles von der Seele gere-

det. Einfach toll. Und wie stolz ich war bzw. immer noch bin auf mich und meine Füße! Dass ich diese Runde schmerzfrei schaffen würde, hätte ich vor zwei Wochen – also vor der Therapie – nicht geglaubt. Zum damaligen Zeitpunkt schienen mir meine Fußschmerzen noch unlösbar. Ich glaubte, diese Schmerzen würden mir mein Leben lang in dieser Intensität bleiben. Es ist schön, dass es doch etwas bringt, mich um mich zu kümmern. Meine Schmerzen sind jetzt nicht wie weggeblasen. Aber ich gehe gelassener damit um. Wenn sie wieder stärker werden, fokussiere ich mich auf die Liste meiner Selbsthilfemöglichkeiten. Ich wähle eine davon aus und beobachte, wie es mir damit geht. Wenn ich weniger Zeit habe, suche ich mir eine Anwendung aus, die in dieser Situation leichter ausführbar ist. Meine Gedanken kreisen um die Theorie der Schmerzentstehung. Zur Entstehung von chronischen Schmerzen tragen offenbar viele Faktoren bei. Beispielsweise können nach einem Unfall chronische Schmerzen mit der Zeit entstehen durch

- Schonhaltung (zu lange),
- Stress und Druck (durch wirtschaftliche Folgen, Sorge um den Arbeitsplatz),
- zu viel und zu intensives Training (ohne Ausgleich, wie z.B. Stretching, Pausen),
- fehlendes Training bzw. fehlende Bewegung,
- seelische Belastungen und
- Rückzug im Familien- und Freundeskreis.

Viele Ursachen können auch damit zu tun haben, dass wir uns selbst nur am Rande oder gar nicht mehr wahrnehmen. Spannung wird zur dauernden Anspannung, ohne dass wir es bemerken. Oder das Gegenteil: aus Ruhe wird Passivität, daraus ein „Sich hängen und gehen lassen“. Schließlich: Resignation. Ich schreibe diese Passage während der Zugfahrt. Soeben meldet der Zugführer, dass der Zug drei Minuten stehen bleiben muss (wegen eines anderen Zuges). Früher hätte ich mich darüber geärgert. Heute freue ich mich darüber. Das bedeutet nämlich für mich mehr Zeit, um in Ruhe fertig schreiben zu können. Mein Anschlussbus fährt ohnehin erst in 15 Minuten. Ich habe also ausreichend Puffer.
8:09 Uhr: Zug an
8:10 Uhr: aus dem Zug aussteigen
8:11 Uhr: Ampel
8:12 Uhr: zum Bus joggen
8:13 Uhr: Bus Nummer 11 schließt die Türen. Ich stehe davor, er fährt weg

- 1. Gedanke: Mist!
- 2. Gedanke: dann gehe ich eben zu Fuß
- 3. Gedanke: vielleicht fährt ein anderer Bus in die Stadtmitte und von dort aus gehe ich zu Fuß weiter

8:15 Uhr: ein anderer Bus kommt an, die Nummer 7 – passt; ich steige ein
8:17 Uhr: Ankunft in der Stadtmitte
8:18 Uhr: Umstieg in Bus 11
8:20 Uhr: Abfahrt
8:25 Uhr: Ankunft an der Schmerztagesklinik, genau noch rechtzeitig!
Ergebnis: Dankbarkeit und Freude! Mit Gelassenheit kann ich Wunderbares erleben!

Heutiges Gruppenthema „Selbstfürsorge"
Motto: „Lass dich nicht von deinen Schmerzen leben, sondern lebe dein Leben, obwohl du Schmerzen hast."

Heute arbeiteten wir in der Kunsttherapie mit Ton. Die Therapeutin gab uns einen Tonklumpen in die Hand. Den sollten wir so lange bearbeiten und formen, bis daraus eine perfekte Kugel entstanden war. Die Anweisung lautete „möglichst glatt und eben geformt". Wir gaben uns alle richtig Mühe. Danach bat sie uns doch tatsächlich, den Daumen in diese wunderschön geformte Kugel hineinzudrücken. Damit verformten wir unsere Kugeln deutlich, wir demolierten sie regelrecht. Das fiel mir sehr schwer. Wir alle mussten uns überwinden, hatten wir uns für unsere Kugeln doch so viel Mühe gegeben. Danach forderte sie uns auf, aus dieser Eindruck-Stelle wieder etwas Neues zu machen, wieder etwas Ganzes daraus entstehen zu lassen, ohne dabei eine neue Kugel zu formen. Die Lernsequenz war: Auch, wenn ein dramatisches Ereignis das Leben „auf den Kopf stellt", kann ich daraus wieder etwas Neues, Schönes entwickeln. Genauso ist es auch beim Schmerz: er ist ein Eindruck, eine Störung. Wir können daraus etwas Neues machen. Aber was und wie? Die Gruppenleiterin fragte: „Würden Sie sich ohne den chronischen Schmerz genauso intensiv mit sich selbst beschäftigen? Die Chance liegt darin, sich selbst besser kennenzulernen?" Worin liegt mein Vorteil, mich selbst besser zu kennen? Es hilft mir, mehr auf mich und meine Bedürfnisse zu achten und sie mitzuteilen. Ich lerne wahrzunehmen, was in mir vorgeht und was ich brauche.

Raum für eigene Gedanken/Notizen zu diesem Kapitel

Etappe 5 – Loslassen

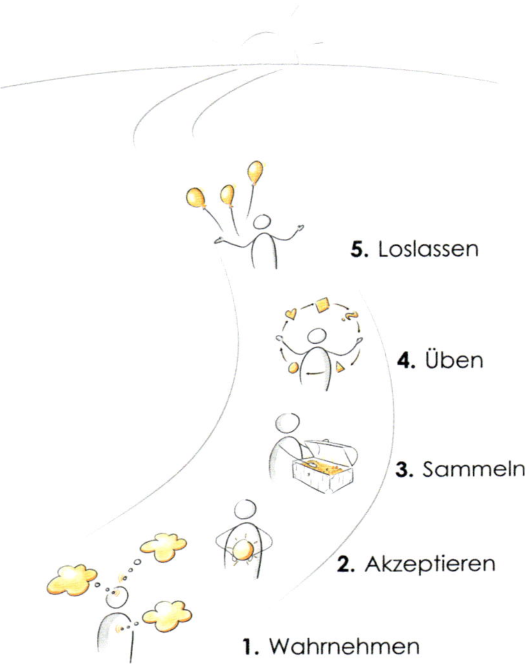

Tagebuch Franzi

Montag, 20. Januar 2020, Tag 7

Am Freitag war der Angehörigennachmittag. Michi war dabei. Juhuu! Hab' mich total gefreut. Danach stellte ich ihm die Frage: „Was war für dich wichtig?" Er antwortete: „Auf mich zu achten und Pausen zu machen."
Ich: „Und in Bezug auf mich?"
Michi: „Dass du auf dich achtest und Pausen machst."

Am Wochenende habe ich eine Tages-To-Do-Liste geschrieben: Putzen, Kinder duschen, Hausaufgaben, Kochen, usw. Dann fiel mir ein, dass ich als To-Do-Punkt aufschreiben könnte: Genießen und entspannen. Das habe ich dann auch gemacht und die To-Do-Liste einfach mal To-Do-Liste sein lassen. Hat sich gut angefühlt. Interessanterweise waren die meisten Punkte dann am Ende des Tages dennoch erledigt – obwohl ich bei mir selbst Druck herausgenommen habe. Oder vielleicht gerade deshalb. Ohne Druck geht es also auch. Sogar leichter, entspannter, schmerzfrei.

17 Uhr

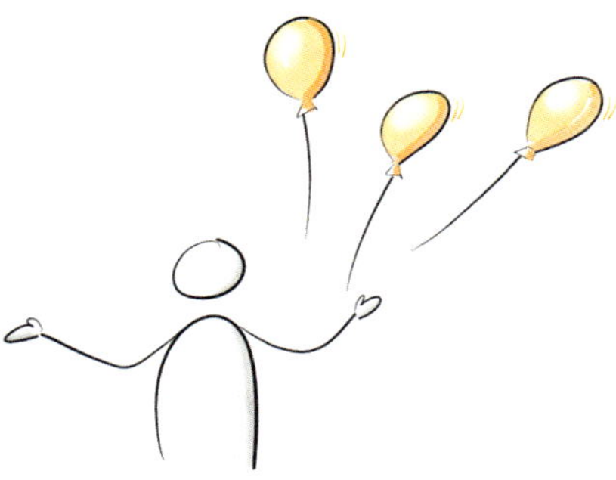

Habe heute weniger aufgeschrieben, dafür mehrmals bewusst geatmet. Ein angenehmes Gefühl. Damit bin ich der Empfehlung der Gruppenleiterin gefolgt. Sie hatte mich am Freitag dazu eingeladen, die Inhalte mehr auf mich wirken zu lassen. Sie meinte, das, was im Augenblick für mich wichtig sei, würde ich abrufen können, auch ohne es notiert zu haben. Was ich vom heutigen Tag für mich mitnehme: mehr in der Gegenwart leben, statt in der Vergangenheit zu schwelgen oder von der Zukunft zu träumen. Sonst lebe ich am Augenblick vorbei und verpasse ihn. Einfach sitzen und schauen. Einfach sein!

Darum geht es in dieser Etappe

Loslassen oder Festhalten?

Über das Loslassen und das Festhalten...

Was bedeutet Loslassen im Zusammenhang mit chronischen Schmerzen? Kann man sie einfach loslassen und alles ist gut? Endlich schmerzfrei!? Davor steht erst einmal die Auseinandersetzung mit dem Festhalten.

Würde das im Umkehrschluss bedeuten, dass man als betroffene Person den Schmerz festhält? Das vielleicht nicht. Dafür sorgt schon das Schmerzgedächtnis. Doch könnte es sein, dass man sich unbewusst an schmerzverstärkenden Verhaltensgewohnheiten und Überzeugungen festklammert?

Schmerzverstärkende Denkmuster

Beispiele für schmerzverstärkende Denkmuster:

- „Ich bin einfach ein Pechvogel."
- „Das wird nie mehr anders."
- „Ich fühle mich total hilflos."
- „Mit kann niemand helfen."
- „Ich kann einfach nichts machen."
- „Ich bin zu dumm, zu alt, um noch einen anderen Umgang zu lernen."

- „Ich störe immer nur."
- „Ich bin für die anderen immer ein Klotz am Bein. Darum bleibe ich lieber daheim."
- „Ich falle mit meinen Schmerzen immer unangenehm auf."

Im Beruf oder im Familien- und Freundeskreis kann das aber auch Folgendes bedeuten:
- „Ich darf nicht Nein sagen, sonst ..."
- „Was ich mache, muss 100 % richtig sein, egal wie schlecht es mir geht."
- „Bei mir gibt es keine Halbheiten, trotz der Schmerzen."

Erkennen Sie sich in dem einen oder anderen Punkt wieder? Halten Sie an bestimmten Überzeugungen, an Ihrem bisherigen Selbstbild fest?

An ungünstigen Prognosen festhalten

Vielleicht geht es Ihnen ja wie manchen Patient*innen, die sich an ungünstige Prognosen klammern:
- „Damit müssen Sie sich abfinden."
- „Das muss unbedingt operiert werden, wenn Sie nicht wollen, dass ..."

Manchmal sind es auch die Empfehlungen oder Verbote, die im Kopf hängen bleiben und das Verhalten bestimmen:
- „Diese Bewegungen dürfen Sie in Zukunft auf keinen Fall mehr machen."
- „Das werden Sie in Zukunft lassen müssen."

Um nicht noch weiteren Schaden zu nehmen, halten sich Betroffene daran. Statt sich auf das Mögliche, Machbare zu konzentrieren, fokussieren sie sich auf die empfohlenen Einschränkungen. Und damit schrumpft allmählich der körperliche Bewegungsspielraum. Das wirkt sich auch auf die Alltagsgestaltung und die Selbsteinschätzung aus. Immer mehr wächst die Überzeugung, zu nichts mehr zu taugen. Oder, wie in Franzis Tagebuch zu lesen ist: „Ich will wieder dazugehören." Und sie sagt damit aus: „Ich gehöre – im Augenblick – nicht mehr dazu." Kann sein, dass es auch schon vor der Erkrankung viele Selbstzweifel gab. Jetzt, mit der Diagnose „chronische Schmerzstörung" passiert es fast von selbst, dass die Defizite in den Mittelpunkt des Denkens und Handelns rücken. Die sicher gleichzeitig vorhandenen Stärken und Fähigkeiten sind aus dem Blickfeld geraten: „Ich funktioniere nicht mehr richtig, tauge zu nichts mehr. Ich muss mich bei allem schonen."

Belastende Erinnerungen festhalten

Seelische Verletzungen und traumatische Erfahrungen gehören zu unserem Leben. Bei chronischen Schmerzen kommt auch noch die Erinnerung an schmerzhafte Untersuchungen und Behandlungen, an das Gefühl des Ausgeliefert-Seins hinzu. Obwohl alles längst vorbei ist, wird man von den inneren Bildern manchmal regelrecht überfallen. Die Angst vor neuen schmerzhaften Eingriffen, aber auch vor neuen Kränkungen ist riesengroß. Umso mehr achtet man auf kleinste Signale, die eine erneute schmerzhafte Erfahrung anzeigen könnten. Die Gedanken sind folglich häufig bei den schmerzhaften Erlebnissen in der Vergangenheit.

In einer Studie in Bern [6] wurde dies untersucht. Es wird vermutet, dass es für die Entwicklung der Menschheit wichtiger und sinnvoller war, sich an schlechte Dinge zu erinnern und an Situationen, in denen die Hilfe verweigert wurde, als an solche, in denen Hilfe da war. Vermutlich entwickelte der Mensch dadurch mehr Schutzmechanismen und verhielt sich insgesamt vorsichtiger. Auf den chronischen Schmerz bezogen heißt das eventuell, sowohl den Schmerz als auch die damit verbundenen Erinnerungen „festhalten" zu „müssen". In der Konsequenz sind Betroffene oft übervorsichtig und entwickeln ein ausgeprägtes Vermeidungsverhalten. Das verhindert möglicherweise, dass sie neue, positive Erfahrungen machen können, z.B. bisher ungeahnte eigene Fähigkeiten zu entdecken oder unerwartet Hilfe und Unterstützung von anderen, manchmal auch fremden Personen zu erfahren. Deshalb wenden wir uns dem folgenden Thema zu, dem Loslassen.

Vom Festhalten zum Loslassen

Loslassen bedeutet bei chronischen Schmerzen erst einmal

- sich mit den eigenen Ängsten auseinanderzusetzen (Was könnte ich verlieren, wenn ich mich verändere und alte Wege verlasse? Wie realistisch sind die Befürchtungen? Wie schlimm wäre es, wenn sie wirklich einträten? Was könnte ich gewinnen, wenn ich den ersten Schritt wage?).
- den Gedanken an ein lebenswertes Leben mit dem Schmerz zuzulassen, auch wenn die Vorstellung erst einmal weh tut.
- sich von der Erwartung eines schmerzfreien Lebens zu lösen.
- zu klären, wovon man sich schon lange lösen wollte (z.B. von Gedanken, Verhaltensweisen, Kontakten, Erinnerungen).
- neugierig (statt ängstlich) mit dem persönlich Wichtigsten zu beginnen.
- sich trotz Unsicherheit auf neue Denk- und Verhaltensweisen einzulassen.
- es auszuhalten, dass man sich dann anfangs fremd ist.

- innezuhalten, um Gedanken zu erkennen, die am Umsetzen der Vorsätze hindern wollen.
- diese Gedanken loslassen zu lernen, zum Beispiel mit einem bewussten Ausatmen.
- mutig weiter zu üben, auch auf das Risiko hin, die eine oder andere „Ehrenrunde“ zu drehen.
- sich selbst für die eigenen Anstrengungen in Richtung „Loslassen und Veränderung“ zu loben, eventuell auch zu belohnen.
- wohlgemeinte, ungebetene Ratschläge und Unkenrufe („das wird doch sowieso nichts“) kritisch zu hinterfragen und gegebenenfalls zu ignorieren.

Es braucht Zeit und Freiraum, damit Ideen für eine neue Lebensgestaltung entstehen können. Dann kann auch der Augenblick kommen, an dem man bereit ist, die Perspektive zu wechseln und Neuland zu betreten (Beispiele siehe Tabelle 3-1).

Tabelle 3-1: Perspektivenwechsel

Statt	heißt es dann zum Beispiel
„Ich bin einfach ein Pechvogel.“	„Manchmal bin ich ein richtiger Glückspilz!“
„Das wird nie mehr anders.“	„Was kann ich mir jetzt Gutes tun?“ „Womit kann ich mich jetzt verwöhnen?“
„Ich fühle mich hilflos.“	„Ich weiß mir zu helfen; auch Hilfe holen gehört dazu.“
„Ich kann einfach nichts.“	„Ich bin bereit dazuzulernen.“
„Ich bin zu dumm.“	„Ich entdecke mein Potenzial und vertraue immer mehr darauf.“
„Ich bin für andere ein Klotz am Bein.“	„Ich mache mit, solange ich kann, aber ich ziehe mich zurück, wenn ich es brauche. Und das kommuniziere ich schon vorher.“
„Ich falle immer unangenehm auf.“	„Ich versuch's mal anders.“
„Ich darf nicht Nein sagen, sonst ...“	„Mein eindeutiges ‚Nein‘ ist Selbstfürsorge und schafft Klarheit. Das kann die anderen sogar entlasten.“
„Was ich mache, muss 100 % richtig sein, egal wie schlecht es mir geht.“	„Ich überlege und bespreche, wem ich die Aufgabe im Notfall übergeben kann.“
„Bei mir gibt es keine Halbheiten, trotz der Schmerzen.“	„Ich teile mir meine Arbeit gezielt ein und mache, wo es geht, kleine Pausen. Wenn ich starke Schmerzen habe, kann ich auch mal was liegen lassen.“

Perspektivenwechsel

Neue Spielräume eröffnen

Loslassen heißt: Es können sich neue Spielräume eröffnen. „Spielen, spielerisch herangehen" – wie geht es Ihnen mit diesem Gedanken? In jedem Fall braucht das „Loslassen" Übung. Und wenn Sie es genau betrachten, muss man für jedes neue Ausprobieren bisherige Gewohnheiten loslassen. Vielleicht sind Sie ja schon mittendrin, ohne dass es Ihnen bewusst ist.

Sie probieren

- Selbsthilfetechniken,
- Bewegungs- und Entspannungsübungen,
- eine andere Ernährungsweise,
- den Perspektivenwechsel in schwierigen Situationen und Sie
- beleben alte Kontakte oder knüpfen neue.

Sich aus bisherigen Bewertungs- und Verhaltenszwängen zu lösen ist ein wesentlicher Beitrag zum Überschreiben des Schmerzgedächtnisses. Mit der ganzen Aufmerksamkeit auf Entdeckungsreise gehen, mutig Neuland betreten, und dabei Ihren eigenen, in Ihnen angelegten Fähigkeiten vertrauen – das sind gute Voraussetzungen für neues Lernen – und darauf kommt es an.

Tagebuch Franzi

4. Februar 2020

Jetzt ist das passiert, was ich mir schon lange gewünscht habe. Die Schmerzen sind in den Hintergrund getreten. Das ist ja an sich wundervoll und könnte mich zu Luftsprüngen veranlassen. Doch ich kann nicht in die Luft springen. Ich fühle mich jetzt leer und unsicher. So ähnlich stelle ich es mir bei einem Raucher vor: er hat mit dem Rauchen aufgehört und braucht jetzt einen Ersatz, um das Fehlende zu kompensieren.

So geht es mir auch. Es gibt jetzt eine Lücke in mir, die ich füllen darf. Ich weiß noch nicht, womit ich sie füllen möchte, was ich mir erlauben werde. Viele Dinge fallen mir ein, die ich wegen der Schmerzen lange Zeit nicht mehr oder nur eingeschränkt tun konnte: malen, zeichnen, schreiben, tanzen, entspannen, lesen, nichts tun, in der Gegend herumschauen, mich mit Freunden treffen, mich mehr bewegen … ach, was ich alles tun könnte. Aber im Moment spüre ich in erster Linie Nervosität, Unruhe und Unsicherheit. Es fühlt sich so neu an!

Raum für eigene Gedanken/Notizen zu diesem Kapitel

Etappe 6 – Vertrauen

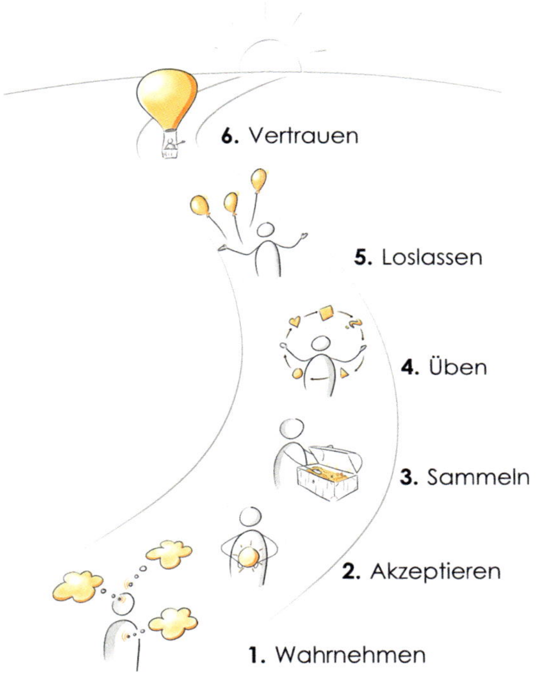

Tagebuch Franzi

Tag 17, 6. Februar 2020

Langsam naht das Ende der Zeit in der Schmerztagesklinik. Drei Therapietage, jeweils im Abstand von drei oder vier Tagen, liegen noch vor mir. 18 Tage durfte ich bereits erleben. Ich habe Lust auf einen kleinen Rückblick. Und auf einen Ausblick. Was jedoch viel wichtiger ist, ist das „Jetzt". Im Augenblick geht es mir gut. Im Moment bin ich schmerzfrei. Und dafür bin ich unendlich dankbar. Ich erwarte nicht, dass es für immer und ewig so bleibt. Aber jetzt ist das so und das zählt!

Ich sitze in dem Café, in dem ich während der Therapie des Öfteren auf den Zug gewartet habe. Ich lasse mich auf die Situation ein, auf die Geräusche, die Menschen, auf meinen Atem, auf meine Gefühle. Dass es mir gerade gut geht, liegt auch daran, dass ich geübt und Neues gelernt habe. Ich kann den Schmerz inzwischen wie eine vertraute Freundin betrachten. Sie warnt mich, wenn ich mir zu viel zumute: „Lass dir Zeit", „Mach langsam", „Nimm dir Zeit für dich", „Tue dir was Gutes", „Mach eine Pause", „Halte inne",

„Atme" – sie meint es gut mit mir. Wenn ich sie überhöre oder gar ignoriere, wird sie lauter und lauter, bis ich nicht mehr weghören kann. Dann ist der Schmerz so mächtig und überwältigt mich, dass ich eine Pause machen muss, eine Zwangspause. Also ist es meine Aufgabe, auf die leisen Schmerzsignale zu achten und zu agieren, bevor sich der Schmerz wieder in den Vordergrund drängt. Mehr und mehr lerne ich zu erkennen, ob ich zu viel von mir will oder zu schnell arbeite. Inzwischen ist mir bewusst, dass ich mir den Druck selbst mache. Ich erwarte zu viel von mir und erlaube mir kaum Schwächen. Woher das kommt, warum es so ist? Oft habe ich mich und andere gefragt. Keiner weiß es. Langsam beginne ich zu verstehen, dass es nicht darum geht, woher der Schmerz kommt, sondern wozu er mich auffordert.

Mein Selbstexperiment: Ich ersetze meinen alten Glaubenssatz „ich muss dieses oder jenes schaffen" durch „ich erlaube mir, dieses zu machen und nehme mir die Zeit dafür". Die Fragen, die mich jetzt beschäftigen lauten: Wie soll das im Alltag gehen? Wann habe ich Zeit dafür? Was sagen meine Kollegen dazu? Was hält mein Partner davon? Wie reagieren Freunde auf mein neues Verhalten? Wer erledigt wann und wie das, was liegen bleibt? Wie viel Zeit braucht das alles? Und wann soll ich das machen? Woher soll ich die Energie dafür nehmen? Eine Frage gibt der nächsten die Hand. Frau Döbrich hatte hierzu eine anregende Antwort. Sie sagte: „Genau die gleichen Fragen können Sie sich auch stellen, wenn sie weitermachen wie bisher. Sie brauchen doch auch Zeit und es kostet zusätzliche Energie, um zu den Ärzt*innen und Therapeut*innen zu gehen. Manchmal bleibt nichts anderes als sich hinzulegen oder Sie fallen komplett aus. Im Grunde war es vorher genauso zeitaufwendig – nur Ihre Bewertungs- und Verhaltensweise war anders." Wie recht sie hat! Viele Stellhebel habe ich im Laufe der Zeit entdeckt, die ich zuvor nicht sehen konnte. Zu Beginn der Therapie habe ich Tränen vergossen, weil ich mir in meinem Alltag eine Balance zwischen Anspannung und Entspannung nicht vorstellen konnte. Mittlerweile macht es mir richtig Spaß, erfinderisch zu sein und immer wieder neue Möglichkeiten zu entdecken. Ein einfaches Beispiel hierzu: Die Empfehlung, hin und wieder ein Fußbad zu nehmen, hielt ich für gar nicht oder nur selten durchführbar. Alle möglichen Gegenargumente fielen mir dazu ein: keine Zeit, zu aufwendig – ich habe Wichtigeres zu tun – andere Dinge müssten dann liegen bleiben – Angst, dass unsere kleinste Tochter die Fußwanne umschütten würde – ich könnte ja doch nicht abschalten, wenn daneben die Kinder quengeln, weil ich mich um mich selbst kümmere – das bringt sowieso nichts – in der Zeit mache ich lieber Sport – und so weiter und so fort. Mir fielen so viele Gegenargumente ein, dass es unmöglich schien, je ein Fußbad durchzuführen. Eines Abends saß ich im Bad neben unserer Kleinsten, die gerade in der Baby-Badewanne vergnügt quietschte. Da kam mir der Gedanke: Warum sitze ich eigentlich nur daneben und schau zu? Ich könnte doch meine Füße zu ihr in die Wanne stecken. Es war ein guter Gedanke. Die Kleine amüsierte sich prächtig über meine nackten Füße in ihrem Badewasser. Meine wackelnden Zehen dienten ihr als hervorragendes Spielzeug – es war für uns beide eine Win-Win-Situation.

Noch zwei Tage bis zum Ende der Schmerztagesklinik

Nach jedem Ende beginnt auch ein neuer Anfang. Jetzt kommt die Zeit, in der ich umsetzen kann, was ich gelernt habe. Ich will herausfinden, wie sich das Lebensgefühl verändert, wenn ich mehr für mich selbst sorge, mich um mich kümmere und mir schenke, was mir guttut. Es ist einiges, das ich verändern kann. Inzwischen bin ich auch überzeugt, dass sich das dann nachhaltig auf mein Schmerzempfinden auswirken wird. Es genügt, auf die kleinen Hinweise meines Körpers zu achten. Oft braucht es dann nur kleine Verhaltensänderungen, damit ich mich wieder besser fühle.

Und wenn ich das mal nicht frühzeitig bemerke und sich deshalb ein stärkerer Schmerz in mir aufbaut? Dann kann ich mit den erlernten Selbsthilfe-Anwendungen für Linderung sorgen. Meine Gedanken beschäftigen sich mit Lösungsmöglichkeiten und ich finde so auch aus meinem Tief heraus.

Um zu wissen, was ich brauche, kann ich …

… nachspüren was ist, innehalten und bewusst atmen, auf meine Liste der Möglichkeiten schauen; eine auswählen, die zu meinen Beschwerden und den zeitlichen Gegebenheiten passt und diese anwenden.

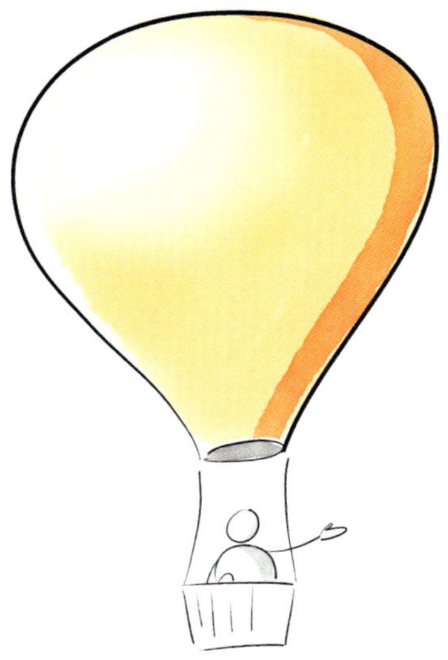

Wenn gar nichts hilft, werde ich …

… etwas anderes versuchen, z.B. mich bewegen und lockern, mit meinem Mann reden, mit einer Freundin telefonieren und dabei über ein anderes (mir wichtiges) Thema sprechen, einen Arzt kontaktieren.

Darum geht es in dieser Etappe

Vertrauen – wagen

Vertrauen – wagen

Vertrauen? Bei chronischen Schmerzen scheint das manchmal unmöglich. So große Hoffnungen in Ärzt*innen und Therapeut*innen. Zu viele Enttäuschungen: vom Körper, von den Medikamenten und letzten Endes erfolglosen Therapien. Vertrauensverlust auf vielen Ebenen. Und jetzt auch noch – wie im Bild – einfach abheben? Nein! Aber schön wäre es schon! Sich so leicht fühlen, alles von oben sehen, die ganze Übersicht haben. Wissen, wie man den Ballon richtig navigiert, an Höhe gewinnt und irgendwann wieder sicher landet. Zwischendurch nur schauen, soweit das Auge reicht, zuschauen wohin der Wind einen trägt – eine herrliche Vorstellung. Klar, dafür braucht es einen erfahrenen Kapitän! Einen der das Know-how hat, der‘s gelernt hat. Sie könnten das werden. Wir sind ja gemacht für lebenslanges Lernen. Sind Sie bereit dazu?

Zurück zu diesem fast schon altmodischen Wort „Vertrauen“. Es bedeutet, in einer Beziehung zu stehen, in der etwas hin und her fließt. Da gibt es also eine Person, die Vertrauen schenkt und eine die es annimmt. Zum Vertrauen gehören folglich immer zwei. Sowohl der Beziehungs- als auch der Vertrauensaufbau braucht ein ständiges Hin und Her, ein nicht nachlassendes Bemühen, die andere Seite zu erreichen. Erst wenn dies nicht oder nicht mehr gelingt, leiden Beziehung und Vertrauen, sie bröckeln. Ganz von selbst entsteht es nicht, wenn wir einmal vom Urvertrauen absehen, mit dem wir auf die Welt kommen. Es wächst oder schrumpft durch unsere Erfahrungen im Allgemeinen und mit bestimmten, uns wichtigen Personen im Besonderen. Das Ergebnis ist eine Mischung aus den Erinnerungen an bestimmte Erlebnisse und den Gefühlen, die wir damit verbinden. Je nach Erlebtem reagieren Menschen in bestimmten Situationen eher offen und vorbehaltlos oder ihrem Schutzbedürfnis entsprechend eher misstrauisch. Sie sind skeptisch und zweifelnd gegenüber

- dem eigenen Potenzial, der eigenen Person,
- der Natur, auch vielen Tieren,
- den sozialen, wirtschaftlichen und politischen Gegebenheiten und Entwicklungen im eigenen Land oder gegenüber
- spirituellen Erfahrungen.

Überall ist Vorsicht geboten.

Manchmal bleibt ein schier unumstößliches Denk- und Verhaltensmuster. Die eine Person vertraut niemandem (mehr), die andere bleibt einfach „vertrauensselig“, trotz gelegentlicher Enttäuschungen.

Wie ist das nun in der Beziehung zu uns selbst, zu unserem Körper, zu unseren Gefühlen, zu unseren Fähigkeiten und Fertigkeiten? Hier wechseln oft die Rollen. Mal schenken wir unserem Körper Vertrauen, mal misstrauen wir ihm. Auf der anderen Seite: Wie sehr kann der Körper sich auf uns und einem achtsamen Umgang mit ihm verlassen, uns vertrauen? Viele chronische Schmerzpatient*innen beklagen, dass sie sich auf ihren Körper nicht mehr verlassen können. Er funktioniert nicht mehr! Die Vertrauensbeziehung ist gestört. Er geht eigene Wege. Aber ohne ihn kommt man auch nicht weiter. Also was nun? Die erste Frage lautet: „Wie gut kenne ich meinen Körper noch, seine Bedürfnisse, meine Bedürfnisse?“ Das hat früher vielleicht nicht interessiert, als er noch funktionierte, als auf ihn Verlass war. Kann sein, dass er auch damals schon „gesprochen“, Signale gesendet hat. Diese konnten überhört und ignoriert werden. Er machte ja trotzdem weiter. Bis vor einiger Zeit. Und jetzt: Streik! Die Vertrauensbasis ist dahin. Fragen Sie sich manchmal: „Ist mein Körper mein Freund oder mein Feind?“ Da stellt sich die Frage, ob ich gerne mit mir befreundet wäre. Wie wäre es damit, aufeinander zuzugehen? Sich neu kennenzulernen?

Buchtipp

Seemann H. Mein Körper und ich – Freund oder Feind? 6. Aufl. Stuttgart: Klett-Cotta; 2021

Vertrauen zum Körper aufbauen heißt …

… die Sprache des Körpers verstehen lernen

Das ist nicht immer leicht. Manche „Worte“ haben inzwischen eine andere Bedeutung, z. B. der chronische Schmerz. Er warnt nicht mehr vor Gewebeschädigung, er warnt vielleicht vor zu viel Passivität, vor zu wenig Pausen, vor mangelnder Kommunikation, fehlenden sozialen Kontakten, zu viel Verantwortung, usw.

… ihm zutrauen, dass er lernfähig ist

Lernen fällt dann am leichtesten, wenn das zu Lernende interessiert, wenn der erwartete Zugewinn für diese Person erstrebenswert und wertvoll erscheint und wenn die Atmosphäre, der „Umgangston“, das Lernen fördert. Dann wächst auch die Anstrengungsbereitschaft, die dafür notwendig ist. Nicht zu vergessen: Manchmal hängt die Lernfähigkeit auch von der Tageszeit ab. Auch der Körper kann umlernen, sein aktuelles „Programm“ über- oder neu schreiben, wenn es die Situation verlangt. Man braucht Geduld und Vertrauen in ihn und die Bereitschaft, ihn auf den verschiedenen Ebenen so gut wie möglich zu unterstützen. Dann ist er in der Regel auch in der Lage, sein bisheriges Programm zu „überarbeiten“ und seine Funktions- und Regulationsfähigkeit zu verbessern. Bei chronischen Schmerzen bedeutet das zum Beispiel, die körpereigene Schmerzdämpfung wieder zu aktivieren, die Konzentrationsfähigkeit und Belastbarkeit zu erhöhen. Regelmäßiges Anstoßen (Üben), aber auch Gelassenheit ist gefragt, gerade wenn er nicht sofort das „gewünschte Programm“ findet. Es kann eben etwas dauern, bis er ein neues geschrieben hat. Die Beziehung zu unserem Körper ist keine auf Zeit, sondern zeitlebens. Ist es folglich nicht sogar zwingend, sich ihm gegenüber als vertrauenswürdig zu erweisen und ihm in gleicher Weise Vertrauen zu schenken? Damit sich beide wieder aufeinander verlassen können. „Ich mag mich mit all meinen Seiten.“ So begrüßte sich eine Patientin jeden Morgen im Spiegel mit einem Lächeln. Und sie ergänzte folgenden Satz: „Ich kenn‘ dich zwar nicht gut, aber ich mag dich!“

… seine Möglichkeiten und Fähigkeiten neu entdecken

Den Körper fordern, ohne ihn zu überfordern, indem Sie

- neue Bewegungs- und Sportarten ausprobieren.
- das Ausdauertraining herausfinden, bei dem Sie sich am wohlsten fühlen.
- testen, ob Sie für den Kraftaufbau lieber ein Fitnessstudio aufsuchen oder andere Möglichkeiten, wie z. B. Hatha-Yoga entdecken.
- den bisher gewohnten Tages- und Wochenrhythmus (aufstehen, zu Bett gehen, Essenszeiten, berufliche, sportliche und soziale Aktivitäten, Hobbys) überdenken und gegebenenfalls verändern.
- nachspüren, was noch passt, was sich schon länger falsch anfühlt und was Sie selbst ändern wollen. Mit kleinen Schritten beginnen.

… seine Grenzen herausfinden und respektieren

Herausfinden heißt: „Ich berühre die Grenze“ oder „Ich gehe bis an die Grenze und spüre sie“. Wer oftmals über seine Grenzen gegangen ist und dies schmerzhaft erfahren musste, entwickelt leicht ein neues Konzept. Jetzt geht man nicht mehr bis an die Grenze, denn „Ich weiß schon im Voraus, dass ich dafür büßen muss.“ So werden Sie dann auch nicht erfahren, dass sich körperliche Grenzen laufend verändern, mal näher, mal weiter entfernt sind.

Ihren aktuellen Standort können Sie nur herauszufinden, wenn Sie achtsam die Signale des Körpers wahrnehmen,

- die zunehmende Spannung, eventuell beginnendes Muskelzittern,
- Veränderungen in der Körperhaltung, sich z. B. krümmen oder überstrecken,
- eine schnelle, oberflächliche, manchmal auch Pressatmung oder Atempausen,
- ein zunehmendes Herzklopfen, manchmal bis zum Hals spürbar,

und die Zeichen dann auch respektieren. Bildlich gesprochen: stehenbleiben.

… seine Bedürfnisse wahrnehmen

- Gelüste zeigen manchmal an, was der Körper im Augenblick braucht (nicht zu verwechseln mit den Ernährungsgewohnheiten):
  - Frisches für mehr Vitamine?
  - Gegartes für Wärmebedürfnis?
  - Herzhaftes, Fleisch für Eiweiße?
  - Süßes für Kohlenhydrate?
- Nervosität und Frieren kann z. B. das Bedürfnis nach Bewegung signalisieren. Jetzt gilt es herauszufinden, welche Bewegung und wie viel.
- Ein Leistungs- und Konzentrationsabfall kann ein Ruhe- und Entspannungsbedürfnis anzeigen.
- Tagträume von „verwöhnt werden“, „genießen dürfen“ können Signale nach körperlicher Zuwendung sein. Wie wäre es mit entspannender Körperpflege, z. B. einem Bad, Sauna- oder Hamam-Besuch, oder körperlicher Nähe und Sexualität? Lassen Sie einfach Ihre Fantasie zu.

Vertrauen ins Leben heißt …

Für Menschen, die viele Enttäuschungen erlebt haben, wird folgender Spruch oft zum Leitmotiv:

„Vertrauen ist gut, Kontrolle ist besser“.

Und doch weiß jeder, dass das Leben nicht planbar, nicht kalkulierbar ist, wohl aber in Maßen von uns selbst gestaltet werden kann und auch mit seinen Krisen und Herausforderungen lebbar ist. Gerade, wenn der Fokus so sehr auf dem Nicht-Gelungenen, auf den Enttäuschungen, auf dem Schmerzhaften liegt, entgehen der Aufmerksamkeit leicht das Erfreuliche, das Unerwartete oder auch selbst herbeigeführte Glücksmomente. Und wenn es doch registriert wird, dann als etwas Selbstverständliches: „Das habe ich mir verdient."

… die Geschenke im Alltag entdecken

Ich drehe den Scheinwerfer einmal in eine andere Richtung und beleuchte die Dinge, die uns das Leben einfach so schenkt, zum Beispiel:

- einen Freund, eine Freundin, der oder die gerade zur rechten Zeit kommt, ganz nach dem Motto „dich schickt der Himmel"
- die wieder spürbare Kraft und Lebensenergie, z. B. nach einer Krankheit
- etwas subjektiv Wertvolles, das verloren schien, taucht plötzlich wieder auf
- große und kleine, nicht planbare Glücksmomente in der Natur, im Familien- und Freundeskreis
- plötzlich die Lösung für ein Problem finden, das unlösbar schien oder: das Problem löst sich „ganz von selbst"
- das Glücksmoment, wenn sich zwei Menschen finden
- das unbeschreibliche Gefühl, wenn ein Kind geboren wird und von nun an jeder kleinste Entwicklungsschritt ein Wunder ist

… Dankbarkeit empfinden

Achtsam unterwegs sein heißt, diese Momente bewusst wahrzunehmen. Manchmal stellt sich dabei ganz von selbst das Gefühl einer tiefen Dankbarkeit ein. Psychologische Studien belegen, dass Dankbarkeit maßgeblich zur seelischen Gesundheit beitragen kann. In einem Artikel der Techniker-Krankenkasse ist Folgendes zu lesen [7]: „Wer dankbar ist, leidet weniger unter Angst, Ärger, Stress, Schlafstörungen, körperlichen Krankheitssymptome und Depressionen."

Dankbare Menschen sind zufriedener und entspannter. Sie vertrauen dem Leben und seinem Sinn – auch in schwierigen und herausfordernden Situationen. Wie Sie schon an anderer Stelle in diesem Buch lesen konnten, ist unser Gehirn nicht Multitasking-fähig. Das bedeutet also: Wenn das Gehirn gerade Dankbarkeit empfindet, kann es nicht gleichzeitig negative Gefühle wie Angst und Ärger verarbeiten. Dankbarkeit löst auch ein Gefühl der Verbundenheit aus und unterstützt so das soziale Miteinander.

Aber wie ist es für Menschen in Krisensituationen oder bei chronischen Schmerzen? Auch sie haben den Wunsch nach einem wert- und sinnvollen Leben. Aber vertrauen? Ist möglich! Nach Aaron Antonovsky, einem israelischamerikanischen Soziologen, sind für die Gesundheit ganz allgemein drei Aspekte wichtig:

- das Gefühl, die Zusammenhänge des Lebens verstehen zu können
- das Gefühl, das eigene Leben „handhaben“, bewältigen zu können
- das Gefühl der Bedeutsamkeit oder Sinnhaftigkeit des Lebens

Antonovsky spricht insgesamt vom Kohärenzgefühl. Für meine Patient*innen übersetze ich es mit „Sich ins Leben eingebunden fühlen“ [8], [9]. Das bedeutet, sich mit dem Leben, der Welt, in der wir leben auseinanderzusetzen und den eigenen Fähigkeiten für eine gelingende Lebensbewältigung und -gestaltung zu vertrauen.

Wenn Sie bis hierher unser Buch gelesen haben, dann wissen Sie, dass wir Ihnen das alles zutrauen. Und wie steht es mit Ihnen? Trauen Sie es sich selbst auch zu?

Tagebuch Franzi

11. Februar 2020, Motivationstraining mit Frau Döbrich

Frau Döbrich will eine Atemübung für uns anleiten und durchführen. Genau in diesem Moment startet ein Presslufthammer. Ihre entspannte Reaktion darauf: „Gerade jetzt beginnt der Lärm! Das ist wie im richtigen Leben.“ Ich bewundere ihre Gelassenheit. Sie hat diese besondere Gabe, Störungen in den Alltag zu integrieren und den positiven Aspekt aufzuzeigen. Solche Störungen nimmt sie gerne als Übungsfeld – für sich selbst und für uns als Gruppe. Diese Inspiration ist für mich ein Geschenk! Danach erzählte ein Mitpatient von seinem neuesten Erfolg: „Ich springe nicht mehr über jedes ‚Steckerl‘, dass mir einer hinhält!“

Renate Döbrich:

Tipp: Vielleicht stecken Sie sich als Erinnerung für den Alltag ein kleines „Steckerl“ in die Hosentasche.

12. Februar 2020, vorletzter Therapietag

Um mein Gehirn an mehr Flexibilität zu gewöhnen, ändere ich nun einige alltägliche Gewohnheiten. Beim Treppensteigen nehme ich inzwischen zum Beispiel die erste Stufe mit dem linken Fuß. Sonst habe ich immer den rechten verwendet. Genauso beim Fahrradfahren: Ich starte mit dem linken Fuß. Den Rucksack setze ich mit der linken Hand auf den Rücken und auch das Zähneputzen geht mit links. Manchmal wechsle ich auch rechts und links ab.

Eine persönliche Notiz: Fußschmerz nach Joggen und Gleichgewichtsübungen – war genau richtig zum Lernen. Ich habe es geschafft, ohne Medizin wieder rauszukommen. Da klopfe ich mir selbst auf die Schulter. Überhaupt bin ich sehr stolz auf mich! Heute ist mein Freude-Tag.

Heute fühle ich mich in meiner Haut so richtig wohl. Im Moment bin ich schmerzfrei. Es ist schön, mich so zu erleben. Es tut gut und ich freue mich darüber. Jetzt kann ich mir vorstellen, mich weiterhin genauso um mich zu kümmern wie in den letzten Wochen. Mein Schmerz ist inzwischen an einer ziemlich langen Leine. Ich kann mich darauf verlassen, dass er wieder näherkommt, wenn ich das brauche. Ich wünsche mir, dass er an der ganz langen Leine bleiben kann. Das heißt: Ich sorge besser für mich und meine Bedürfnisse – **auch ohne Schmerz.** Der Schlüssel für mehr Wohlgefühl ist die Selbstwahrnehmung. Sie ist fast immer und überall möglich. Es ist oft meine Entscheidung, sie auch zuzulassen oder zu ignorieren. Es braucht nur zwei bis drei Atemzüge, um nachzuspüren, wie es mir geht. Dann kann ich beobachten, ob und wo ich angespannt bin, ob ich gereizt oder verärgert bin. Vielleicht wird mir in diesem Moment bewusst, dass ich eine Pause brauche. All das kann ich tun, bevor der Schmerz näher kommt, als es mir lieb ist. Er darf an der langen Leine bleiben.

Letzter Tag, 14. Februar 2020, Valentinstag

Ein Mann, mit dem ich in den letzten Wochen des Öfteren am Bahngleis auf den morgendlichen Zug gewartet hatte, kam eine Minute vor Abfahrt des Zuges die Treppe hinauf. Ich lächelte ihn an und sagte „Guten Morgen". Er kommentierte: „Das hat ja gerade noch gepasst." Ich antwortete: „So ging's mir vor zwei Tagen auch: Ich ging ganz entspannt zum Zug und war trotzdem pünktlich da." Er: „Ja genau, ganz entspannt. Ihnen ein schönes Wochenende." Ich: „Danke, Ihnen auch. Und von der Entspannung nehme ich mir jetzt etwas mit."

Der Zug kam heute sehr pünktlich in Rosenheim an.

8:58 Uhr: Ausstieg aus dem Zug. Ich fühlte mich glücklich, entspannt und leicht. Irgendwie leichter als sonst.

8:59 Uhr: Ich stand an der Ampel und neben mir zufällig wieder der Mann, der mir den Entspannungsimpuls mitgegeben hatte. Ich stand schräg hinter ihm, mein Blick fiel auf seinen Rucksack, der meinem eigenen Rucksack ähnelte. Ich musste grinsen. Er grinste zurück. Ich dachte darüber nach, dass er wohl auch so einiges im Gepäck haben musste. Sein Rucksack sah jedenfalls schwerer aus als meiner. Durch die Gedanken über seinen Rucksack spürte ich, dass sich mein eigener Rucksack heute besonders leicht anfühlt. Als hätte ich gar keinen Rucksack auf den Schultern!

9:00 Uhr: Die Ampel schaltete auf Grün. Wir gingen los. In dem Moment bemerkte ich, dass ich tatsächlich gar keinen Rucksack auf den Schultern hatte. Ich musste ihn im Zug vergessen haben. Ich wusste, dass der Zug, mit dem ich gekommen war, um 9:01 Uhr nach München weiter fuhr. Mit raketenähnlichem Antrieb rannte ich – gefühlt um mein Leben – zurück zum Zug. In gleicher Geschwindigkeit rasten tausend Gedanken durch meinen Kopf. Hoffentlich ist der Zug noch da. Hoffentlich ist der Rucksack noch da. Was, wenn ich den Rucksack im Zug hole, sich die Tür hinter mir schließt und ich ungewollt mitfahren muss?

In kürzester Zeit war ich mit meinen Beinen zum Zug „geflogen". Sie hatten mich quasi überholt. Mein Herz fiel schier aus meiner Brust vor lauter Klopfen. 9:01 Uhr Ankunft vor dem Zug. Die Zug-Tür ist noch offen. Juhuu! Ich rannte hinein, zurück zu meinem Platz. Der Rucksack lag ganz entspannt da. Danke! Ich schnappte ihn mir und rannte zurück zur Tür. Die Zeit rannte mit. Ich hörte: „zurückbleiben bitte!" – die Tür schloß sich. Ich drückte auf den Öffner – wartete, hofftee, betete – die Tür ging nochmal auf, ich rannte raus, der Zug fuhr ab.

Danke, dass ich mir diese Aktion überhaupt zugetraut habe und dass es mir gelungen ist! Danke Füße, Beine und Kopf!

Raum für eigene Gedanken/Notizen zu diesem Kapitel

Etappe 7 – Leben

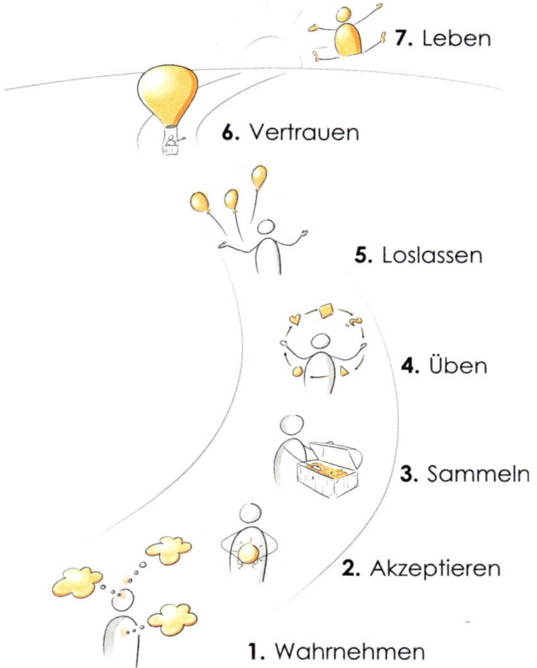

Tagebuch Franzi

3. März 2020

Seit Abschluss der Therapie in der Schmerztagesklinik habe ich nicht mehr geschrieben. Ob ich mir einfach keine Zeit dafür genommen habe oder einfach zu viel los war? Hatte mich der Alltag „voll im Griff" oder wollte ich selbst alles „voll im Griff" haben?

In der ersten Woche nach der Therapie habe ich mich förmlich überschlagen. Im Nachhinein fühlt es sich an, als hätte ich nachholen wollen, was ich in all den Monaten und Jahren verpasst habe. Ich wollte aufräumen, Mails schreiben, Termine machen, Projekte bearbeiten, Telefonate führen, Anfragen beantworten. Ich konnte förmlich in einem Meer von Aufgaben baden. Bald merkte ich, dass es gar nicht möglich war, all das zu bewältigen. Meine Erwartung, jetzt wieder Vollgas geben zu können (oder zu müssen), wurde schnell durch die mangelnde körperliche und konzentrative Leistungsfähigkeit enttäuscht. Ich nahm wahr, dass es mir nicht guttat, so schnell zu starten. Ich musste erkennen, dass es jetzt meine Aufgabe war, das während der

Therapiezeit Erlernte in meinen Alltag zu integrieren. Und das bedeutete: nicht von heute auf morgen und schon gar nicht von jetzt auf gleich. Es würde Zeit brauchen. Und Geduld. Nicht nur für mich, sondern auch für meine Familie, meinen Mann, meine drei Kinder. Ich konnte und kann mich schließlich nicht nur um meine Bedürfnisse kümmern. Also musste ich mit meiner Familie, meinen Kolleginnen und Freundinnen erst einmal reden, sie informieren was für mich wichtig ist, um schmerzfrei oder zumindest schmerzarm leben zu können. Ich wusste noch nicht so recht, ob, wann und wie das umsetzbar sein würde. In mehreren ausführlichen Gesprächen mit meinem Mann erarbeiteten wir, wie wir schrittweise unseren Alltag und unseren gesamten Lebensablauf umgestalten können. Wir sind beide beruflich selbständig. Eine soziale staatliche Unterstützung konnte ich und können wir nicht erwarten. Ich wollte bei meiner Selbständigkeit bleiben und dafür neue Wege finden.

Zuerst vereinbarten wir, dass ich mir jeden Tag eine Stunde Zeit für Sport/Bewegung nehmen werde. Mein Mann sagte mir zu, in diesen Zeiten die Kinder zu übernehmen. Die Kleinste – eineinhalb Jahre alt – geht in keine Kindertageseinrichtung, ist also rund um die Uhr in unserer Obhut. Ich kündigte meine ehrenamtlichen Tätigkeiten. Anschließend nahm ich mit meinen Kunden Kontakt auf, um neue Konditionen zu vereinbaren. Mein altes Leben veränderte sich plötzlich. Es fühlte sich und fühlt sich immer noch so an, als wären wir in einem ganz neuen Leben gelandet. Bildlich gesprochen fühle ich mich noch wie ein rohes Ei, das nicht weiß, ob aus ihm ein Küken schlüpft oder ein Frühstücksei entsteht.

Heute ist noch sehr viel von dem, was unser neues Leben betrifft, völlig im Unklaren. Ich weiß noch nicht, ob die langjährigen Kunden meine neuen Bedingungen akzeptieren werden. Ich weiß noch nicht, ob der Verein ohne meine ehrenamtliche Mitarbeit weiter bestehen kann. Ich weiß noch nicht, wie mein Mann und ich unsere weitere Existenz sichern können und gleichzeitig unsere Gesundheit und Zufriedenheit behalten. Was ich aber weiß ist, dass ich nicht wie früher weitermachen kann – und es auch nicht mehr will. Alles was ich tue, richte ich ab jetzt danach aus, ob es mit meiner Gesundheit zu vereinbaren ist. Meine Gesundheit ist mein höchstes Gut.

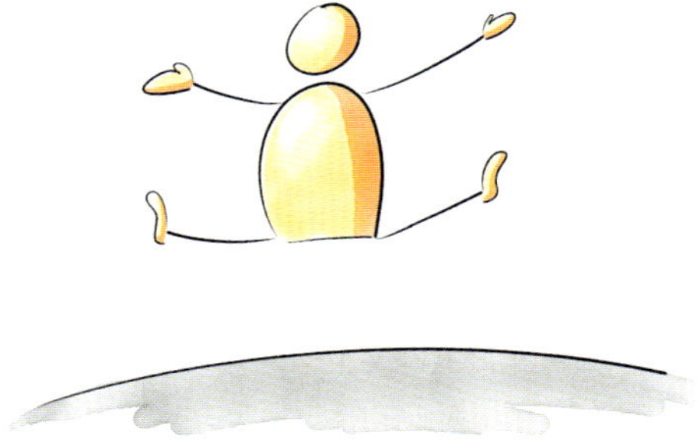

Renate Döbrich:
Als Therapeut*innen wissen wir nicht, was die Patient*innen aus unseren Impulsen mitnehmen und wie sie damit ihren Alltag verändern können. Es ist für mich ein besonderes Geschenk, durch das gemeinsame Buch an Franzis weiterem Weg ein wenig teilhaben zu können. An manchen Stellen in ihren Aufzeichnungen vom 3.3.2020 ist gut zu erkennen, wie mächtig die alten Muster sind. Es kostet an manchen Tagen viel zusätzliche Energie, um auf der neuen Spur zu bleiben oder wieder auf sie zu kommen. Aber jeder noch so kleine Erfolg liefert einen gehörigen Energie- und Motivationsschub.

Darum geht es in dieser Etappe

Leben – mit all seinen Facetten!

Leben – mit all seinen Facetten!

Wir haben keine allgemein gültige Anleitung für ein sinnvolles und zufriedenes Leben. Nur eine Idee: Das Leben könnte – auch mit chronischen Schmerzen – bunt sein; mit dem ganzen Farbspektrum, hell leuchtend, dunkel, gedämpft, changierend (Abbildung 3-15).

Am Ende dieser Etappe finden Sie ein leeres Schaubild der Lebensaspekte („Lebensrad"), in dem Sie Ihre eigene Lebenssituation reflektieren können.

Manchmal ist es wie in der Mode: Andere scheinen zu bestimmen, welche Farben in meinem Leben dominieren. Ohne dass es mir bewusst ist. Farben der Unzufriedenheit, des Manipuliert-Werdens, des Sich-ausgeliefert-Fühlens, der Selbstzweifel und der Hilflosigkeit füllen den Alltag. Und manchmal kommt der Augenblick, in dem einem all das bewusst wird. Das ist die Chance zum Über- und Umdenken!

Das Leben selbstbestimmt gestalten

Stellen Sie einmal Ihre eigenen Werte, Bedürfnisse und Vorstellungen eines sinnvollen, erfüllten und lebensfrohen Lebens in den Mittelpunkt Ihrer Gedanken. Haben Sie Mut und auch Lust zum Ausscheren. Suchen Sie Ihren eigenen Weg. Das hieße dann: „Die eigene Mode mit ganz individueller Farbkombination kreieren." Einerseits bedeutet es Verzicht auf das Vertraute, schon immer Dagewesene. Andererseits ermöglicht dieser Schritt, sich selbstbestimmt auf neue Weise zu

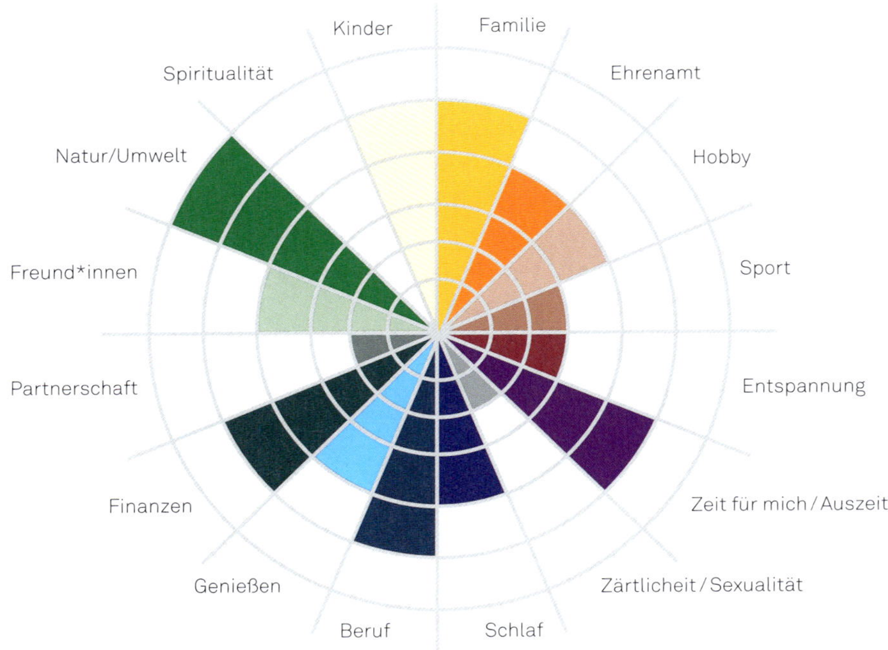

Abbildung 3-15: Lebensaspekte.

entdecken, Farben zu erleben, die bisher bestenfalls in der Fantasie vorhanden waren oder nur kopiert wurden. Vielleicht fühlt es sich an wie die ersten Spuren, die man in eine ungemähte Wiese legt, in den glatten Sand oder in eine geschlossene, unberührte Schneedecke. Die neuen Spuren verändern das bisherige Lebensbild.

Ihr Gewinn

Was können Sie dadurch gewinnen? Die Erkenntnis,

- dass Sie Ihre Angst vor Veränderung überwinden können.
- dass Sie sich doch von Ihren bisherigen Mustern lösen können.
- dass Sie mehr Freiheiten, mehr Möglichkeiten der Selbstbestimmung haben, als Sie bisher dachten.
- dass Sie die Sprache Ihrer chronischen Schmerzen immer besser verstehen.
- dass Sie im Umgang mit dem Schmerz gelassener bleiben können.
- dass Sie selbst Ihre Schmerzen gezielt lindern können.
- dass Sie wieder neugierig auf Ihr eigenes Leben werden.

- dass es Freude macht, mit sich selbst zu experimentieren.
- dass das Leben plötzlich, trotz allem, wieder Lust macht.
- dass Entschlossenheit die notwendige Energie schenkt.
- dass „sich Hilfe und Unterstützung suchen" manchmal lebensnotwendig ist.
- dass durch das Tun Vertrauen und Selbstvertrauen wachsen können.
- dass Sie selbst wesentlich zu Ihrer eigenen Lebensqualität beitragen können.
- dass es für eine Tiefe im Leben auch Besinnungszeiten braucht.

Loben Sie sich für jeden Schritt

Während des Studiums lernte ich von meinen Kommiliton*innen, mich selbst für meine Anstrengungen auch mal zu loben. Diese Empfehlung will ich an Sie weitergeben. Loben Sie sich für jeden neuen Schritt auf dem unbekannten Weg. Sie sind Ihr eigener Pionier, Ihre eigene Pionierin. Natürlich bedeutet das auch „Pionier-Arbeit" zu leisten – für sich selbst. Das Besondere daran: Sie entdecken die bisher „ungeahnte Dimension Ihres Lebens. Bewohnen Sie es?!" (Formulierung aus einem Interview mit Dr. Joachim Kunstmann mit dem Titel „Umdenken – anders leben").

Ob das ein Spaziergang wird? Vermutlich nicht. Und immer nur spazieren gehen wäre auch langweilig, eintönig im wahrsten Sinne des Wortes. Erinnern Sie sich an den Spruch „Leben ist wie Zeichnen ohne Radiergummi". Jeder Schritt, jede Handlung verändert das Bild. Aber auch jedes Ereignis, freudig oder erschütternd, nimmt Einfluss auf unsere Lebenszeichnung. Vieles können wir nur verändern, wenn wir uns auf das Potenzial in uns besinnen, manchmal daran zweifeln – und dann doch anpacken.

> „Die größten Augenblicke sind die, in denen wir getan haben, was wir uns nie zugetraut hätten." Marie von Ebner-Eschenbach (Schriftstellerin, 1830–1916)

Wir nennen das auch „über den eigenen Schatten springen" oder „ins kalte Wasser springen". Es braucht dafür Mut!

Mach' was draus

Die Tonarbeit während der Therapie (siehe Tagebuch Franzi am Ende von Etappe 4) greift diesen Prozess symbolisch auf. Die scheinbar perfekte Tonkugel bekam einen Eindruck mit dem Daumen, hatte plötzlich eine Delle. Und jetzt? „Mach' was Neues draus!" so lautete die Arbeitsanweisung der Kunsttherapeutin. Mit

Mut und Fantasie entstanden zum Teil ganz besondere Kunstwerke – wie im richtigen Leben. Das Leben mit dem chronischen Schmerz in die eigene Hand nehmen – ist so ein Schritt, erst recht, wenn man sich das vorher nicht zugetraut hat. Das bisherige Lebensbild übermalen mit anderen Farben, Linien und Formen, ganz persönliche neue und bereichernde Akzente setzen – das kann gelingen, wenn das Belastende, wie zum Beispiel der chronische Schmerz, ins Bild integriert wird. Es folgt ein kleiner Einblick in die Zeit nach der multimodalen Schmerztherapie und den Beginn unseres Buchprojekts.

Tagebuch Franzi

15 Monate später, 1. Juni 2021

Vor 1¼ Jahren, im Februar 2020, saß ich zum letzten Mal hier in diesem Café. Es war auch der letzte Tag meiner Zeit in der Schmerztagesklinik. Und der letzte Tag, an dem ich regelmäßig in mein Tagebuch geschrieben hatte. Kurz nach der Schmerztagesklinik nahm ich an einer beruflichen Weiterbildung teil. Ich wollte mich auf einem neuen Gebiet weiterentwickeln. Doch Corona verhinderte, dass ich das Gelernte gleich anwenden konnte. Die Pandemie bremste alles aus, was ich bis dahin beruflich gemacht hatte. Die Welt war in Angst und Schrecken versetzt. Nahezu alles stand still, selbst der Verkehr, die Flugzeuge, die Schulen und natürlich auch meine Seminare, Kurse, Workshops und Weiterbildungen. All das durfte nicht mehr durchgeführt werden. Unsere Einnahmen waren von heute auf morgen bei Null. Dennoch entschied ich mich spontan für eine kostspielige berufliche Weiterbildung mit abschließender Zertifizierung zur Live-Online-Trainerin. Mit meinem Wissen wurde ich jetzt selbst mit Kusshand als Ausbilderin engagiert und bildete hunderte von Live-Online-Trainer*innen aus.

Meine Erkenntnis: Der Corona-Schock löste in mir einen regelrechten Kreativitätsschub und Tatendrang aus. Neben meinen verschiedenen Arbeitsfeldern entwickelte ich den Wunsch, ein Buch über meine Schmerzgeschichte zu schreiben. Ich war unsicher, ob ich mich diesem Vorhaben allein gewachsen fühlte. Wer konnte Co-Autorin oder -Autor sein? Ich nahm all meinen Mut und fragte Frau Döbrich, ob sie dieses Buch mit mir gemeinsam schreiben wollte. Ich musste meinen Schweinehund regelrecht überwinden. Glücklicherweise hatte sie ebenfalls überlegt, ein Buch über die Selbsthilfemöglichkeiten für chronische Schmerzpatient*innen zu schreiben. Wir kamen zu dem Schluss, dass die Perspektive einer Betroffenen in Verbindung mit dem Knowhow einer Expertin eine ideale Kombination sein müsste, vor allem für

Menschen, die sich mit ihrer Erkrankung auseinandersetzen wollen und neben Fachinformationen auch die Erfahrungsberichte schätzen würden. Wir wurden ein hervorragendes Team. Anfangs trafen wir uns noch persönlich. Wegen der Corona-Beschränkungen stiegen wir auf Online-Meetings um. Unser Buch ist zu 90% ein Corona-Online-Meeting-Buch – wie verrückt; und das obwohl Frau Döbrich und ich nur wenige Kilometer voneinander entfernt wohnen. Während der unzähligen Stunden am Computer zog ich mir einen „Computer-Arm" zu. Heftige Schmerzen waren die Folge. Ich konnte die Tastatur kaum noch bedienen. Mein Mann fand für mich heraus, wie ich meine Tagebucheinträge diktieren konnte. Eine große Entlastung für meinen Arm. Mit der Zeit fand ich neue Lösungen. Mit viel Geduld, Bewegung, Entlastung, Zeit und Ruhe erholte sich mein Arm wieder.

2. Oktober 2021

Wie gehe ich inzwischen mit mir selbst um?

Ich beobachte, dass ich liebevoller mit mir umgehe. Das heißt auch, dass ich mir mehr Pausen, mehr Abwechslung und mehr Zeit gönne, um Dinge zu erledigen. Es fällt mir leichter, mir ein Fußbad oder eine Entspannungsrunde zu gönnen. Ich nehme mir mehr Zeit für Bewegung und achte bewusst auf meine Ernährung.

Wie wirkt sich das im Familienalltag aus?

Jeder, der mit einer Familie zusammenlebt, weiß, dass ständig unterschiedliche Bedürfnisse im Raum stehen. Als berufstätige Mama habe ich viele Aufgaben, die mich manchmal sehr stark fordern. Umso wichtiger ist eine gute Selbstfürsorge. Heute sage ich meinen Kindern, wenn ich Ruhe oder Zeit für mich brauche. Manchmal akzeptieren sie das sehr gut, manchmal weniger. Dann müssen wir Kompromisse finden. Inzwischen sind meine drei Mädchen ja schon 3, 9 und 10 Jahre alt.

Meine beruflichen Herausforderungen und wie gehe ich damit um?

Ich arbeite nach wie vor als Referentin und Dozentin in der Erwachsenenbildung. Da Corona immer noch unser Leben dominiert, finden die meisten Veranstaltungen online statt. Durch die Deltavariante sind die Infektionszahlen zum Herbst hin deutlich angestiegen. Deshalb sind viele meiner geplanten Veranstaltungen und Seminare ungewiss. Dennoch, es gibt jetzt auch wieder Präsenzveranstaltungen! Das tut den Teilnehmer*innen und auch mir als Trainerin gut. Mit meinem Flipchart vor Menschen zu stehen, macht einfach

Spaß. Aber gerade, weil mir mein Beruf viel Freude macht, muss ich auch da gut auf meine Grenzen achten. Zu viel Stehen oder zu viel Sitzen ist nach wie vor schlecht. Dank meines Stehtisches kann ich aber meine Haltung gut variieren.

Welche Rolle spielt Bewegung in meinem Alltag?

Mein Leben ist bunter geworden. Ich mache wieder längere Spaziergänge mit Freundinnen und war auch schon ein paar Mal auf dem Berg. Es tut mir gut, im kühlen See zu schwimmen. Und meine Füße machen das meiste sehr gut mit. Ich gehe sogar wieder zum Joggen. Jeden Tag freue ich mich darüber, dass ich am Leben wieder teilnehmen kann.

Welche Rolle spielt der Schmerz?

Während des letzten Jahres hatte ich drei schmerzintensive Zeiten. Einmal war meine Hüfte die Übeltäterin, einmal die Großzehe, einmal mein Arm, der Computerarm. In allen Fällen war ich zuerst genervt über die neue Schmerzbaustelle. Meine vielen Selbsthilfemöglichkeiten, zunehmende Geduld und positives Denken haben mir geholfen, dass der Schmerz wieder in den Hintergrund treten konnte. Mein Perspektivenwechsel hat mir dabei geholfen, diese Herausforderungen anders zu bewerten. Es geht mir gut – solange ich auf mich achte, mich an Pausen, Bewegung, Ernährung und Entspannung halte. Klingt aufwendig, aber wie sagte Frau Döbrich so schön: „Wenn Sie von Wartezimmer zu Wartezimmer rennen und dort ihre Zeit absitzen, dann kostet es auch Zeit. Und dann hören Sie möglicherweise ‚Da kann man wenig oder nichts machen'."

Renate Döbrich:

Es ist selbstverständlich, den Arzt/die Ärztin aufzusuchen, wenn man die Beschwerden nicht einordnen kann und die bisherigen Maßnahmen keine Linderung bringen. Ein Arztbesuch ist in dieser Situation auch ein Teil der Selbstfürsorge. Gleichzeitig ist es wichtig, herauszufinden, was man für sich selbst tun kann und sich dann auch die Zeit dafür zu nehmen.

Wage-mutig statt ängstlich?!

Ich riskiere im Privaten und Beruflichen jede Menge. Privat bedeutet das: Ich bin ehrlicher und klarer zu meinen Mitmenschen und sage, was ich brauche, was mich stört. Damit riskiere ich Ablehnung und Enttäuschung, gewinne aber mehr Zufriedenheit mit mir selbst. Mein Körper dankt es mir. Ich habe mich einem Online-Programm angeschlossen. Dabei lerne ich achtsamer mit mir umzugehen, das heißt auch bewusster zu essen. Neulich habe ich mir ein Kleid gekauft und fühle mich richtig gut darin. Ich bin insgesamt selbstbewusster geworden. Mit meinen Kindern schlage ich Räder im Garten oder tobe auf der Couch herum. Wir können wieder unbeschwert miteinander lachen. Es ist schön, sich mitten im Leben zu fühlen. Beruflich lerne ich viel Neues. Bilde mich weiter, erkunde bisher fremde, spannende Themenfelder und gewinne neue Kunden. Im Augenblick entwickle ich Trainingskonzepte, erschließe neue Zielgruppen und ich bin unternehmerisch aktiv – mit allen Risiken. Vor allem: Ich habe dieses Buch mit Renate Döbrich geschrieben. Es ist ein toller Gedanke, anderen Menschen Mut zu machen – für einen neuen Umgang mit dem Schmerz.

Und jetzt noch ein Wort von mir an Sie, liebe Leser*innen. Ich weiß aus meiner eigenen Geschichte, wie hart es ist, mitten im chronischen Schmerz zu stecken. Es fühlt sich an, als gäbe es nie wieder ein Leben ohne Schmerzen. Ich habe mich nah am Abgrund gesehen und wollte manchmal nicht mehr weitermachen. Aber es gibt Wege aus dem Schmerzdilemma. Holen Sie sich professionelle Unterstützung, z.B. von einem Schmerzprofi. In meinem Fall habe ich es unter anderem Frau Renate Döbrich. zu verdanken Bleiben Sie dran, auch wenn es Rückschläge gibt. Lassen Sie sich von niemandem einreden, da sei nichts zu machen. SIE können etwas tun und ich wünsche Ihnen, dass Sie die ersten kleinen, noch so mühsamen Schritte tun, um wieder mehr Lebensfreude zu gewinnen. Sind Sie es sich wert, sich um sich zu kümmern, und ich wünsche Ihnen von Herzen den Mut zum ersten Schritt! Die weiteren folgen ganz von selbst. Machen Sie sich auf zu Ihrer ganz persönlichen Reise, mit dem Wunsch zu wertvollen Entdeckungen!

Renate Döbrich:

Während der langen und intensiven Arbeit mit Franzi an unserem Buch wurde mir eines klar: Zur Behandlung chronischer Schmerzpatient*innen reicht eine auf wenige Wochen begrenzte Therapie nicht aus. Es braucht viel mehr Zeit, um die individuelle Vorgeschichte zu würdigen und die vielseitigen körperlichen, psychischen und sozialen Veränderungen zu „überschreiben". Bewegung auf allen Ebenen – körperlich, seelisch, geistig – ist der Schlüssel dafür. Wenn Sie darauf achten, dass das Leben mit all seinen Farben, Mustern und Akzenten im Alltag wieder mehr Raum bekommt, umso weniger prägt der chronische

Schmerz mit seiner Schwere Ihr Lebensbild. Es kann bunt(er) werden und Lebendigkeit und Lebensfreude ausstrahlen. Zur Erinnerung: „Leben ist wie Zeichnen ohne Radiergummi – mach‘ was draus!“ – statt Maßnahmen gegen die Schmerzen – für mehr Selbst-Umsorgung.

Raum für eigene Gedanken/Notizen zu diesem Kapitel

Lebensrad

Mein aktuelles Lebensrad

Malen Sie dieses Lebensrad in den Farben aus, die momentan Ihr Leben bestimmen.

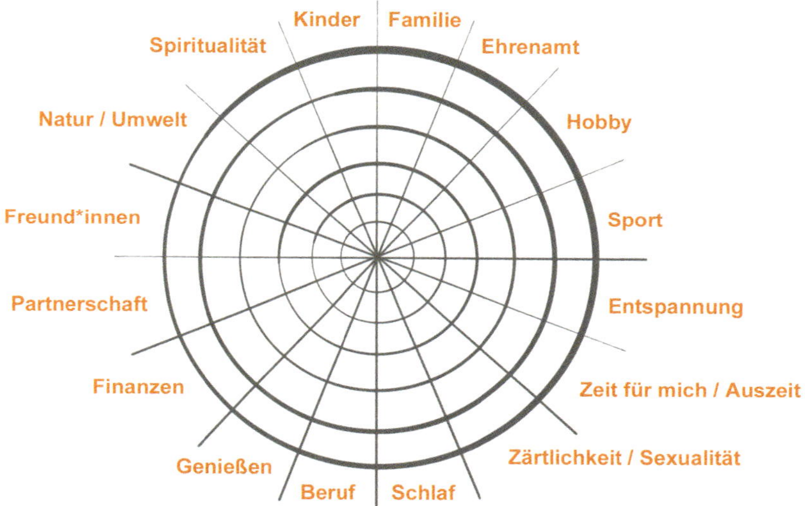

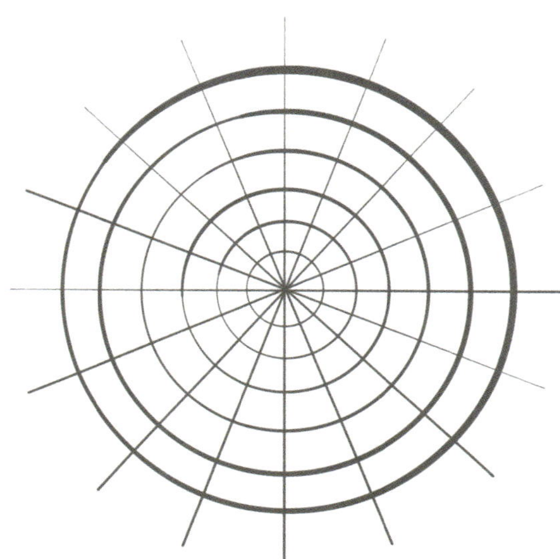

So wünsche ich mir mein künftiges Lebensrad

Gestalten Sie Ihr Lebensrad mit den Farben, die in Zukunft mehr Raum haben sollen.

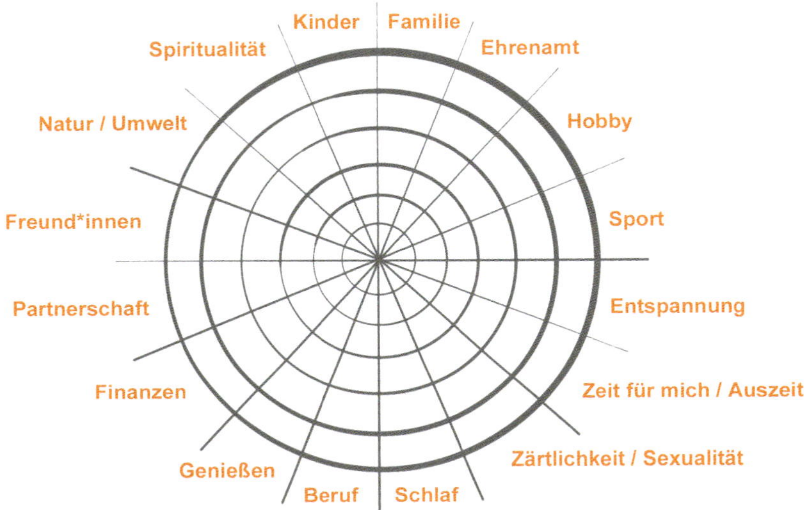

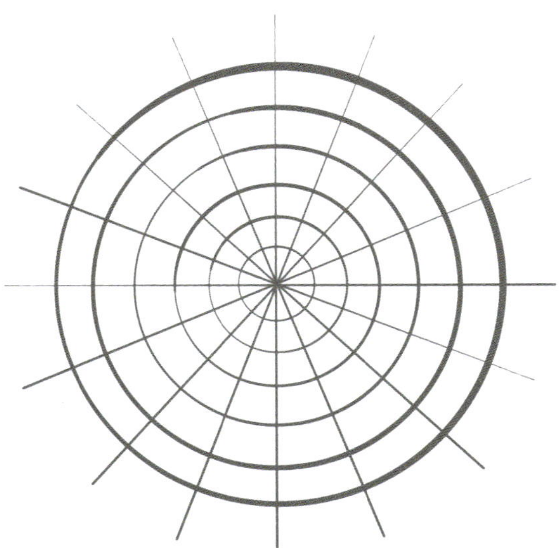

4
Selbsthilfe-Anwendungen zur Schmerzlinderung

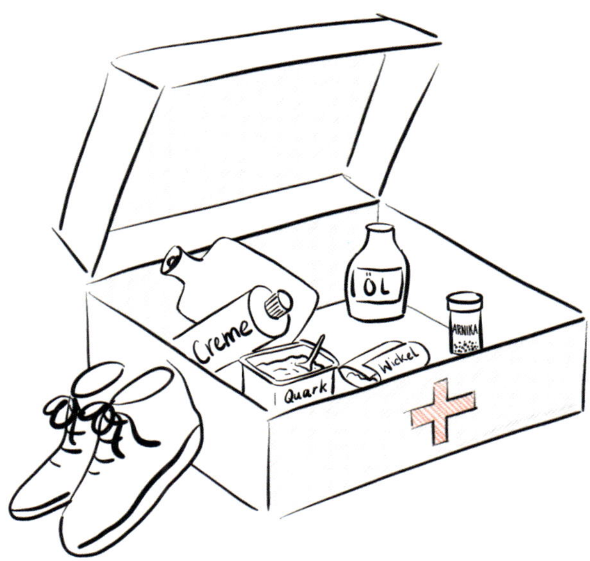

Anwendungen aus der Wassertherapie

Wie wirken feuchte Anwendungen?
Man kann sich unser körpereigenes Temperaturregulationssystem ähnlich den Heizungssystemen in den Häusern vorstellen. Außenfühler an den Häusern melden die Außentemperatur und aktivieren oder drosseln das Heizsystem. Auf den Körper bezogen bedeutet das: Feuchte Wärme- oder Kälteanwendungen erreichen die Nervenzellen bzw. Temperatur-Rezeptoren in der Haut. Diese melden den aufgenommenen Temperaturreiz an das Gehirn. Das körpereigene Regulationssystem verengt oder erweitert je nach Reiz die Blutgefäße in der Haut. Gleich-

zeitig wird über die Nervenfasern die Durchblutung des Organs angeregt, das dem jeweiligen Hautareal zugeordnet ist.

Warme Wickel, Auflagen und Bäder

Warme Wickel und Auflagen wirken über das vegetative Nervensystem durchblutungsfördernd, muskelentspannend, schmerzlindernd und im Allgemeinen auch beruhigend und schlaffördernd.

Allgemeines vor der Anwendung

- Raum gut lüften
- Blase entleeren
- Zwischen der letzten Mahlzeit und der Anwendung ca. ein bis zwei Stunden Zeit lassen.

Wichtiger Hinweis!

Aber denken Sie daran: auch intensives Hungergefühl kann den Regulationsprozess eines Wickels stören. In dieser Situation sind leichte Pausensnacks zu empfehlen.

Für die Anwendung benötigen Sie in der Regel

- ein Leinentuch (z.B. Geschirrtuch)
- ein Handtuch
- ein Badetuch
- (eine Wärmflasche bei Wärmeanwendungen)
- alternativ: Wickelset aus der Apotheke oder dem Sanitätshaus

Während der Anwendung

- auf angenehme Raumtemperatur achten
- genügend Zeit für Anwendung und Nachruhen einplanen

Heiße Rolle

Durchführung

- Handtuch trichterförmig fest und eng wickeln.
- Wasser auf 50–90 Grad erhitzen.
- In der Mitte der Rolle mit einem Kochlöffelstiel oder den Fingern eine kleine Öffnung schaffen, in die das heiße Wasser hineingegossen werden kann. Das

obere und untere Ende des Trichters soll trocken bleiben. So können Sie das Handtuch anschließend leichter auswringen. Der mittlere Bereich des Handtuchs saugt sich voll.
- Jetzt das entsprechende Körperareal vorsichtig mit der heißen Rolle betupfen. Sobald die Temperatur gut tolerierbar ist, kann die Rolle auch an dieser Stelle ausgerollt und mit einem trockenen Badetuch oder Saunatuch fixiert werden. Eine aufgelegte Wärmflasche hilft zusätzlich, die Wärme länger zu halten.
- Ca. 15 Minuten oder länger ruhen. Danach die Rolle abnehmen – in jedem Fall aber, wenn die Rolle kühler wird oder eine Schmerzzunahme zu beobachten ist.
- Die feuchte Haut mit der Handfläche oder einem trockenen Tuch abreiben. Abschließend eventuell mit einem Öl, z. B. Wala-Solum- oder Aconit-Schmerz-Öl (von Wala) einölen. Nachruhzeit ca. 10–15 Minuten oder länger.

Die heiße Rolle kann z. B. bei Beschwerden im Bereich der Lendenwirbelsäule oder bei menstruationsabhängigen Unterbauchbeschwerden auch als Wärmeanwendung auf dem Bauch durchgeführt werden.

Franzis Anwendungsweise

Da manche Menschen Angst haben, sich beim Eingießen des heißen Wassers die Finger zu verbrennen, kann man es auch mit Franzis Methode probieren: Handtuch ausbreiten, den mittleren Teil mit heißem Wasser begießen, eng zusammenrollen und mit Hilfe der trockenen Enden auswringen. Anschließend fortsetzen, wie oben beschrieben.

Leibwickel bzw. feucht-warme Auflagen

Wirkung

- muskelentspannend
- schmerzlindernd
- durchblutungsfördernd

Indikationen (Anwendungsgebiete)

- Verspannungen z. B. im Schulter-, Nacken- und Rückenbereich
- spannungsbedingte Kopfschmerzen (Wassertemperatur dann nicht zu heiß!)
- Bauchschmerzen und Menstruationsbeschwerden

Kontraindikationen (nicht anwenden)

- akute entzündliche Prozesse
- offene Wunden

- fortgeschrittene arterielle Durchblutungsstörungen
- Lymphödeme

Durchführung
- Badetuch auf der Liege (Rücken bis zum Gesäß) ausbreiten; eventuell an Knierolle zur Entspannung des Rückens denken.
- Wärmflasche vorbereiten.
- Leinentuch, z.B. Geschirrtuch, in sehr warmes Wasser tauchen und auswringen.
- Feuchtes Leinentuch auf den (Unter-)Bauch legen.
- Trockenes Handtuch darüberlegen. Mit dem Badetuch umwickeln und abschließend Wärmflasche auflegen. Warm zudecken und ca. 15–20 Minuten oder länger ruhen.
- Danach das feuchte Tuch abnehmen. Die Haut mit der flachen Hand trockenreiben. Nachruhzeit mind. 10 Minuten.
- Die Anwendung kann am Abend auch als Einschlafhilfe dienen: dann ein Tablett für die feuchten Tücher vor das Bett legen. Wickel abnehmen, trockenreiben und einfach weiterschlafen.

Kartoffelwickel

Wirkung
- entspannend
- krampflösend
- durchblutungsfördernd
- schmerzlindernd

Gekochte Kartoffeln speichern die Wärme und geben sie gleichmäßig über längere Zeit in die entsprechende Körperregion ab. Daher eignen sich Kartoffelwickel bei Schmerzzuständen, die durch eine verbesserte Durchblutung und damit einhergehende Entspannung gelindert werden können. Der Stoffwechsel wird angeregt und Stoffwechselendprodukte werden schneller abtransportiert.

Indikationen
- muskuläre Verspannungen
- Arthrose
- Bauchschmerzen

Aber auch

- bei Erkältungskrankheiten, z. B. Husten, Halsschmerzen
- als Leberwickel zur Durchblutungsverbesserung der Leber

Kontraindikationen (nicht anwenden)

- akute Entzündungen
- Krampfadern
- offene Wunden
- Überempfindlichkeit gegenüber Wärme
- hohes Fieber

Wichtiger Hinweis!

Vorsicht bei Bluthochdruck und koronaren Herzerkrankungen. Bitte Rücksprache mit dem Arzt/der Ärztin.

Für die Anwendung benötigen Sie

- 4–6 Kartoffeln
- Küchenrolle
- Leinentuch (Innentuch)
- großes Handtuch (Außentuch)
- evtl. Badetuch

Durchführung

- Kartoffeln kochen.
- Auf eine Seite eines Küchentuchs ein oder zwei Blätter einer Küchenrolle legen.
- Die Kartoffeln darauf verteilen und etwas abkühlen lassen.
- Ein oder zwei weitere Blätter der Küchenrolle darüberlegen und die freie Seite des Küchentuchs darüber schlagen.
- Kartoffeln in der Packung mit den Händen zerdrücken.
- Mit der Unterarminnenseite (empfindliche Seite) die Temperatur testen!
- Dann Packung auf die betreffende Körperstelle legen und mit einem großen Handtuch oder Badetuch abdecken.
- Ruhezeit ca. 30 Minuten bzw. solange die Kartoffeln Wärme abgeben.
- Feuchte Haut trockenreiben.
- Nachruhzeit 15–30 Minuten oder länger.

Wichtiger Hinweis!

Warme Wickel bei aufkommendem Unruhegefühl abnehmen!

Senfmehlfußbad

Wirkung

- Durchblutungsförderung in den Füßen
- Entlastung/Entstauung für den Kopfbereich
- insgesamt entspannungsfördernd
- antibakteriell

Das im Wasser gelöste Senfmehl setzt Senfglykoside frei. Diese wirken über die Haut bis in tiefere Gewebeschichten. Dabei wird der Stoffwechsel im Fußbereich kräftig angeregt. Stoffwechselendprodukte werden über die stark durchblutete Haut ausgeleitet. Nicht zu vergessen: Die ätherischen Öle des Senfmehls haben eine antibakterielle Wirkung.

Indikationen

- Migräne, Kopfschmerzen
- Schlafstörungen, depressive Verstimmungen
- kalte Füße (und Schweißfüße)
- beginnende Erkältung
- Stirnhöhlen-, Nasennebenhöhlen- bzw. Kieferhöhlenentzündung
- akute Halsschmerzen
- chronische Mandelentzündung

Kontraindikationen (nicht anwenden)

- Allergie auf die Inhaltsstoffe (30 % fettes Öl, 30 % Eiweiß, Schleimstoffe, Calcium, Magnesium, Salz, 4–6 % mineralische Anteile)
- offene, entzündete und gereizte Hautstellen an den Füßen und Unterschenkeln
- bei Krampfadern und Ulcus cruris Fußbad nur bis Knöchelhöhe, sofern die Haut in diesem Bereich intakt ist

Für die Anwendung benötigen Sie

- Fußbadewanne (alternativ Schüssel oder großer Eimer); das Wasser sollte ca. 2 cm über den Knöchel reichen, die Füße bequem in der Schüssel stehen
- Badethermometer

- 6 Liter warmes Wasser, ca. 37–38 Grad (nicht zu heiß, sonst werden die Wirkstoffe des Senfmehls zerstört)
- 1–2 Esslöffel Schwarzes Senfmehl (aus der Apotheke)
- großes Frotteetuch
- Dusche oder Badewanne, bzw. weitere Fußwanne
- Johanniskraut-Öl oder ein anderes pflegendes Öl für die Füße
- warme Socken

Durchführung

- 1–2 Esslöffel Senfmehl in ca. 6 Liter 38 Grad warmes Wasser z.B. mit dem Schneebesen einrühren
- ca. 10 Minuten lang die Füße in diesem Wasser baden, evtl. nochmals warmes Wasser nachgießen, um die ursprüngliche Temperatur zu halten
- bei Hautirritationen früher beenden
- anschließend die Füße gründlich abspülen bzw. abduschen, vor allem in den Zehenzwischenräumen
- abschließend abtrocknen und einölen
- warme Socken anziehen

Wichtiger Hinweis!

- Senfmehl nicht auf die Schleimhäute bringen!!
- Bei bestimmten Herz-Kreislauf-Erkrankungen (Bluthochdruck, Herzschwäche, Thrombosegefahr) und in der Schwangerschaft vorher mit dem Arzt/der Ärztin sprechen.

Kühlende Wickel und Auflagen

Kalte Wickel und Auflagen entziehen dem Körper vorübergehend Wärme und bewirken durch die Engstellung der Gefäße eine verringerte Durchblutung. Deshalb werden sie vorzugsweise bei lokalen Entzündungen angewandt. Sie wirken entzündungshemmend, abschwellend und in der Folge schmerzlindernd.

Kohlwickel

Wirkung

- kühlend
- abschwellend
- schmerzlindernd
- entzündungshemmend

Diese Wirkung wird von Wissenschaftlern auf die im Kohl enthaltenen entzündungshemmenden Substanzen (Flavonoide und Glucosinolate) zurückgeführt. Eine Studie der Universität Duisburg-Essen zeigte, dass Kohlwickel und eine Schmerzsalbe mit dem Wirkstoff Diclofenac in der Wirkung vergleichbar sind.

Indikationen

- chronische Gelenkbeschwerden, z. B. rheumatische Beschwerden, Kniegelenksarthrose
- Kopfschmerzen (Kohlblätter auf der Stirn und den Schläfen ausbreiten und mit einem Stirnband fixieren)
- stumpfe Verletzungen (z. B. Prellungen, Druck- und Stoßverletzungen)

Für die Anwendung benötigen Sie

- Weißkohl- oder Wirsingblätter, möglichst aus biologischem Anbau
- Teigroller oder Glasflasche
- elastische Binde zum Fixieren; am Schultergelenk hilft zur Fixierung auch ein enganliegendes T-Shirt, am Knie- oder Ellenbogengelenk eine alte Baumwollsocke (Spitze abschneiden, Sockenferse über die Kniescheibe oder Ellenbogenspitze ziehen)
- Olivenöl, Arnika-Öl, Ringelblumenöl, Aconit-Schmerzöl oder Solum-Öl für die Einreibung zum Schluss

Durchführung

- einige große, äußere Blätter des Kohls waschen und trocknen
- Mittelrippe entfernen
- anschließend die Blätter mit dem Teigroller oder der Glasflasche auf einer wasserabweisenden Unterlage so lange rollen, bis sie weich sind und etwas Flüssigkeit austritt
- die vorbereiteten Blätter dachziegelartig auf die betreffende Stelle legen (die weichen Blätter passen sich z. B. hervorragend dem Knie-, Schulter- oder Ellenbogengelenk an)
- mit elastischer Binde, T-Shirt oder Socke fixieren
- am besten den Wickel abends anlegen und über Nacht wirken lassen

Die Maßnahme über mehrere Abende wiederholen, gegebenenfalls auch mehrere Wochen lang.

Quarkwickel

Wirkung
- entzündungshemmend
- schmerzlindernd
- kühlend
- abschwellend

Die im Quark enthaltene Milchsäure dringt durch die Poren in die Haut ein. Sie fördert die Durchblutung und leitet Entzündungsstoffe über die Haut aus. Das im Quark enthaltene Kasein regt den Stoffwechsel im behandelten Areal an.

Indikationen
- Gelenkbeschwerden
- Prellungen
- Schwellungen
- Entzündungen

Für die Anwendung benötigen Sie
- Speisequark
- Küchentuch oder Leinentuch
- zur Fixierung des Tuchs Mullbinde oder Schal (z.B. aus Baumwolle)

Durchführung
- Quark dick auf eine Hälfte des saugfähigen Küchen- oder Leinentuchs auftragen
- trockene Seite darüberschlagen und auf die zu behandelnde Stelle bzw. das Gelenk auflegen
- mit Mullbinde oder Schal fixieren
- bei akuten Entzündungen die Auflage nach ca. 20 Minuten abnehmen, spätestens wenn sich der Wickel warm anfühlt

Die Anwendung kann mehrere Tage hintereinander erfolgen.

Güsse

Die verschiedenen Güsse wirken auf das Kreislauf- und Nervensystem. Sie basieren auf dem Reiz- und Reizreaktionsprinzip und regen die Selbstregulationsfähigkeit des Körpers und seine Selbstheilungskräfte an.

Allgemeine Hinweise

Anwendungsmöglichkeiten allgemein

- vorbeugend gegen häufig wiederkehrende Erkältungskrankheiten
- zur Minderung der Stressanfälligkeit
- zur Anhebung der Schmerzschwelle
- zur moderaten Leistungssteigerung

Indikationen allgemein

- Erkrankungen des Bewegungsapparates, z.B. degenerative Veränderungen, Arthrose
- chronische Schmerzen
- chronische Infekte
- Erschöpfungszustände
- nervöse Störungen
- Herz-Kreislaufstörungen
- Durchblutungsstörungen

Darauf sollten Sie achten

- Keinen kalten Guss, wenn Sie frieren. Dann vorher aufwärmen!
- Zwischen einem Guss und der vorherigen Mahlzeit oder körperlichen Anstrengung sollten mindestens 30 Minuten Abstand sein.
- Mit dem Kältereiz immer in der Ausatmung beginnen, dann bewusst und ruhig weiteratmen.
- Gussdauer bei Kaltreizen einige Sekunden, bis zu einer Minute.
- Nicht im abfließenden kalten Wasser stehen.
- Nach einem kalten Guss das Wasser nur abstreifen, möglichst nicht abtrocknen.
- Nach kleinen Anwendungen, z.B. Arm-, Knie- oder Gesichtsguss, sind Aktivitäten möglich.
- Nach dem Guss warm anziehen und/oder aktiv wieder erwärmen.
- Im Sinne eines Aufbautrainings mit regelmäßigen kleinen Reizen beginnen.

„Milde Reize entfachen die Lebensfunktion. Mittlere Reize kräftigen und fördern. Zu starke Reize schaden." Sebastian Kneipp

Knieguss kalt

Wirkung

- den Blutdruck regulierend bzw. ausgleichend
- entstauend
- vegetativ beruhigend
- schlaffördernd

Indikation

- gefäß- und spannungsbedingte Kopfschmerzen, Migräne
- außerdem: bei leichten arteriellen Durchblutungsstörungen in den Beinen und Krampfadern

Kontraindikationen (nicht anwenden)

- akute Infekte, z.B. Harnwegsinfekt, grippaler Infekt
- akute Ischiasbeschwerden, Frieren, Frösteln (siehe auch bei den allgemeinen Hinweisen oben unter „Darauf sollten Sie achten")

Für die Anwendung benötigen Sie: Duschkopf mit Gießvorrichtung, z.B. Schlauch für Kneipp'sche Anwendungen (weicher Wasserstrahl), alternativ den Duschkopf abschrauben, um einen weichen Wasserstrahl zu bekommen.

Durchführung

- Bei kalten Füßen mit warmem Wasser zuerst für Erwärmung sorgen.
- Mit dem Kältereiz am rechten Bein beginnen, d.h. den weichen Wasserstrahl von der rechten Kleinzehe aus in der Ausatmung außen am Unterschenkel langsam aufwärts bis handbreit über das Knie führen. Kurz über dem Knie verweilen, dann an der Innenseite des Unterschenkels abwärtsführen. Dann auf das linke Bein wechseln. An der linken Kleinzehe in der Ausatmung beginnen, fortsetzen wie auf der rechten Seite. Abschließend beide Fußsohlen mit kaltem Wasser abgießen.
- Wasser mit beiden Händen abstreifen, evtl. mit dem Handtuch etwas abtupfen. Zwischen den Zehen gut abtrocknen! Wiedererwärmung mit warmen Socken, durch Bewegung oder auch Bettruhe.

Wichtiger Hinweis!

Bei sehr niedrigem oder sehr hohem Blutdruck anfangs mit moderater Temperatur (22–25 °C) beginnen. Sollten die Füße nach ca. 30 Minuten noch nicht warm sein, bitte mit warmem Fußbad oder Wärmflasche erwärmen.

Armguss kalt

Wirkung: Kreislaufanregend, erfrischend, deshalb ist dieser Guss besonders morgens oder am frühen Nachmittag geeignet.

Indikation
- Antriebslosigkeit, Abgeschlagenheit
- nervöses Herzklopfen
- niedriger Blutdruck
- leichte Form einer funktionellen Herzschwäche

Kontraindikation (nicht anwenden)
- Asthma bronchiale
- organische Herzerkrankungen, z. B. Angina pectoris
- Frieren, Frösteln

Was Sie für die Anwendung benötigen: siehe Knieguss.

Durchführung

Wichtiger Hinweis!

Bei kalten Händen zuerst für Erwärmung sorgen (warmes Hand- oder Armbad).

- Mit dem Kältereiz ausatmend (!) auf der Oberseite der rechten Hand beginnen, Wasserstrahl über den Handrücken, die Außenseite des Unterarms bis über den Ellenbogen führen. Kurz verweilen. Dann auf die Innenseite des Unterarms wechseln. Bis zur Unterseite der Finger abwärts den Wasserstrahl fließen lassen. Dann auf die linke Seite wechseln und dort ebenfalls in der Ausatmung den weichen Wasserstrahl vom Finger- bzw. Handrücken bis zum linken Ellenbogen aufwärts führen. Kurz verweilen. Dann den Wasserstrahl auf der Innenseite des Unterarms bis zur Unterseite der Finger führen.

- Das Wasser abstreifen, zwischen den Fingern und die Handinnenflächen abtrocknen. Ein wärmendes Kleidungsstück über die noch feuchte Haut ziehen. Aktiv, durch Bewegung, wieder erwärmen.
- Die Anwendung kann auch als Oberarmguss bis zur Schulter ausgeführt werden oder als Wechselguss: dann mit warmem Wasser beginnen, kalt fortsetzen. Danach nochmals warm und mit kaltem Wasser abschließen.

Gesichtsguss kalt

Wirkung
- erfrischend
- beruhigt das Herz
- hautstraffend

Indikation
- Kopfschmerzen
- Migräne
- Abgeschlagenheit, körperliche und geistige Ermüdung
- nervöses Herzklopfen
- zur verbesserten Hautdurchblutung

Kontraindikation (nicht anwenden)
- grauer und grüner Star
- akute Nebenhöhlenentzündungen
- Nervenentzündung des Gesichts (Trigeminusneuralgie)

Was Sie für die Anwendung benötigen: siehe Knieguss.
Durchführung: Evtl. Handtuch um den Hals legen. Sich leicht über die Badewanne beugen. Ruhig einatmen, mit dem Ausatmen an der rechten Schläfe beginnen und den weichen Wasserstrahl über die Stirn zur linken Schläfe führen. Noch einmal zurück zur rechten Stirnseite. Von dort in einer Auf- und Ab-Bewegung (Zick-Zack) über das ganze Gesicht zur linken Schläfe kommen. Abschließend zwei- bis dreimal das ganze Gesicht mit dem Wasserstrahl umkreisen.

Wichtiger Hinweis!

- Für eine Atempause eventuell den Guss kurz unterbrechen, dann in der Ausatmung fortsetzen.

- Nach dem Guss das Gesicht nur leicht mit dem Handtuch abtupfen, nicht abtrocknen.

Wechselduschen

Wirkung

- den Kreislauf stabilisierend
- ausgleichende Wirkung auf das vegetative Nervensystem
- Blutgefäßtraining
- wärmeregulierend
- das Immunsystem aktivierend
- den Stoffwechsel anregend
- Anhebung der Stress- und Schmerzschwelle

Indikation

- Abgeschlagenheit
- depressive Verstimmungszustände
- Einschlafstörungen
- Kälteempfindlichkeit
- Infektanfälligkeit
- Blutdruckregulation
- chronischer Schmerz
- Verbesserung der körpereigenen Regulation bei Stress

Durchführung

Morgens: 1–3 Minuten kräftig und sehr warm duschen und sich, wenn möglich gleichzeitig etwas dehnen. Anschließend in der Ausatmung bei ca. 20 °C kalt abduschen, herzfern beginnend: vom rechten Fuß an der Außenseite bis zur rechten Hüfte, dann die Innenseite des rechten Beines abgießen. Zur linken Seite wechseln, gleicher Ablauf. Jetzt zum rechten Arm wechseln. Erst die Außenseite von der Hand bis zur Schulter, anschließend die Innenseite begießen. Zum linken Arm wechseln. Abschließend evtl. Brust und Bauch umkreisen und mit dem Gesichtsguss abschließen. Am Ende die Haut nur mit dem Handtuch abtupfen, zwischen den Zehen gut abtrocknen! Sofort (warm) anziehen.

Abends: Vor dem Zu-Bett-Gehen nicht zu lange und heiß duschen. Kühl, aber nicht zu kalt abschließen.

Ziel ist generell ein wohlig warmes Körpergefühl.

Wichtiger Hinweis!

Aggressive Duschgels und Seifen meiden. Stattdessen zum Beispiel seifenfreie Waschsubstanzen verwenden. Zu trockene Haut abschließend mit Hautfunktionsöl oder Bodylotion (wenn möglich ohne chemische Rückstände) pflegen.

Zugegeben, einige Anwendungen kosten anfangs (große) Überwindung, aber das Wohlbefinden nach der Anwendung entschädigt für vieles. Vielleicht erleichtert das auch eine regelmäßige, konsequente Anwendung. Und die ist notwendig, um einen dauerhaften Behandlungserfolg, eine dauerhafte Verbesserung der körpereigenen Schmerzregulation zu erreichen.

Phytotherapie (pflanzliche Mittel)

Senfmehlfußbad siehe unter „Warme Wickel, Auflagen und Bäder".

Hagebuttenpulver bei Arthrose

Die Hagebutten sind Scheinfrüchte. Im Inneren der Hagebutte befinden sich steinharte Schließfrüchte, sogenannte Nüsschen. Für das Hagebuttenpulver benötigt man alle Pflanzenteile, von der Schale bis zu den Nüsschen. Sie werden in speziellen Mahlwerken fein gemahlen.

Inhaltsstoffe: Zu den in der Pflanze enthaltenen Wirkstoffen gehören vor allem Phenole, ein bestimmtes Galaktolipid, Vitamin C und verschiedene ungesättigte Fettsäuren.

Wirkung

- Stärkung des Immunsystems
- entzündungshemmend
- dadurch auch schmerzlindernd
- verbessert die Beweglichkeit der Gelenke

Diese Wirkung wird vor allem auf das enthaltene Galaktolipid zurückgeführt. Es ist allerdings hitzeempfindlich. Bei ca. 40 °C zerfällt es.

Anwendungsgebiete

- Arthrose
- Stärkung des Immunsystems

Darreichungsformen

- Kapseln (je nach Präparat bis zu 3 Kapseln/Tag)
- Granulat
- Hagebuttenpulver

Tägliche Dosis: 5 g standardisiertes Pulver, entspricht in der Regel zwei Teelöffeln. Diese Dosis kann auch auf zwei Portionen verteilt werden.

Bewegung

Empfehlungen für den Anfang

- Sprechen Sie mit Ihrem Arzt/Ihrer Ärztin und bzw. oder Physiotherapeut*in, welche Bewegungs- und Sportarten für Sie im Augenblick empfehlenswert sind.
- Suchen Sie sich daraus eine Sportart aus, die Ihnen Spaß macht.
- Planen Sie insgesamt mehr und regelmäßig Bewegung in Ihren Tagesablauf ein.
- Fangen Sie langsam, d.h. mit geringer Belastung an und steigern Sie diese langsam.
- Legen Sie ausreichend Pausen zur Erholung ein.
- Beobachten Sie dabei die Erholungszeichen Ihres Körpers:
  Die Atmung und der Herzschlag beruhigen sich. Die Körperspannung lässt nach, ebenso das Schwitzen. Der ganze Körper ist gut durchblutet und warm. Die Stimmung ist ausgeglichen, vielleicht sogar heiter. Sie sind glücklich, dass Sie sich aufgerafft haben.
- Variieren Sie die Sportarten und damit die Belastungsart (z.B. Fahrrad fahren, Spazierengehen, Nordic Walking, Laufen, Schwimmen, Skilanglauf, Bergwandern).
- Gönnen Sie sich mit der Zeit eine gute, funktionale Ausrüstung (Kleidung, Stöcke, Schuhe).
- Schenken Sie sich immer wieder eine Belohnung für Ihr konsequentes Verhalten.

Für die täglichen Anforderungen an den Körper sind Kraft, koordinative Fähigkeiten, Flexibilität und Ausdauer notwendig. Bauen Sie sich mit der Zeit ein entsprechendes, konsequent durchgeführtes Trainingsprogramm auf.

Ausdauer

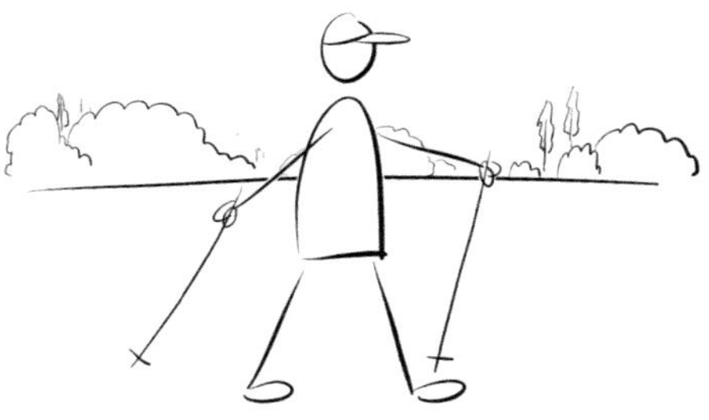

Mindestens 3× wöchentlich Ausdauertraining durchführen, langsam steigern bis zu jeweils 45 Minuten. Leichtes Schwitzen ist erwünscht. Puls in der Regel 180 – Lebensalter. Auf die Atemintensität, den Atemrhythmus achten! In der Praxis heißt das: drei oder vier Schritte in einer Einatmung und drei oder vier Schritte in einer Ausatmung, Bei Blutdruck- und Herzproblemen und der Einnahme entsprechender Medikamente, z.B. Betablocker, erst nach Rücksprache mit dem Arzt/der Ärztin mit einem moderaten Trainingsaufbau beginnen.

Wirkung: Bei regelmäßiger Ausdauerbewegung ab ca. 20 Minuten Trainingsdauer schüttet der Körper Dopamin und Endorphine (Glückshormone) aus. Sie wirken ähnlich wie Opiate schmerzlindernd und stimmungsaufhellend.

Kraft

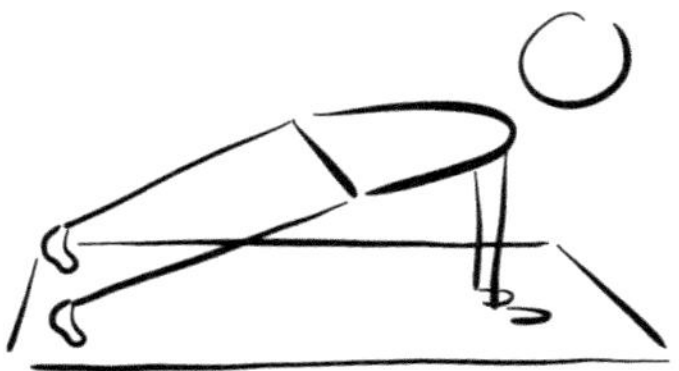

Ein- bis zweimal wöchentlich Krafttraining durchführen. Lassen Sie sich z.B. von Ihrer Krankengymnastin oder Ihrem Krankengymnasten zu einem sinnvollen Übungsaufbau anleiten oder eventuell auch in einem Fitnessstudio einweisen.

Wirkung: Durch ein auf den ganzen Körper bezogenes muskuläres Aufbautraining wird die Muskulatur gekräftigt und stabilisiert. So erhält sie langsam wieder ihre natürliche Stützfunktion und hilft die Gelenke zu entlasten. Viel Betroffene beobachten mit der Zeit eine deutliche Schmerzabnahme.

Koordination

Koordinationstraining kann durchgeführt werden durch (kranken-)gymnastische Übungen, Tanzen, Yoga und vieles mehr.

Menschen mit chronischen Schmerzen verlieren durch das Schon- und Vermeidungsverhalten oftmals ihre koordinativen Fähigkeiten, d.h. sie können be-

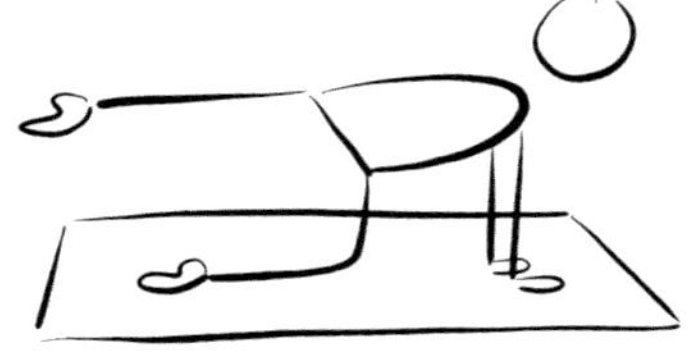

stimmte Bewegungen nicht mehr so fließend organisieren und steuern. Das Gleichgewicht halten, sicheres Gehen und Stehen, schnelles Greifen oder eine Drehbewegung fallen ebenso schwer wie rhythmische Bewegungen. Die Angst vor einschießenden Schmerzen hindert sie oft daran, fließende Bewegungen auszuführen.

Wirkung: Im Training geht es darum, fein aufeinander abgestimmte Bewegungsabläufe wieder zu üben und das Zusammenspiel aus Wahrnehmung, Planung und Bewegungsumsetzung zu trainieren. Das muskuläre Zusammenspiel wird gefördert. Dies verlangt auch eine gute Konzentrationsfähigkeit, die bei Menschen mit chronischen Schmerzen ebenfalls oft eingeschränkt ist.

Flexibilität

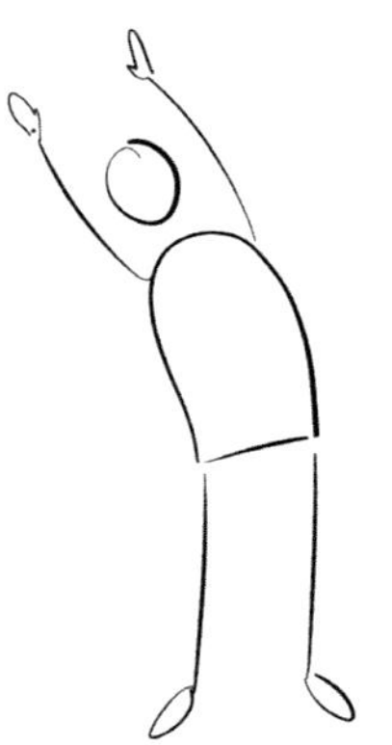

Das Flexibilitätstraining ist gerade bei chronischen Schmerzen nachgewiesenermaßen besonders wichtig. Die Anspannung gegen den Schmerz und die zunehmend eingeschränkte Beweglichkeit führt zu einer Verkürzung der Muskulatur und des damit verbundenen Bandapparates sowie zu einer Verdichtung des Bindegewebes.

Wirkung: Die Flexibilität lässt sich durch regelmäßiges Dehnen der Muskulatur, z. B. mit gezieltem Flexibilitätstraining, Yoga oder Stretching, nachhaltig verbessern. Die alltäglichen Bewegungen fallen mit der Zeit leichter. Der Bewegungsspielraum erweitert sich.

Am besten ist es, sich vor dem geplanten Training etwas aufzuwärmen und dann die Muskulatur kurz zu dehnen. Schließen sie Ihr Ausdauer- und/oder Krafttraining regelmäßig mit gezielten Dehnübungen ab. So können Sie die Muskelspannung wieder senken und einem Muskelkater vorbeugen.

Entspannung, Körperwahrnehmung und Achtsamkeit

Für alle Übungen gilt: Suchen Sie einen ruhigen, möglichst ungestörten Platz, an dem es Ihnen leicht(er) fällt, sich auf sich selbst zu konzentrieren. Alle folgenden

Übungsanleitungen können Sie sich z. B. auf das Handy sprechen und sich dann von der eigenen Stimme leiten lassen. Deshalb habe ich in den Anleitungen die „Du-Form“ gewählt.

Progressive Muskelrelaxation nach Jacobson

Hintergrund

Zu den häufig empfohlenen Entspannungsübungen gehört die Progressive Muskelrelaxation nach Jacobson, kurz **PMR** oder „fortschreitende Muskelentspannung“. Sie fällt oftmals leichter als die ausschließlichen „Spür-Übungen“, weil die Übenden dabei aktiv werden „dürfen“. Der Körper, das Gesicht eingeschlossen, wird dabei z. B. in sieben Muskelgruppen eingeteilt. Nach einem kurzen Moment der Ruhe beginnt der/die Übende die jeweiligen Muskelgruppe wahrzunehmen. Allein das Hineinspüren in verschiedene Körperareale ist für die meisten Menschen fremd, erst recht, wenn es in der folgenden An- und Entspannungsphase darum geht, die Unterschiede zwischen beidem zu erkennen. Die willentlich aufgebaute Spannung erleichtert es der Muskulatur im Anschluss zu entspannen. Mit jeder Muskelgruppe kann das Gefühl von „locker, warm, wohlig“ im Körper zunehmen. Im Bereich der Stirn beobachten manche eine angenehme Kühle. (Wie oft bräuchte man gerade in schwierigen Augenblicken einen kühlen Kopf?)

Diese Übung erfordert von Menschen mit chronischen Schmerzen viel Achtsamkeit und Geduld. Schmerzhafte Körperareale werden oft noch deutlicher wahrgenommen. Deshalb sollte die aktive Anspannung schmerzhafter Körperareale anfangs unterbleiben. Der Impuls der Entspannung ist umso wichtiger. Und noch etwas: Vielen Betroffenen gelingt es in der ersten Zeit nur schwer, sich von der schmerzhaft besetzten Stelle zu lösen und in andere Körperteile hineinzuspüren. Aber genau darin liegt die Chance. Jeder Mensch besteht aus mehr als nur dem Schmerz. Wenn es auch nur einen Augenblick gelingt, sich anderen Körperstellen und -empfindungen zuzuwenden, hat man in diesem Moment den Aufmerksamkeitsfokus selbst bestimmt.

Das eigentliche Ziel ist: Entspannungszeichen im Gehirn zu programmieren und in angespannten Situationen sich selbst wieder entspannen zu können. Das führt mit der Zeit zu mehr Gelassenheit im Alltag und zur Überzeugung, sich auch in schwierigen und schmerzhaften Situationen selbst helfen zu können. Probieren Sie es einfach mal mit zwei oder vier Muskelgruppen aus.

Anleitung zur Progressiven Muskelrelaxation in sieben Schritten

Wichtiger Hinweis!

Bei schmerzhaft besetzten Körperstellen, z.B. Schulter- und Nackenschmerzen, Kopfschmerzen/Migräne keine Anspannung dieser Muskulatur, um den Schmerz nicht zu verstärken. Stattdessen in das ganze Areal hineinspüren und mit der Ausatmung Entspannungsimpulse setzen.

Du kannst die Übung im Sitzen oder Liegen ausprobieren. Vorteil im Sitzen, evtl. in einem Relax-Sessel: es fällt leichter, wach und konzentriert zu bleiben. Vorteil im Liegen: das Entspannen fällt insgesamt leichter. Eine zusammengerollte Decke oder ein Kissen in die Kniekehle lässt den Rücken insgesamt leichter entspannen.

Spüre jetzt erst einmal deinen ganzen Körper und deine Körperhaltung. Lenke die Aufmerksamkeit für ein paar Atemzüge bewusst auf deinen Atem. Beobachte, wie sich das Ein- und das Ausatmen anfühlt. Jetzt beginnst du mit der eigentlichen Übung.

Schritt 1

Drei bis vier Atemzüge lang achtest du jetzt als Rechtshänder*in auf die Empfindungen in deinem rechten Arm, Linkshänder*innen beginnen mit dem linken Arm, von der Schulter bis zu den Fingerspitzen. Spüre seine Länge, das Gewicht, die Temperatur und eventuelle Temperaturunterschiede in den einzelnen Armabschnitten. Bilde jetzt mit der Hand eine Faust, beuge den Arm und drücke den Oberarm bis zum Ellenbogen an den Körper. Nimm ca. zwei Atemzüge lang die Spannung wahr. Lass dann die ganze Spannung spontan mit der Ausatmung los. Beobachte ca. neun Atemzüge lang, wie sich die Empfindungen im Arm und in der Hand verändern. Vielleicht spürst du ein Kribbeln oder „Ameisenlaufen“, zunehmende Wärme, manchmal auch Kühle, zunehmende Schwere oder auch Leichtigkeit. Vergleiche das Gefühl auf dieser Seite mit der noch nicht angespannten Seite. Mach dir die Unterschiede bewusst.

Schritt 2

Dann wechselst du zur anderen Seite und wiederholst den gesamten Vorgang, vom Hineinspüren in den Arm, über die Anspannungsphase bis zum Ende der Entspannungsphase. Abschließend vergleichst du das Gefühl in beiden Armen und Händen. Sind beide Seiten jetzt gleich? Nimmst du noch Unterschiede wahr?

Schritt 3

Konzentriere dich jetzt ca. drei bis vier Atemzüge lang auf dein Gesicht, auf die Stirn, die Augen- und Nasenpartie, Wangen, Ohren, Mund- und Kieferbereich, Zähne, Zunge, Lippen. Anspannungsphase: Beginne dann die Stirn zu runzeln, die Augen zusammenkneifen, die Nase zu rümpfen, die Lippen zusammenzuziehen, als hättest du in eine sehr saure Zitrone gebissen. Drücke gleichzeitig mit der Zunge gegen die Zähne. Halte zwei Atemzüge lang die Spannung und löse sie dann mit der Ausatmung. Nimm dir jetzt ca. neun Atemzüge Zeit, um Stirn, Augen- und Nasenpartie, Kiefergelenke, Wangen, Zunge und Lippen zu entspannen. Mach dir das Entspannungsgefühl bewusst.

Schritt 4

Jetzt richtest du deine ganze Aufmerksamkeit auf den Hals, den Nacken, die Schultergelenke und Schulterblätter. Nimm dir drei oder vier Atemzüge, um in diesen Körperabschnitt hineinzuspüren. Dann dehnst du den Nacken, indem du den Scheitelpunkt Richtung Zimmerdecke schiebst, das Kinn Richtung Hals ziehst und dabei ein Doppelkinn machst. Zieh die Schultern gleichzeitig leicht nach oben. Halte diese Spannung ca. zwei Atemzüge lang. Löse sie dann mit einer bewussten Ausatmung und beobachte wieder ca. neun Atemzüge lang, wie sich nach und nach alle Muskeln im Schulter-Nacken-Bereich entspannen, lockerer werden. Mach dir die Veränderungen bewusst und speichere sie in deinem Gedächtnis.

Schritt 5

Als nächstes gilt die ganze Aufmerksamkeit dem Rumpf mit Brust, Bauch, Beckenboden, Gesäß, und dem gesamten Rücken. Vier Atemzüge lang beobachtest du, wie sich dieser Körperabschnitt im Augenblick anfühlt. Dann richtest du dich auf, ziehst den Beckenboden Richtung Bauchnabel und die Bauchdecke nach innen. Gleichzeitig bringst du die Schulterblätter möglichst nah an die Wirbelsäule. Diese streckt sich und gleichzeitig öffnet sich der Brustraum. Halte zwei Atemzüge lang die Anspannung. Mit der Ausatmung löst du sie. Die Schulterblätter gehen wieder mehr nach außen. Brust, Bauchdecke, Beckenboden und Gesäß können sich wieder entspannen. Beobachte den Prozess ca. neun Atemzüge lang. Mach dir bewusst, ob und welche der beschriebenen Veränderungen eintreten.

Schritt 6

Die sechste Muskelgruppe ist das sogenannte dominante Bein, für Rechtshänder das rechte, für Linkshänder das linke. Spüre zuerst das ganze Bein in seiner Länge und dem Gewicht. Beobachte, ob es gleichmäßig oder unterschiedlich temperiert ist. Wie fühlen sich Hüft-, Knie- und Sprunggelenk an? Nimm dir dafür vier Atemzüge Zeit. Strecke dann das Bein, wenn möglich, hebe es eventuell leicht an oder setzte es mit der Ferse auf dem Boden auf. Dreh den Fuß etwas nach innen, zieh die Zehen Richtung Kopf und rolle sie dann ein, als wolltest du den Strumpf festhalten. Halte die Anspannung im gesamten Bein und Fuß zwei Atemzüge lang. Löse sie dann mit der nächsten Ausatmung. Du kannst den Fuß wieder aufstellen und das Knie leicht nach außen fallen lassen. Beobachte, ob sich die Oberschenkelinnenseite entspannt, ebenso die Wade, der Fuß, die Zehen. Lass dir dafür ca. neun Atemzüge lang Zeit. Vergleiche abschließend das Gefühl auf dieser Seite mit der noch nicht angespannten Seite. Mach dir die Unterschiede bewusst.

Schritt 7

Dann wechselst du zur anderen Seite und wiederholst den gesamten Vorgang, vom Hineinspüren in das Bein, den Fuß, über die Anspannungsphase bis zum Ende der Entspannungsphase. Abschließend vergleichst du das Gefühl in beiden Beinen und Füßen. Fühlen sich beide Seiten jetzt gleich an? Nimmst du Unterschiede wahr? Abschließend konzentrierst du dich noch einmal auf den ganzen Körper. Wie fühlt er sich an? Wie atmest du jetzt?

Wenn dir die sieben Schritte anfangs zu viel sind, kannst du dich erst einmal auf einzelne Muskelgruppen konzentrieren, z. B. auf beide Arme oder auf beide Beine. Lies dir dazu in aller Ruhe die Beschreibung durch. Probiere aus. Lass die Anspannung schmerzhaft besetzter Körperstellen erst einmal aus, spüre aber in diese Region genauso hinein wie in die anderen. Erweitere dein Übungsprogramm Schritt für Schritt, bis du alle Muskelgruppen hintereinander an- und entspannen kannst. Erst bei regelmäßigem Üben wirst du erkennen, wie der ganze Körper lernt zu entspannen. Er braucht dazu deine regelmäßigen Impulse. Mit der Zeit kann sich der Kopf immer leichter an typische Entspannungszeichen erinnern z. B. wohlige Schwere und Wärme, angenehmes Kribbeln, manchmal auch ein Gefühl der Leichtigkeit, feuchte Augen, angenehm süßlicher Speichelfluss, Verdauungsgeräusche im Bauch, eventuell auch mal ein tiefer Seufzer, ein Aufatmen. Bildlich gesprochen kann man durch regelmäßiges Üben den Körper auf Entspannung programmieren und das Gefühl abrufen, wenn man es braucht.

Bodyscan

Hintergrund

Achte, wenn möglich, auf eine angenehme, ruhige Umgebung während der Übung. Vielleicht gibt es einen Ort, an dem du in dieser begrenzten Zeit ungestört bist. Nimm eine bequeme Körperhaltung ein. Wenn die Aufrichtung im Sitzen schwerfällt, ist für den Anfang das Üben im Liegen sinnvoller. Für eine bequeme Körperhaltung kann eine zusammengerollte Decke unter den Kniekehlen hilfreich sein, ebenso eine Nackenrolle oder ein Kissen, ohne dass der Kopf zu hoch liegt. Du kannst während der Übung die Füße auch aufstellen und so den Rücken entlasten. Wenn es für dich angenehm ist, legst du deine Hände auf den Bauch. Vielleicht entdeckst du, dass du plötzlich anders atmest. Es ist natürlich, dass sich die Atmung verändert, sobald du ihr deine Aufmerksamkeit schenkst.

Anleitung

Nimm nun erst einmal die ganze Körperauflagefläche, vom Hinterkopf über den Schulterbereich, den gesamten Rücken bis zum Gesäß, die Beinrückseite entlang bis zu den Fersen wahr. Lenke dann die Aufmerksamkeit auf die Körpervorderseite. Beginne zum Beispiel bei den Zehen und den Fußrücken. Wandere weiter über die Schienbeine, Knie und Oberschenkel zur rechten und linken Leistenbeuge. Spüre den Beckenboden, den Unterbauch und beobachte, ob sich die Bauchdecke unter deinen Händen während des Atmens spürbar bewegt. Wie verändert sich der Brustraum während der Ein- und Ausatmung? Wo überall ist die Atembewegung wahrzunehmen? Bis zu den Schultern und Schlüsselbeinen, zum Hals, in den Flanken, im Rücken oder auch in den Armen und Beinen? Konzentriere dich jetzt ganz auf dein Gesicht. Beobachte, wie sich das Gesicht beim Ein- und beim Ausatmen anfühlt. Gibt es Unterschiede während der verschiedenen Atemphasen? Wie fühlt sich die Luft auf den Nasenschleimhäuten beim Einatmen an? Kühl? Warm? Sind die Nasenschleimhäute eher befeuchtet oder trocken? Wie weit kannst du die Atemluft spüren? Im Rachen? Im Hals? Beobachte, wie sich der Bauch- und Brustraum langsam ausdehnt, das Brustbein und die Rippen angehoben werden und auch wieder sinken, ebenso die Bauchdecke, die sich wölbt und wieder sinkt. Bleibe bei jedem Atemzug achtsam dabei. Wenn deine Gedanken dennoch abschweifen, kannst du wieder zur Atmung zurückkehren, sobald es dir bewusst wird. Mit der Atembeobachtung kannst du lernen, das Gedankenkreisen gezielt zu unterbrechen.

Beende die Übung nach deinem eigenen Gefühl. Beobachte abschließend, wie du dich jetzt insgesamt fühlst: ruhig oder unruhig, zentriert oder zerstreut, müde oder wach?

Etappenatmung

Hintergrund

Auch diese Übung kannst du im Sitzen oder Liegen praktizieren. Wichtig ist dabei, dass sich Brust- und Bauchraum während des Einatmens ausdehnen können. Im Sitzen achtest du auf eine aufrechte Haltung sowie entspannte Schultern und Bauch, im Liegen auf einen entspannten Rücken- und Schulterbereich.

Anleitung

Du kannst jetzt, wenn du möchtest, die Augen schließen. Wenn der Kopf noch mit anderen Dingen beschäftigt ist, lenke deine Aufmerksamkeit zuerst einmal bewusst auf die Umgebung, auf die Geräusche, Gerüche, Temperatur und auf die gefühlte Atmosphäre in deiner Umgebung. Wende dich dann immer mehr dir selbst zu, indem du den Boden unter dem Körper oder unter den Füßen spürst, die Liege- oder Sitzfläche, evtl. die Lehne im Rücken und die Raumtemperatur wahrnimmst.

Beobachte jetzt deinen Atem, den Rhythmus und die Atemtiefe. Nimm den Raum im Körper wahr, in dem sich die Atemluft ausbreitet. Welche Atemräume nützt du im Augenblick? Den Bauchraum? Den Brustraum? Spürst du auch wie sich die Atemluft in den Flanken oder bis unter die Schlüsselbeine ausbreitet?

Jetzt beginnst du die verschiedenen Räume nacheinander zu füllen und auch wieder zu leeren. Teile dir die gesamte Einatmung in drei Etappen ein und dann auch die Ausatmung: Atme zuerst hinunter in den Bauch, halte die eingeatmete Luft dort fest und mach eine kurze Pause. Dann atmest du dazu und füllst du den Brustraum. Es folgt erneut eine kurze Pause. Ein drittes Mal dazu atmen, bis du spürst, wie sich auch der Raum unter den Schlüsselbeinen füllt. Jetzt beobachtest du, wie du dich fühlst, so voll Luft. Im Yoga heißt dieser Zustand „in der Atemfülle sein“.

Dann lässt du zuerst die Luft aus dem Bauchraum, den Rest hältst du noch fest. Die Bauchdecke sinkt. Kurze Pause. Dann atmest du die Luft aus dem Brustraum. Er zieht sich etwas zusammen, wird kleiner. Wieder eine kurze Pause. Und schließlich atmest du bewusst die gesamte Restluft aus. Die Schlüsselbeine sinken. Wie fühlt sich der Rumpf jetzt an? Flach, zusammengezogen, geschrumpft? Spür dem Zustand des „Leerseins" nach und wiederhole anschließend die Übung mehrmals.

Du kannst dir je nach Bedürfnis zwischendurch eine Pause nehmen und wie gewohnt atmen, bevor du eine weitere Übungssequenz anschließt. Mach Dir abschließend bewusst, welche Veränderungen durch diese Impulse ausgelöst wurden: In der Atemtiefe? Im Atemrhythmus? Im Körpergefühl? Geistig wach oder schläfrig? Seelisch ausgeglichen oder unruhig?

Diese (Atem-)Übung ist aus dem Yoga und gehört zu Pranayama. Sie eignet sich auch sehr gut vor dem Einschlafen oder im Tageslauf, einfach mal zwischendurch.

Ein bewusstes, gleichmäßiges Atmen, bei dem Ein- und Ausatmung im Gleichgewicht sind oder die Ausatmung sogar länger dauert als die Einatmung, sorgt mit der Zeit für mehr Wohlbefinden. Viele stressbedingte Beschwerden, z. B. (Kopf-) Schmerzen, Bluthochdruck, Schlaf- und Konzentrationsstörungen können durch regelmäßiges Praktizieren gelindert werden.

„Rosinenübung" (Achtsamkeitstraining)

Hintergrund

Bei der „Rosinenübung" ist die innere Haltung entscheidend. Es geht darum, eine Frucht völlig neu zu entdecken und auf all ihre Qualitäten zu achten. Die Schublade „Ich weiß ja, dass es eine Rosine ist usw.!" bleibt geschlossen. Mit dem „Anfänger-Geist" – neugierig und offen – geht es auf die Exkursion. Wie der Name sagt, ist (in der Regel) eine Rosine der Erforschungsgegenstand. Aber es eignen sich auch andere Obst- oder Gemüsesorten. Allergiker wählen die aus, die sie gut vertragen. Ich habe für diese Übung mit unseren Patient*innen oftmals getrocknete, nicht geschwefelte und ungezuckerte Mangos oder Ananas gewählt.

Anleitung

Zuerst befühlst du mit geschlossenen Augen die Oberfläche der Frucht. Nimm die Qualitäten wahr. Rau, glatt, hart, weich, biegsam, trocken, klebrig, feucht? Es kann sein, dass sie dich an bekannte Bilder erinnern. Lös dich von ihnen, wenn dir das bewusst wird und kehre zu dem Gegenstand zurück, den du gerade in Händen hältst. Schnuppere dann an deinen Fingern. Haben sie den Geruch der berührten Frucht angenommen? Wenn ja, wie riechen die Fingerspitzen jetzt? Süßlich, sauer, herb, bitter, etc.? Vermutlich kommen dir auch hier Assoziationen, z. B. „das ist eine Zitrone". Löse dich davon, denn es ist nur ein Vergleich. Das Original hast du in der Hand.

Jetzt nimmst du die Frucht oder ein Stück davon in den Mund, erkundest es mit der Zunge und beobachtest, welcher Geschmack sich entwickelt. Beginne dann erst zu kauen. Spüre das Gefühl auf den Zähnen, im Mund, im Rachen und beobachte, wie lange du auch nach dem Schlucken immer noch etwas davon schmecken kannst. Vielleicht siehst du vor deinem inneren Auge sogar die Farbe dieser Frucht, die Umgebung, in der sie wächst. Jetzt schaust du dir noch einmal ganz genau den Rest der Frucht an, von der du gerade gegessen hast. Erinnere dich an deine Wahrnehmungen. Vielleicht erkennst du, dass es mit der Zeit ganz unwichtig war, um welche Frucht es sich handelt. Im Gegenteil: Manchmal vergisst man deshalb genau zu schmecken, weil man durch die Erinnerung schon eine konkrete Vorstellung hat, wie sie schmecken soll. Dadurch verlieren sich die Feinheiten. Ein Apfel schmeckt dann eben wie ein Apfel, nicht aber wie eine Goldrenette, ein Boskop, Elstar oder Gravensteiner.

Genau so ist das mit dem Schmerz. Wenn das differenzierte Wahrnehmen fehlt, regiert nur der mit dem Schmerz verbundene automatische Gedanke bzw. die gewohnte Bewertung. Entsprechend versucht man, ihn mit den gewohnten Maßnahmen zu beherrschen. Könnte aber auch sein, dass in exakt dieser Situation etwas ganz anderes hilfreich und notwendig wäre.

Zur Wiederholung noch ein paar Gedanken über das Wahrnehmen

Entdecken im Hier und Jetzt

Dazu muss ich innehalten. Hin-Schauen, Hin-Fühlen, Hinein-Denken. „Was ist gerade das Unangenehme?" Der Körper? Die Gefühle? Welche Rolle spielen die Gedanken? Dafür braucht es sowohl einen Augenblick Zeit als auch Offenheit und Ehrlichkeit. Nur so lassen sich Verzerrungen in der Wahrnehmung entdecken.

Beobachten statt Fokussieren und Bewerten

Ist es nicht so, dass wir bei anderen, denen wir zuschauen, zuhören, uns in sie hineindenken, oftmals eine Lösung für deren Problem wüssten. In der Rolle des Beobachters hat man den notwendigen Abstand, um sich ein Gesamtbild zu machen und entwickelt eine Idee für den ersten Schritt in Richtung Problemlösung. Allgemeine Bewertungen, z. B. „schlimm", „schrecklich" usw. sind selten hilfreich. Genaues Wahrnehmen liefert wichtige Informationen. Die Situation ist z. B. „chaotisch“ oder „beängstigend“. Beides sind wichtige Erkenntnisse für einen konstruktiven Lösungsansatz. Um am Beispiel zu bleiben: Chaos verlangt nach Ordnung, Angst nach Schutz. In beiden Fällen braucht es das Wahrnehmen aus dem notwendigen Abstand.

Gelassen bleiben

Auch so ein großes Wort. Wie kann ich bei starken Schmerzen gelassen bleiben, wenn mich in diesem Augenblick auch noch Gedanken an mögliche berufliche, familiäre und sonstige Auswirkungen überfallen? Prioritäten setzen heißt in dieser Situation zuallererst die eigenen Möglichkeiten für eine rasche Schmerzlinderung ausloten: Wärme? Kühlung? Selbstmassage? Einreibung? Ablenkung? Atemübung? Aktivität, Bewegung oder Entspannung? Alle anderen Gedanken „bleiben lassen“.

Schlaf

Immer wieder schildern sowohl gesunde als auch kranke Menschen, dass sie schlecht schlafen. Auf die Frage nach ihren Schlafgewohnheiten, ihrem Schlaf-/Wachrhythmus, antworten sie oft nur vage. Das Gefühl für einen Rhythmus, eine Regelmäßigkeit im Tages- und Abendverlauf ist häufig verloren gegangen. Vielleicht war es aus verschiedenen Gründen gar nicht möglich, etwa zur gleichen Zeit ins Bett zu gehen und morgens wieder aufzustehen. Manchmal zwingen Arbeitszeiten (z. B. Schichtdienst, Gastronomie) oder persönliche Gründe, die Einschlaf- und Aufwachzeiten ständig zu wechseln. Die sogenannte „innere Uhr“ muss sich dem von außen vorgegebenen Rhythmus unterordnen.

Was ist das, die „innere Uhr“?

Die „innere Uhr“ ist uns angeboren und sorgt dafür, dass während der 24 Stunden eines Tages die körperlichen und geistigen Regulationsprozesse bestmöglich koordiniert werden. Man spricht vom sogenannten zirkadianen Rhythmus (lateinisch: circa diem „um den Tag herum“). Hormone und die jeweilige Lichteinstrahlung spielen dabei eine wichtige Rolle. Forscher haben herausgefunden, dass diese biologischen Rhythmen sehr individuell sind. Es ist gut zu wissen, ob man dem sogenannten Lerchen-, Eulen-, Giraffen-(Napper-) oder Bären-(Nachmittags-)Typ angehört.

Die aktive Zeit der Lerche ist von den Morgenstunden bis in den Nachmittag hinein. Die Leistungskurve der Eule reicht von den späten Vormittagsstunden bis in den späten Abend. Die Giraffe hat sowohl morgens als auch abends ihr Leistungshoch, während der Bär in der Regel nur wenige Stunden, vom Mittag bis in den frühen Abend, sein maximales Leistungshoch spürt. Im Idealfall, den es leider selten gibt, kann man seinen Tag-/Nachtrhythmus auf die individuellen Gegebenheiten und Bedürfnisse einstellen. Unabhängig davon braucht es eine gewisse Achtsamkeit, um die eigene innere Uhr zu erkennen und so weit wie möglich nach ihr zu leben. Für viele bedeutet das, nach den Lücken im vorgegebenen Tagesablauf zu suchen und wenigstens diese nach den eigenen Bedürfnissen und Rhythmen zu gestalten. Besonders wichtig dabei ist, trotz eventuell ungünstiger Bedingungen genügend erholsamen Schlaf zu bekommen.

Um Schlafstörung und ihre Folgen besser verstehen zu können, hilft es vielleicht, mehr über den gesunden Schlafablauf zu wissen.

Da ist zum einen die Schlafdauer: Gesunde Erwachsene brauchen in der Regel sechs bis acht Stunden Schlaf. Mit zunehmendem Alter nimmt die Schlafdauer langsam ab. Entscheidend für ein erholtes Aufwachen ist die Schlafqualität.

Nach der Einschlaf- und der ersten Tiefschlafphase folgt die sogenannte REM-Phase (Rapid Eye Movement, d.h. schnelle Augenbewegungen), oft auch Traumphase genannt. In dieser Zeit steigen Blutdruck und Puls. Im EEG zeigt sich ein ähnliches Aktivitätsmuster wie im Wachzustand, während der Körper, die Skelettmuskulatur tief entspannt ist. Der gesamte Zyklus dauert ca. 90 Minuten und wiederholt sich ungefähr dreimal. Danach wird der Schlaf oberflächlicher und wechselt zwischen Leichtschlaf- und REM-Phasen. Kurze, unbemerkte Wachphasen (an die man sich am anderen Morgen meist nicht mehr erinnert) sind völlig normal.

Alle drei Schlafphasen, Tief-, Leichtschlaf- und REM-Phase (Abbildung 4-1), zeigen deutliche Unterschiede in der jeweiligen Hirnaktivität.

Bei Schlafstörungen kann es sich um Einschlaf- oder Durchschlafprobleme handeln. Aber auch eine zu kurze oder zu lange Schlafdauer kann den Erholungswert ungünstig beeinflussen. Menschen mit chronischen Schmerzen finden oftmals schon vor dem Schlaf keine Körperhaltung, die sie entspannter sein lässt und schließlich das Einschlafen ermöglicht. Kleinste Bewegungen können zudem Schmerzen auslösen. Die betroffene Person wird wach und es braucht Zeit, bis sie wieder einschlafen kann. So sind sowohl die für die Regeneration notwendigen Tiefschlaf-, als auch die für seelische Verarbeitungsprozesse wichtigen REM-Phasen zu kurz. Stattdessen wechseln sich Leichtschlaf- und Wachphasen, die sich ausdehnen, häufig ab. Die latent hohe Erregbarkeit lässt Betroffene die Schmerzen stärker wahrnehmen. Grübeln, Angst und Verzweiflung machen sich breit.

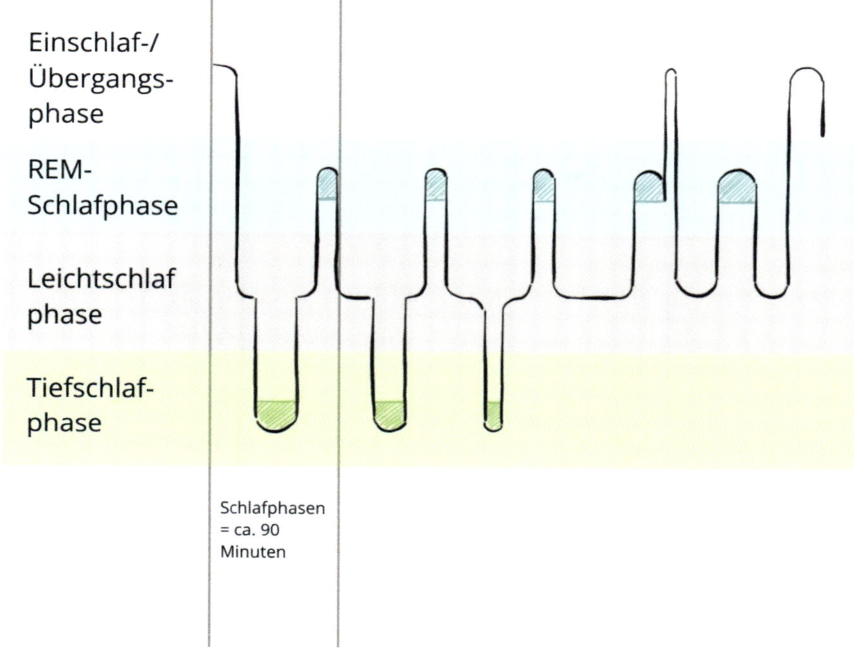

Abbildung 4-1: Schlafphasen.

Kein Wunder, wenn die Betroffenen sich dann morgens müde, gereizt, erschöpft, unkonzentriert, leistungsgemindert und antriebslos fühlen.

Zum Glück gibt es einiges, was Sie selbst dazu beitragen können, um leichter einzuschlafen und insgesamt erholter aufzuwachen.

Selbsthilfemöglichkeiten zur Verbesserung der Schlafqualität

Bei vielen Menschen mit chronischen Schmerzen werden die Schlafstörungen schon durch ihre Gedanken begünstigt. „Ich kann bestimmt heute Nacht wieder nicht schlafen!" oder „Wenn doch die Nacht schon um wäre!" Natürlich liegen dahinter entsprechende Erfahrungen. Aber erst die Anspannung, die Angst vor der Nacht verstärkt den Schmerz und das Schlafproblem. Wie damit umgehen? Machen Sie sich erst einmal die problemverstärkende Wirkung Ihrer Gedanken bewusst. Kennen Sie den Ausspruch: „Erstens kommt es anders und zweitens als man denkt." Es kann auch anders kommen, wenn Sie sich statt mit der Schwarzmalerei mit dem aktuellen Befinden und Ihren Verbesserungsmöglichkeiten auseinandersetzen.

Wie können Sie den Abend entspannter und schlaffördernder gestalten?

Das gelingt mit einem Buch, einer Entspannungsübung, einem Fußbad, einem Tagesrückblick. Führen Sie sich noch einmal Ihre heutigen Highlights vor Augen: den Vogel, der Sie am Morgen geweckt hat, ein freundliches Gesicht, dem Sie begegnet sind, eine kritische Situation, die noch einmal gut gegangen ist. Notieren Sie sich diese Erinnerungen am besten in Ihrem Wandertagebuch „Step by Step" (siehe Anhang).

Gehen Sie erst zu Bett, wenn Sie müde sind. Schlafpausen während des Tages erweisen sich abends oft als ungünstig, so sehr man sich auch tagsüber danach sehnt.

Zu einer entspannten Einschlafatmosphäre gehört eine ruhige Wohlfühlumgebung. Vielleicht haben Sie schon lange nicht mehr Ihr Bett, Ihr Schlafzimmer unter diesem Aspekt betrachtet. Nehmen Sie sich etwas Zeit. Könnte doch sein, dass Ihnen Ideen für eine kleine, aber wohltuende Veränderung kommen, z. B. eine gedimmte Lichtquelle. Denn: Zu helles Licht stört den Körper beim „Runterfahren".

Gönnen Sie sich ein beruhigendes Abendritual, z. B. eine verwöhnende abendliche Körperpflege. Endlich sind Sie im Bett und stellen fest, dass Sie unbequem liegen. Wie wäre es mit Lagerungshilfen, die z. B. die Wirbelsäule oder die Kniegelenke entlasten. Manchmal reicht schon eine zusammengerollte Decke oder ein Kissen in der Kniekehle.

Spüren Sie bewusst Ihre Bettdecke, Ihr Kissen, die angenehme Raumtemperatur und kommen Sie mit einer Atemübung oder dem Bodyscan langsam zur Ruhe. Manche Menschen verabschieden sich auch vom Tag. Sie erinnern sich in chronologischer Reihenfolge an die Menschen, denen sie begegnet sind – ähnlich wie beim „Schäfchen zählen".

Weitere Tipps, um leichter einzuschlafen und für eine bessere Schlafqualität

- Kurzschlaf, ca. 15 Minuten, in der Mittagszeit, auch Powernapping genannt.
- Den Schlaf-/Wachrhythmus auch am Wochenende weitgehend beibehalten (ist vor allem für Migräne-geplagte Menschen wichtig).
- Mehrere Stunden Abstand zwischen letzter Mahlzeit und dem Zu-Bett-Gehen.
- Beim Abendessen auf leicht verdauliche Lebensmittel achten.
- Abends eine Tasse schlaffördernden Tee trinken, z. B. eine Mischung aus Baldrian, Melisse, Hopfen, Lavendel und Passionsblume.
- Nach aufregenden Filmen oder sehr spannender Lektüre genügend Zeit zum „Runterkommen" einplanen (ca. ein bis zwei Stunden).
- Streitgespräche umlenken und auf den nächsten Tag verlegen.

- Beim Frieren, Frösteln oder kalten Füßen: vor dem Schlafengehen ein warmes Fußbad (fördert auch die Entspannung) oder Senfmehlfußbad nehmen (siehe Kapitel 4, Selbsthilfe-Anwendungen).
- Gut durchwärmt, trotzdem Einschlafprobleme: kühle Ganzkörperwaschung oder einen kalten Knieguss (siehe Selbsthilfetechniken) anwenden.
- Raumtemperatur im Schlafzimmer zwischen 16 und 18 Grad, eventuell vorher nochmals lüften.
- Auf ausreichende Luftbefeuchtung im Schlafzimmer achten.
- Handy und Laptop weit entfernt vom Bett ablegen.
- Körperliche Anstrengungen am besten vor 19 Uhr beenden (der Abendspaziergang ist davon ausgenommen).
- Bei störenden Umgebungsgeräuschen oder Straßenlärm Ohrstöpsel bereitlegen.

Yoga

Bei dem Gedanken an Yoga tauchen bei vielen vor ihrem inneren Auge asketische Menschen in akrobatischen Verrenkungen auf. Kaum vorstellbar, dass dies bei chronischen Schmerzen hilfreich sein soll. Doch Halt! Diese Bilder sind irreführend. Grundsätzlich geht es um eine neue Körper- und Selbstwahrnehmung. Sich als Ganzes spüren, nicht nur die schmerzenden Stellen.

Yoga und seine Wirkung bei chronischen Schmerzen

Vielleicht ist es Ihnen längst bewusst: Schmerzen führen zu vermehrter Anspannung, Schonhaltungen und zur Vermeidung bestimmter Bewegungen. In der Folge verkürzen betroffene Muskelgruppen und verlieren an Kraft. Das muskuläre Zusammenspiel ist gestört. Die Gelenkigkeit geht verloren. Das Vertrauen in die eigene Beweglichkeit und Belastbarkeit nimmt ab. Im Yoga werden auch in den einfachsten Übungen oder „Asanas" die verkürzten Muskeln wieder gedehnt und besser durchblutet. Viele Übende sind oft überrascht, dass sie Körperstellen spüren, an die sie schon lange nicht mehr gedacht haben. Sie fühlen sich bei regelmäßigem Üben zunehmend kräftiger. Die Koordination gelingt immer besser. Das Sahnehäubchen ist das Wohlgefühl, die Entspannung, die sich danach im ganzen Körper wie von selbst einstellt.

Zugegeben, ganz ohne Disziplin und Anstrengungsbereitschaft geht es nicht. Aber viele Patient*innen können nach ein paar Wochen regelmäßiger Yoga-Praxis (zwei- bis dreimal wöchentlich je 30–60 Minuten) beobachten, dass sie sich wieder wohler in ihrer Haut fühlen. Bewegungsabhängige Schmerzen und Gelenkbeschwerden lassen nach. Das liegt unter anderem auch daran, dass durch Bewegung und körperliche Belastung wieder mehr Gelenkschmiere (Synovia) gebildet wird. Sie ist notwendig, wenn sich die Gelenke „wie geölt“ bewegen lassen sollen. Die Konzentration auf das Üben, ob Körper-, Atem- oder Meditationsübungen, hilft gleichzeitig, sich von schmerzverstärkenden Gedanken zu lösen. Der Alltag mit seinen Belastungen und Schmerzen tritt in dieser Zeit in den Hintergrund. Der Stresshormonspiegel sinkt. In vielen Studien wurde stattdessen eine vermehrte Ausschüttung von körpereigenen Glückshormonen beobachtet. Langfristig kann Yoga durch seine vielfältige Wirkung dabei helfen, die gestörte Schmerzverarbeitung wieder ins Gleichgewicht zu bringen.

Vielleicht fragen Sie sich inzwischen, worin der Unterschied zwischen Fitnesstraining und Yoga liegt? Ganz einfach – und doch so schwer zu verstehen: Im Yoga wird der ganze Körper auf vielfältige Weise trainiert, **ohne** ein bestimmtes Ziel (Trainingsziel) zu verfolgen. Das heißt: einfach üben! Mit der ganzen Aufmerksamkeit bei den Asanas sein. Gedanken und Bewertungen, die während des Übens auftauchen, erkennen (z.B. „Das kann ich nicht“, „Das ist mir viel zu schwer“, „Die Übung mag ich nicht“, „Kenn‘ ich schon“) und dann doch achtsam und „unbeeindruckt“ weitermachen. Ausnahmen sind Pausenzeichen und Grenzsignale. Die gilt es in jedem Fall zu achten. Wenn Sie unter chronischen Schmerzen leiden, ist es sinnvoll, sich einem erfahrenen Yogalehrer oder einer Yogalehrerin anzuvertrauen, wenn möglich mit einer soliden medizinischen Basis.

Buchtipp

Trökes A. Yoga für den Rücken (mit DVD). 7. Aufl. München: Gräfe und Unzer; 2015

Wolke M. Resilient durch Yoga (mit DVD). 1. Aufl. Paderborn: Junfermann; 2017

Der Weg zu Gelassenheit und Lebensfreude

Eine kleine Geschichte aus dem Buddhismus veranschaulicht sehr treffend den Weg zu Gelassenheit und Lebensfreude im Augenblick. Und das geht auch mit chronischen Schmerzen.

Einige Schüler fragten ihren Meister, warum er trotz seiner vielen Beschäftigungen so glücklich und zufrieden sein könne. Er antwortete: „Wenn ich liege, dann liege ich, wenn ich sitze, dann sitze ich, wenn ich stehe, dann stehe ich, wenn ich gehe, dann gehe ich, wenn ich esse, dann esse ich." Da fielen ihm die Fragesteller ins Wort und sagten: „Das tun wir auch, aber was machst Du darüber hinaus?" Er sagte wiederum: „Wenn ich liege, dann liege ich, wenn ich sitze, dann sitze ich, wenn ich stehe, dann stehe ich, wenn ich gehe, dann gehe ich, wenn ich esse, dann esse ich." Wieder sagten die Leute: „Aber das tun wir doch auch!" Er aber sagte zu ihnen: „Nein – wenn ihr sitzt, dann steht ihr schon, wenn ihr steht, dann lauft ihr schon, wenn ihr lauft, dann seid ihr schon am Ziel."

Konnte ich Ihre Neugier für diesen Übungsweg wecken. Dann probieren Sie ihn aus. Vielleicht passiert es ganz ohne Ihre Absicht, dass Sie für einen Augenblick Körper, Seele und Geist wieder als eine Einheit spüren können.

Anhang

Wandertagebuch – Step by Step

Sie haben es vermutlich schon geahnt: die Wanderung „weg vom Schmerz – hin zu mehr Gesundheit“ ist keine Tagestour. Und doch beginnt auch sie mit dem ersten Schritt. Wir wissen nicht, wie lange Sie sich für Ihre Wanderung Zeit nehmen werden oder ob Sie sie unterbrechen und zu einem anderen Zeitpunkt wieder aufnehmen. Nach unserer Erfahrung ist es aber wichtig und hilfreich, während der Tour Tagebuch zu führen. Ein schriftlicher „Beweis“ für den schon zurückgelegten Weg, für kleine und kleinste Schritte und Veränderungen, schwarz auf weiß. Gerade wenn man verunsichert ist. Ein Blick auf die dokumentierten, bereits erreichten Ziele, auf die täglich festgehaltenen erfreulichen Dinge im Alltag genügt oft, um sich neu zu motivieren und dranzubleiben.

Und so (einfach) geht‘s (führen Sie Ihr Wandertagebuch)

- Machen Sie zuerst eine Bestandsaufnahme. Zeichnen Sie in der Körperskizze die aktuell schmerzfreien Stellen ein.
- Kreuzen Sie jeden Tag an, welcher der Smileys für Sie heute am ehesten zutrifft.
- Übertragen Sie die jeweilige Punktzahl in das Blatt für die Wochenübersicht.
- (Schon/wieder) eine Woche geschafft! Addieren Sie die dem Thema zugeordneten Punkte und fügen Sie die Summe am Ende der Zeile ein.
- Dieses Ergebnis übertragen Sie dann in die jeweilige Übersichtstabelle (12 Wochen) für die einzelnen Gesundheitsthemen.
- Verbinden Sie am Ende die Punkte jeder Wochensumme. Die entstehende Linie zeigt Ihnen Ihren Prozessverlauf an. Höhen können durch Tiefen abgelöst werden. Es zeigt aber, dass es auch Höhen gibt! Kein Grund also zur Entmutigung, sondern Ermutigung zum Weitermachen.

Schmerzfreie Körperstellen

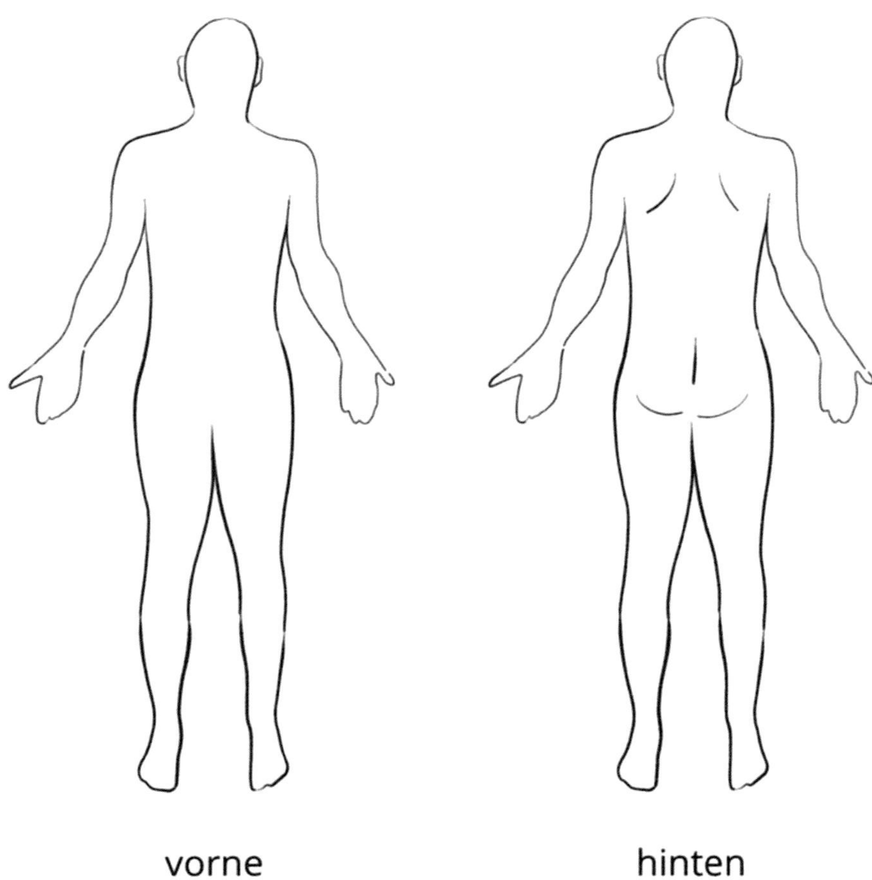

Markieren Sie bitte in den Silhouetten, wo Sie **schmerzfrei** sind. Achtung: Sie tragen hier nicht ihre schmerzhaften Stellen ein, sondern diejenigen, die frei von Schmerzen sind – am besten mit einem grünen Stift.

Kopiervorlage Woche

Woche ____

Bewegung Gefühle

Beobachtung **Step by Step** Gesundheitstraining

Erholung Kontakte Aktivitäten

Wochentag ________________

Datum ________________

	0 Pkt	1 Pkt	2 Pkt
1. Ich bin heute erholt aufgewacht.			
2. Ich freue mich auf den heutigen Tag.			
3. Mein heutiges Bewegungsprogramm			
- Ausdauer			
- Bewegungsübungen/Koordination			
- Kräftigung, Dehnung, ...			
4. Ich habe auf meine Pausen geachtet.			
5. Ich habe negative Gedanken erkannt.			
6. Ich habe aktiv soziale Kontakte gepflegt.			
7. Ich habe mich bewusst zurückgezogen.			
8. Meine Schmerzen belasten mich heute.			

Das hat mir heute Freude bereitet: ________________________________

Bitte schreiben Sie hier mindestens eine Sache auf.

Kopiervorlage Wochenübersicht

Woche ____

Wochenübersicht

Zusammenfassung Woche (z.B. Woche 1...) ____________

Datum ____________

	Mo	Di	Mi	Do	Fr	Sa	So	Wochen-summe
1. erholt aufgewacht								
2. Freude auf den Tag								
3. Bewegung								
4. Pausen								
5. Negative Gedanken								
6. soziale Kontakte								
7. zurückgezogen								
8. Schmerzen belasten								

Wie ist Ihre Woche gelaufen?
Tragen Sie das Ergebnis der einzelnen Tage (Montag bis Sonntag) in das jeweilige Feld ein (z.B. 2 Punkte oder 0 Punkte). Addieren Sie am Ende jeder Zeile die einzelnen Tagesergebnisse zu einer Wochensumme.

Kopiervorlage für 12 Wochen zu den 8 Bereichen

1. Ich bin heute erholt aufgewacht

Übersicht über 12 Wochen

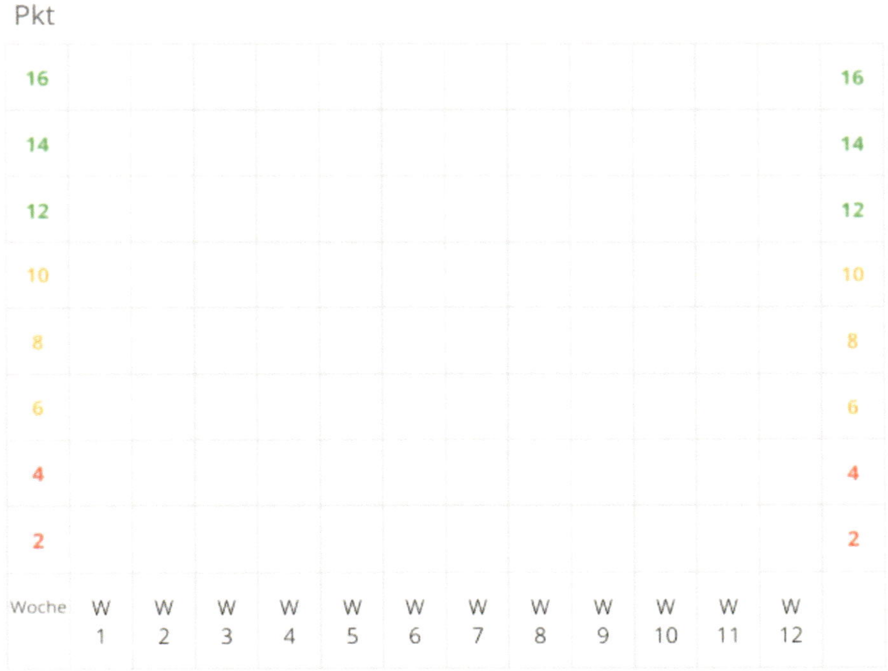

Wie ist Ihr Verlauf in 12 Wochen?

Tragen Sie die jeweilige Wochenpunktzahl mit einem Kreuz oder einem Punkt auf der entsprechenden Höhe ein. Verbinden Sie alle eingezeichneten Punkte miteinander. So wird für Sie auch mit dem Auge erkennbar, wo Sie zunehmend Fortschritte machen.

Kann sein, dass die Linien nicht immer nach oben zeigen, sondern auch mal wieder abwärts gehen oder ein, zwei Wochen auf gleicher Höhe verlaufen. Bleiben Sie trotzdem „am Ball", gerade dann. Erlauben Sie sich Rückschritte und Pausen auf Ihrem Weg. Das ist das Quäntchen Gelassenheit, das man braucht, um langfristig aus den alten Mustern herauszukommen!

2. Ich freue mich auf den heutigen Tag

Übersicht über 12 Wochen

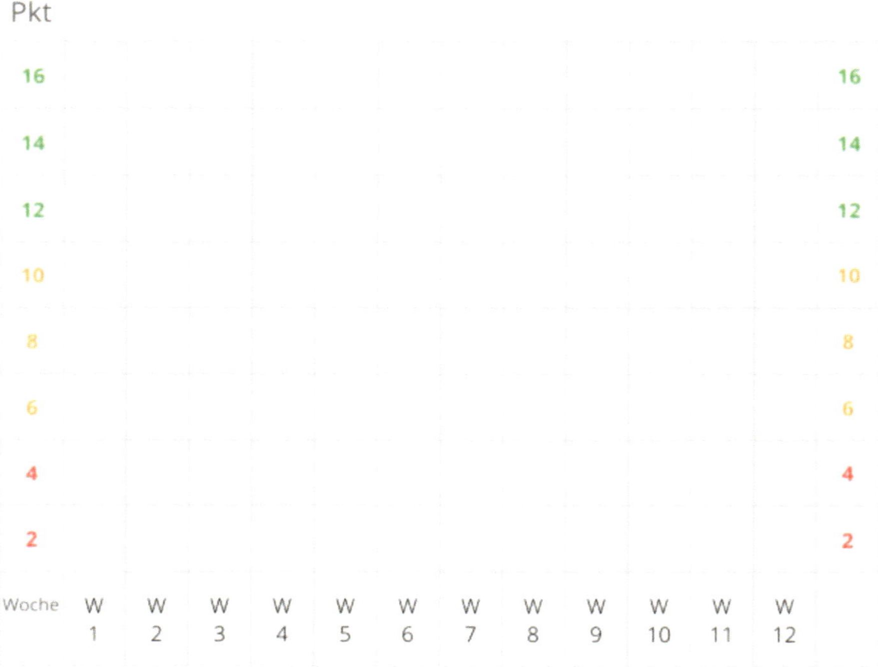

Wie ist Ihr Verlauf in 12 Wochen?

Tragen Sie die jeweilige Wochenpunktzahl mit einem Kreuz oder einem Punkt auf der entsprechenden Höhe ein. Verbinden Sie alle eingezeichneten Punkte miteinander. So wird für Sie auch mit dem Auge erkennbar, wo Sie zunehmend Fortschritte machen.

Kann sein, dass die Linien nicht immer nach oben zeigen, sondern auch mal wieder abwärts gehen oder ein, zwei Wochen auf gleicher Höhe verlaufen. Bleiben Sie trotzdem „am Ball“, gerade dann. Erlauben Sie sich Rückschritte und Pausen auf Ihrem Weg. Das ist das Quäntchen Gelassenheit, das man braucht, um langfristig aus den alten Mustern herauszukommen!

3. Mein heutiges Bewegungsprogramm

Übersicht über 12 Wochen

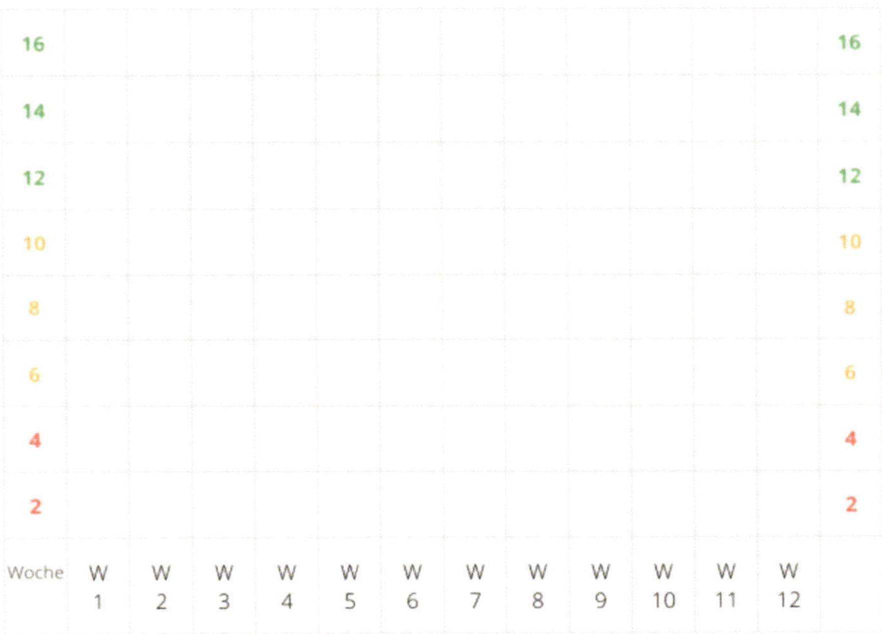

Wie ist Ihr Verlauf in 12 Wochen?

Tragen Sie die jeweilige Wochenpunktzahl mit einem Kreuz oder einem Punkt auf der entsprechenden Höhe ein. Verbinden Sie alle eingezeichneten Punkte miteinander. So wird für Sie auch mit dem Auge erkennbar, wo Sie zunehmend Fortschritte machen.

Kann sein, dass die Linien nicht immer nach oben zeigen, sondern auch mal wieder abwärts gehen oder ein, zwei Wochen auf gleicher Höhe verlaufen. Bleiben Sie trotzdem „am Ball“, gerade dann. Erlauben Sie sich Rückschritte und Pausen auf Ihrem Weg. Das ist das Quäntchen Gelassenheit, das man braucht, um langfristig aus den alten Mustern herauszukommen!

4. Ich habe auf meine Pausen geachtet

Übersicht über 12 Wochen

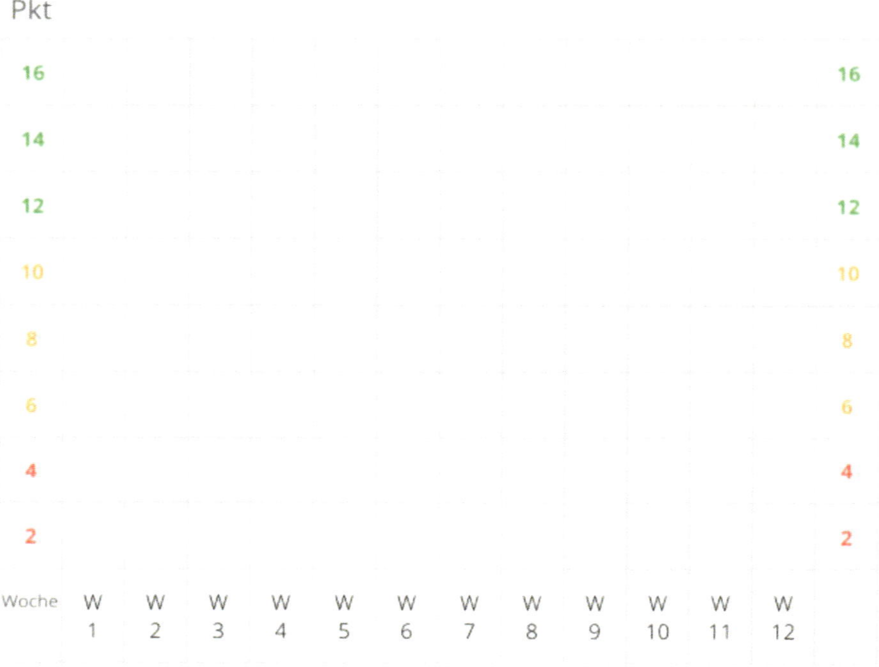

Wie ist Ihr Verlauf in 12 Wochen?

Tragen Sie die jeweilige Wochenpunktzahl mit einem Kreuz oder einem Punkt auf der entsprechenden Höhe ein. Verbinden Sie alle eingezeichneten Punkte miteinander. So wird für Sie auch mit dem Auge erkennbar, wo Sie zunehmend Fortschritte machen.

Kann sein, dass die Linien nicht immer nach oben zeigen, sondern auch mal wieder abwärts gehen oder ein, zwei Wochen auf gleicher Höhe verlaufen. Bleiben Sie trotzdem „am Ball", gerade dann. Erlauben Sie sich Rückschritte und Pausen auf Ihrem Weg. Das ist das Quäntchen Gelassenheit, das man braucht, um langfristig aus den alten Mustern herauszukommen!

5. Ich habe negative (schmerz- bzw. problemverstärkende) Gedanken erkannt
Übersicht über 12 Wochen

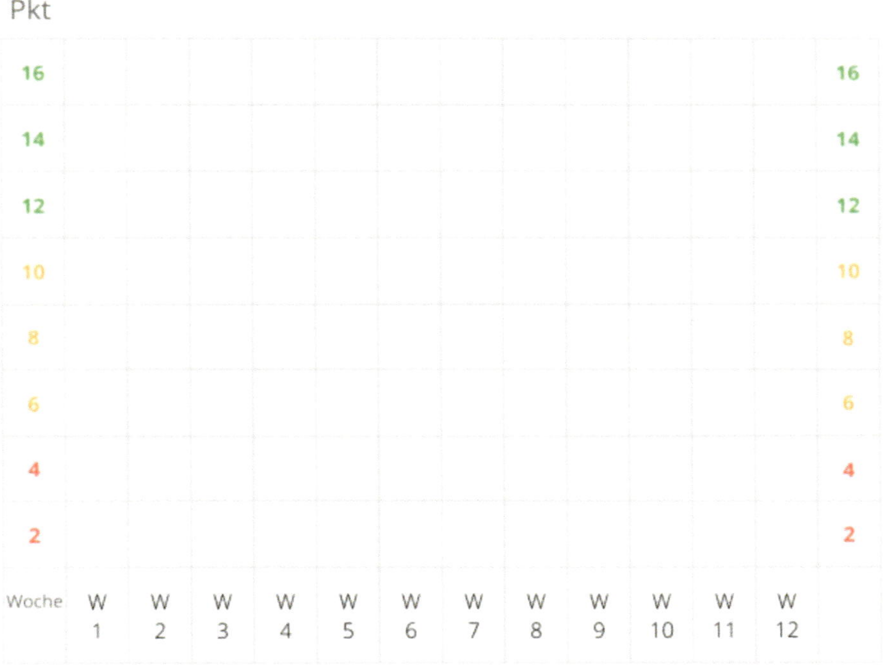

Wie ist Ihr Verlauf in 12 Wochen?
Tragen Sie die jeweilige Wochenpunktzahl mit einem Kreuz oder einem Punkt auf der entsprechenden Höhe ein. Verbinden Sie alle eingezeichneten Punkte miteinander. So wird für Sie auch mit dem Auge erkennbar, wo Sie zunehmend Fortschritte machen.

Kann sein, dass die Linien nicht immer nach oben zeigen, sondern auch mal wieder abwärts gehen oder ein, zwei Wochen auf gleicher Höhe verlaufen. Bleiben Sie trotzdem „am Ball", gerade dann. Erlauben Sie sich Rückschritte und Pausen auf Ihrem Weg. Das ist das Quäntchen Gelassenheit, das man braucht, um langfristig aus den alten Mustern herauszukommen!

6. Ich habe aktiv soziale Kontakte gepflegt

Übersicht über 12 Wochen

Wie ist Ihr Verlauf in 12 Wochen?

Tragen Sie die jeweilige Wochenpunktzahl mit einem Kreuz oder einem Punkt auf der entsprechenden Höhe ein. Verbinden Sie alle eingezeichneten Punkte miteinander. So wird für Sie auch mit dem Auge erkennbar, wo Sie zunehmend Fortschritte machen.

Kann sein, dass die Linien nicht immer nach oben zeigen, sondern auch mal wieder abwärts gehen oder ein, zwei Wochen auf gleicher Höhe verlaufen. Bleiben Sie trotzdem „am Ball“, gerade dann. Erlauben Sie sich Rückschritte und Pausen auf Ihrem Weg. Das ist das Quäntchen Gelassenheit, das man braucht, um langfristig aus den alten Mustern herauszukommen!

7. Ich habe mich bewusst zurückgezogen

Übersicht über 12 Wochen

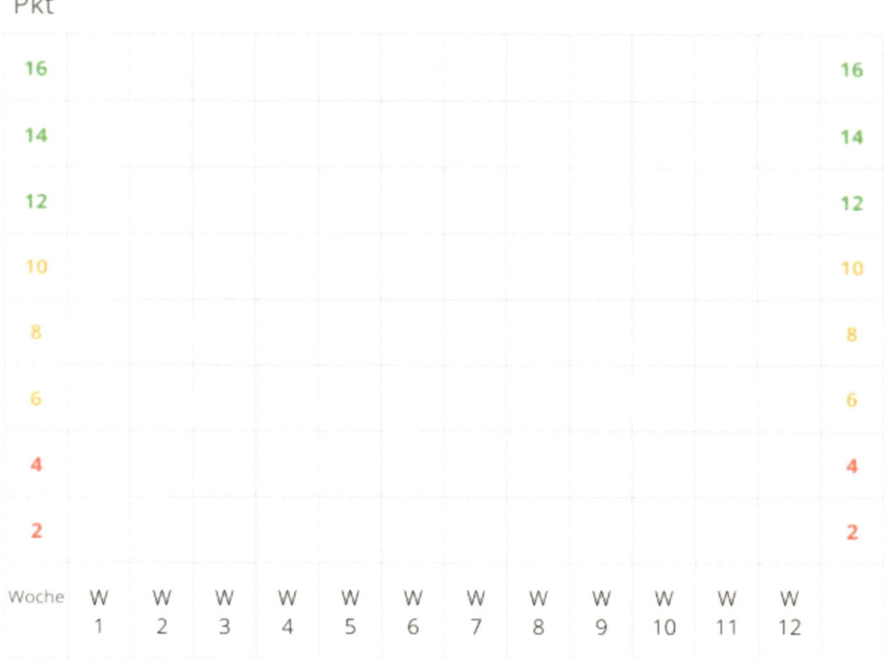

Wie ist Ihr Verlauf in 12 Wochen?

Tragen Sie die jeweilige Wochenpunktzahl mit einem Kreuz oder einem Punkt auf der entsprechenden Höhe ein. Verbinden Sie alle eingezeichneten Punkte miteinander. So wird für Sie auch mit dem Auge erkennbar, wo Sie zunehmend Fortschritte machen.

Kann sein, dass die Linien nicht immer nach oben zeigen, sondern auch mal wieder abwärts gehen oder ein, zwei Wochen auf gleicher Höhe verlaufen. Bleiben Sie trotzdem „am Ball“, gerade dann. Erlauben Sie sich Rückschritte und Pausen auf Ihrem Weg. Das ist das Quäntchen Gelassenheit, das man braucht, um langfristig aus den alten Mustern herauszukommen!

8. Meine Schmerzen belasten mich heute

Übersicht über 12 Wochen

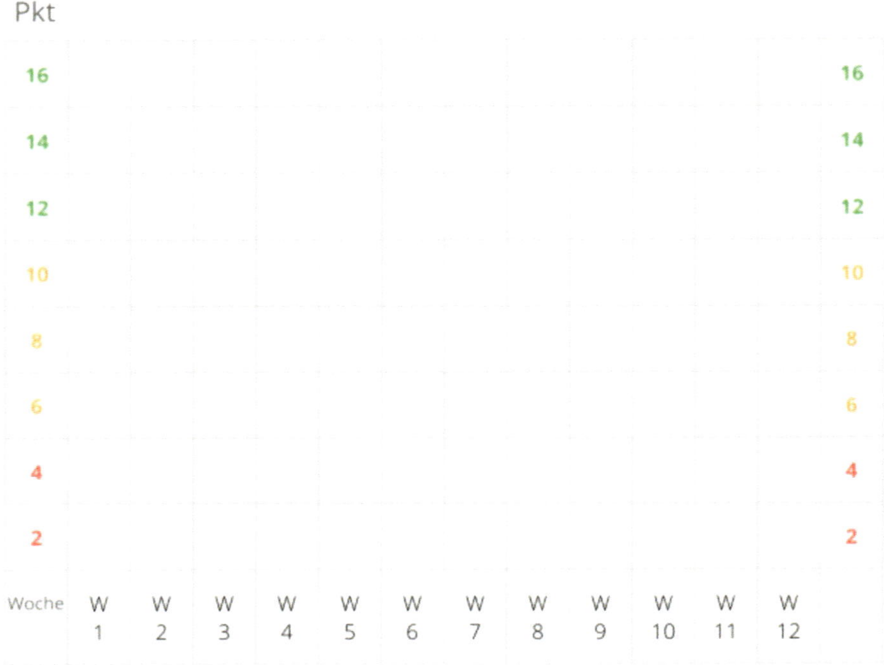

Wie ist Ihr Verlauf in 12 Wochen?

Tragen Sie die jeweilige Wochenpunktzahl mit einem Kreuz oder einem Punkt auf der entsprechenden Höhe ein. Verbinden Sie alle eingezeichneten Punkte miteinander. So wird für Sie auch mit dem Auge erkennbar, wo Sie zunehmend Fortschritte machen.

Kann sein, dass die Linien nicht immer nach oben zeigen, sondern auch mal wieder abwärts gehen oder ein, zwei Wochen auf gleicher Höhe verlaufen. Bleiben Sie trotzdem „am Ball", gerade dann. Erlauben Sie sich Rückschritte und Pausen auf Ihrem Weg. Das ist das Quäntchen Gelassenheit, das man braucht, um langfristig aus den alten Mustern herauszukommen!

Vorsätze umsetzen – So geht's weiter!

Schreiben Sie hier Ihre Vorsätze auf!

____

____

____

____

____

____

Schreiben Sie hier auf, wann, wie und wo Sie Ihre Vorsätze umsetzen werden. Seien Sie so konkret wie möglich.

____

____

____

____

____

____

Gutes Gelingen!

Literatur

1. Franck, G. Zeit für einen neuen Blickwinkel. NOVA das Magazin der deutschen Schmerzliga. 2012;(2).
2. Nicholas, M, Molloy, A, Tonkin, L, Beeston, L. Den Schmerz in den Griff bekommen. Die Strategie des aktiven Umgangs mit chronischen Schmerzen. 2., überarbeitete und erweiterte Aufl. Bern: Hogrefe (Hans Huber); 2014.
3. Pschyrembel online [Internet]. Einteilung des Schmerzes nach Gerbershagen. Chronisches Schmerzsyndrom. Letzte Aktualisierung 5/2017 [abgerufen am 20.01.2023]. Verfügbar unter: https://www.pschyrembel.de/Chronisches%20Schmerzsyndrom/K0KGN/doc/
4. Kleine-Borgmann, J, Schmidt, K, Hellmann, A, Bingel, U. Effects of open-label placebo on pain, functional disability, and spine mobility in patients with chronic back pain: a randomized controlled trial. Pain. 2019;160(12):2891–7. https://doi.org/10.1097/j.pain.0000000000001683
5. Deutsche Schmerzliga e.V. [Internet]. Schmerzmanager [abgerufen am 20.01.23]. Verfügbar unter: https://schmerzliga.de/schmerzmanager/
6. Rankin, D J, Eggimann, F. The evolution of judgement bias in indirect reciprocity. Proc Biol Sci. 2009;276(1660):1339–45.
7. Frobeen, A. „Ein kleiner Dank kann viel bewegen". Die Techniker online [Internet, abgerufen am 20.01.23]. Verfügbar unter: https://www.tk.de/techniker/magazin/lief-balance/wohlbefinden/dankbarkeit-2053330
8. Lindström, B, Eriksson, M. Von der Anatomie der Gesundheit zur Architektur des Lebens – Salutogene Wege der Gesundheitsförderung. In: Meier-Magistretti, C, Lindstörm, B, Eriksson, M, Hrsg. Salutogenese kennen und verstehen. Bern: Hogrefe; 2019. S. 25–107.
9. Felbinger, A. Salutogenese und das Konzept des Kohärenzgefühls. In: Felbinger, A, Hrsg. Kohärenzorientierte Lernkultur. Wiesbaden: VS-Verlag für Sozialwissenschaften; 2010. S. 99–154. https://doi.org/10.1007/978-3-531-92161-7

Buchtipps

Seemann, H. Mein Körper und ich – Freund oder Feind? 6. Aufl. Stuttgart: Klett-Cotta; 2021.

Seiwert, L J. Wenn du es eilig hast, gehe langsam. Wenn du es noch eiliger hast, mache einen Umweg. 17. Aufl. Frankfurt am Main: Campus; 2018.

Trökes, A. Yoga für den Rücken (mit DVD). 7. Aufl. München: Gräfe und Unzer; 2015.

Wolke, M. Resilient durch Yoga (mit DVD). 1. Aufl. Paderborn: Junfermann; 2017.

Über die Autorinnen

Wir freuen uns, dass Sie zu diesem Buch gegriffen haben. Lernen Sie, den Schmerz und seine Botschaft neu zu verstehen! Entdecken Sie eigene Möglichkeiten zur Schmerzlinderung.

Franziska Wanger, Schmerzpatientin

Franziska Wanger arbeitet als selbständige Trainerin & Referentin in der Erwachsenenbildung. Im Alter von 33 Jahren brach sie sich bei einem Sturz das Steißbein. Über Jahre hinweg litt sie unter starken, anhaltenden Schmerzen. Nach einer Odyssee an Heilungsversuchen wurde sie von einem Arzt in die Schmerztagesklinik eingewiesen. Während der fünfwöchigen Therapie verbesserten sich ihre Beschwerden deutlich. Sie lernte dort einen völlig neuen Umgang mit dem Schmerz.

Während ihrer „schmerzreichen" Zeiten schrieb Frau Wanger Tagebuch. Ihre Erfahrungen, Irrwege und Lichtblicke schildert sie nun in diesem Buch, um andere Schmerzpatient*innen zu ermutigen, ihren eigenen Weg aus dem Schmerzdilemma zu finden.

„Ich hätte mir immer ein Buch gewünscht, das überschaubar, leicht zu lesen und zu begreifen ist. Ich wollte auch gerne wissen, wie es anderen Betroffenen in ähnlichen Situationen erging und was ihnen geholfen hat, aus dem Schmerzdilemma herauszukommen. Renates Anregungen haben mir in vielen Situationen gut geholfen und ich würde mich freuen, wenn durch unser Buch auch andere Betroffene profitieren können."

Renate Döbrich – Fachreferentin für Gesundheitstraining, Yogalehrerin

Seit Beginn ihres Berufslebens (als MTA) begeistert sie sich für die Medizin. Anfangs waren es die diagnostischen Möglichkeiten im Krankheitsfall. Später beschäftigte sie zunehmend die Frage: „Was hält Menschen gesund oder hilft ihnen wieder zu mehr Gesundheit?“ Sie entschloss sich zum Aufbaustudium „Fachreferentin für Gesundheitstraining“. Dabei wurde sie darin bestätigt, dass Gesundheit mehr ist als das Fehlen einer Krankheit. Sie wird beeinflusst von einem kontinuierlichen Prozess aus biologischen, psychologischen und sozialen Faktoren.

Auf dieser Basis begleitet sie seit mehr als 20 Jahren Menschen mit chronischen Schmerzen auf ihrem ganz individuellen gesundheitsfördernden Weg. Sie war wesentlich am Aufbau der Schmerztagesklinik Rosenheim beteiligt und arbeitete dort 17 Jahre lang an der kontinuierlichen Weiterentwicklung des Therapiekonzepts mit. Kompetent in eigener Sache werden ist das Therapieziel.

„Patient*innen und deren Angehörige fragten mich oft nach einem Ratgeber, der diese vielfältigen Facetten aufgreift. Zusammen mit meiner Co-Autorin Franziska Wanger komme ich mit diesem Buch den vielfach geäußerten Wünschen nach.

Es soll

- die komplexen Zusammenhänge chronischer Schmerzen in leicht verständlicher Sprache erklären,
- zur Selbstreflexion anregen,
- zu einer neuen Betrachtungs- und Umgangsweise mit den chronischen Schmerzen ermutigen,
- durch nachvollziehbare Beschreibungen zur aktiven Selbsthilfe motivieren und
- einen Weg der kleinen Schritte zu mehr Lebensfreude und Lebensqualität zeigen.

Franziskas Erfahrungen regen zusätzlich zum Aktivwerden an.“

Hinweise zu Zusatzmaterialien

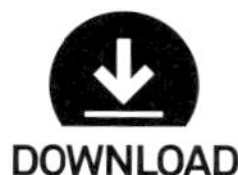

Sie können für diesen Titel kostenfrei Online-Materialien (Vorlagen für die eigene Dokumentation) über unsere Internetseite nach erfolgter Registrierung abrufen.

Anhang 01_Raum für Notizen
Anhang 02_Schmerzfreie Stellen
Anhang 03_Tagebuch Beispiel
Anhang 04_Step by Step
Anhang 05_Lebensrad
Anhang 06_Wochenübersicht
Anhang 07_Übersicht 12 Wochen

Nutzen Sie dazu bitte den angegebenen Link und melden Sie sich nach den dort beschriebenen Schritten an. Sie können auf die Materialien über Mein Konto zugreifen, indem Sie unter Meine Zusatzmaterialien den Code eingeben. Sie werden dann automatisch in den Downloadbereich weitergeleitet.

Link: hgf.io/download
Code: **B-73SIT9**

Wir empfehlen Ihnen, sich die Materialien auf Ihrem Rechner zu speichern, um sie jederzeit und dauerhaft nutzen zu können.

Sachwortverzeichnis

T